大切な人の心を守るための

図解 こころの健康事典

精神科医 町沢静夫

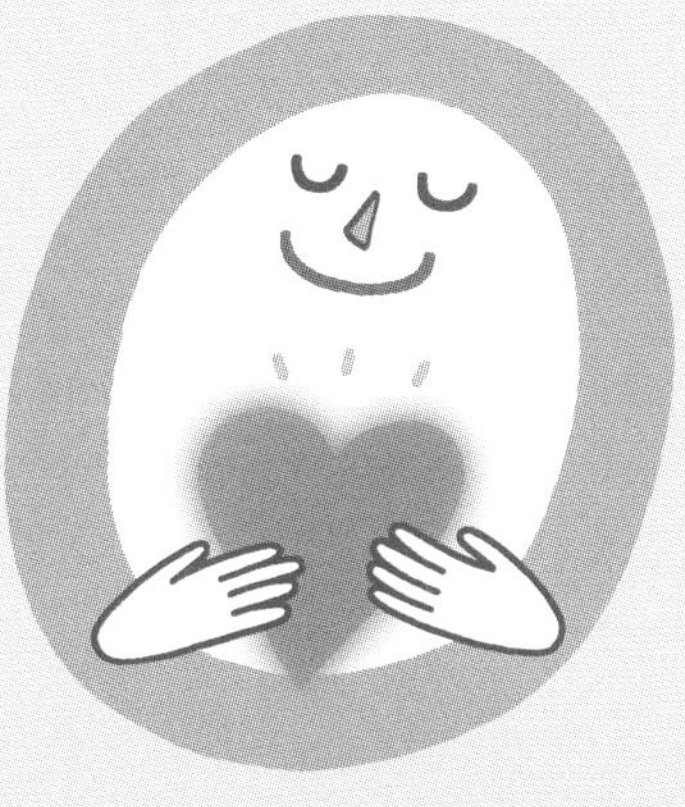

朝日出版社

はじめに

心の健康は、ますますその重要性を増しています。モノの豊かさが決して心を豊かにするわけではないということが、明白になったのが現代です。モノが豊かになることは、かえって我々の生活を生きにくくしているようにも思われます。モノが豊かになればなるほど私たちは自分の欲望を限りなく広げていくものです。現代はその広がった欲望をコントロールする力がより一層強くなければならないのですが、必ずしもそうはなっていません。

また親の子どもへのしつけも甘くなり、子どもたちは欲望の波にのまれ、溺れそうになっていると言ってもよいでしょう。そのため、さまざまな病気が増えているのが現代なのです。

しかし、精神障害の治療は年々進歩しており、治癒率が上がっていることも現実です。つまり、精神障害は増えてはいるものの、治る率もまた上がっているのです。

統合失調症やうつ病の治癒率は明らかに以前よりも高くなっています。その一方で、現代特有の治療困難な精神障害が増えていることも事実です。精神障害は時代を映し、時代とともに新しい心の病が前面に出てくると言えるでしょう。

拒食症、過食症、身体醜形障害、PTSD、ボーダーラインといった現代の心の病は増加していますが、治癒率が必ずしも上がっているとは言いがたいのです。

その社会的背景としては、家族制度の混乱、あるいは家族の崩壊、また地域社会が崩壊しつつあることが大きく関わっています。

たとえばうつ病は、対人関係が少ないほど発生率が高まるというデータがあります。人間と人間の豊かで温かい結びつきが希薄になればなるほど、多くの心の病が増えていくのです。

しかし私たちのこの社会で、豊かな人間関係が形成できるものなのでしょうか。むしろ私たちは孤独なる群集として生きているように思われます。このような孤独は、現代人にとってきわめて厳しいストレスでもあります。

私たちはさまざまなコミュニケーション手段を持ちながら、その手段そのものが人間のコミュニケーション能力を低下させているようにも思われます。パソコンや携帯電話を通して、きわめて早く、正確な情報をキャッチできるようになったことはある意味では喜ばしいのですが、人間の〝生の対人関係〟を大きく損なわせているという現状もつくりだしています。

若者を中心として問題になっているメール依存症では、メールを送っても返事が来ないとイライラして落ち着かなくなり、破壊行動を生じることもあります。

ゲーム依存症も無視できないものです。一日4時間、8時間といった長い時間ゲームに夢中になる学生が多くなり、そのため不登校やひきこもりを生み出すことにもなっています。ゲーム依存は対人関係の能力を低下させるとともに、感情のコントロールがうまくいかない状況もつくりだします。そして怒りが強くなり、攻撃的にもなるのです。

今や私たちは、時代とともに新しい適応を学ばなければなりません。

本書はこのような現代人が抱える心の病を、できるだけ最新の知識と治療法をまじえながら紹介したものです。これからの時代の心の病を防ぎ、また治療がよりスムーズに進むよう願うものです。本書がその一助となってくれるなら幸いです。

精神科医　町沢静夫

図解 大切な人の心を守るための こころの健康事典

もくじ

3 パーソナリティ障害
～性格が心の病に結びつくとき

4 子どもの心のトラブル
～発達障害

●カバーデザイン／大下賢一郎
●本文デザイン・DTP／プールグラフィックス
●カバー・本文イラスト／瀬川尚志
●編集協力／鈴木ひとみ
●編集／谷岡美佐子

本書の特長と使い方

特長

その1　図解で一目で病気がわかる

その2　具体的な症例で理解しやすい

その3　病気ごとにきめ細かく解説

＊病気の内容に応じて解説している項目が異なります。

症状　病気の主な症状を簡潔にまとめてあります。

経過　病気の経過についての見通しが述べられています。

治療　精神科で行われる治療法を丁寧に解説しています。

家族にできること　まわりの人が気をつけるべきことが挙げられています。

本人へのアドバイス　臨床医ならではのアドバイスが盛り込まれています。

関連する精神障害　併発しやすい精神障害や、似ている精神障害を解説しています。

研究　病気の原因などについての科学的研究を紹介しています。

- 症状から病気を知りたいときには、巻末の「症状から引くINDEX」(p.359)をご覧ください。
- 薬物療法や心理療法などの専門用語については、巻末の「精神科の用語集」(p.353)をご覧ください。
- 本書の診断基準は、アメリカ精神医学会の診断マニュアル『DSM－IV－TR』をもとに作成しています。

1

愛する人が心を病むとき

「心の病気」ってどういうこと？

日常生活に適応できず、支障が出ている状態。
どうして私たちは「心の病気」になるの？

「心の病気」とは、大まかに次のような状態と言うことができます。

- **本人が日常生活を送れないほどの不安や苦労を感じている**
- **社会に適応できず、人に迷惑をかけたり自分自身が不都合を感じている**
- **通常の行動がとれなくなり、生活に支障をきたす**

体の病気の場合は、どれほど本人が社会生活を問題なく送っていたとしても、検査をした結果、ガンがみつかったとしたら、〝病気〟ということになります。

しかし、**心の場合はそうではありません。**

本人が不安やゆううつな気分に苦しんでいたとしても、それなりに日常生活を送ることができていれば、あえて〝病気〟と呼ぶ必要はないのです。

心の場合には、むしろ**日常生活に適応できているか**どうかを基準にし、適応できずに日常生活に支障が出ている場合にのみ〝精神に障害がある〟と診断します。

それでは、私たちは一体なぜ心の病になるのでしょうか？

一般に心の病気というのは、その人が生まれつき持っている**遺伝的な素因**（内因）と**ストレス**（心因）が互いに関係し合って起こるもので、どちらか一つだけが原因となることはないと考えられています。遺伝的な素因というのは、生まれつきその人が持っている〝ストレスに対する弱さ〟ということです。

私たちは誰でも弱いストレスは自らはね返し、むしろ糧に変える力を持っているものですが、それを上まわるストレスに襲われてしまったときには、やはりどんな人でもさまざまな精神障害が現れやすくなります。

心の病気と原因

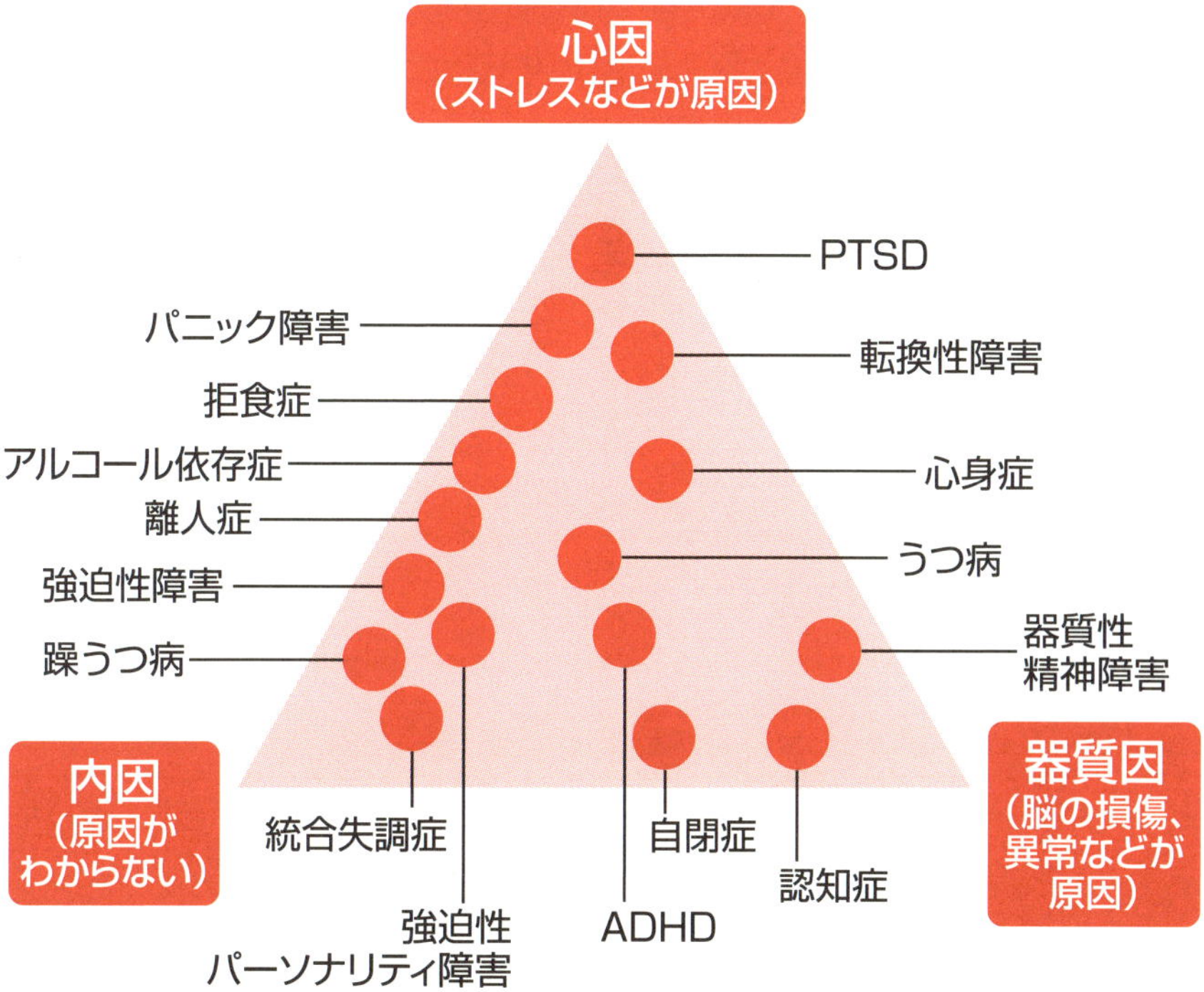
心因
（ストレスなどが原因）
PTSD
パニック障害
転換性障害
拒食症
アルコール依存症
心身症
離人症
うつ病
強迫性障害
器質性
精神障害
躁うつ病
内因
（原因が
わからない）
器質因
（脳の損傷、
異常などが
原因）
統合失調症
自閉症
認知症
強迫性
パーソナリティ障害
ADHD

心の病は本人だけの問題ではない

中学受験を失敗し、不登校になった女の子。父親の考え方が、子どもを追いつめていた

心の病は多かれ少なかれ、環境要因とその人の素質によって生じるため、たとえストレスに強い素質であっても、環境的な問題が大きければ心の病になる可能性が高くなります。

私自身、ボーダーライン(境界性パーソナリティ障害)の研究を長く続けてきましたが、その家庭環境を調べるときわめて劣悪であることに驚かされます。

暴力による虐待が20%、性的虐待が22%に上り、両親の離婚や不和もきわめて多く見られます。

うつ病やパニック障害も、少なからず家庭環境の問題、たとえば離婚や別居、親の死といった問題が関わっていることが多く、一般に精神障害は何らかの家庭的な問題を、幼児期ないし思春期に抱えていることが多いと言えます。

家庭環境による原因が大きい場合には、親が子どもの問題に参加する必要が出てくる場合もあります。

たとえば、中学受験で失敗した女の子がその後高校で不登校となり、私の外来にやって来たケースがありました。

父親が学歴偏重の考え方の持ち主であり、子どもが幼い頃から塾に通わせて中学を受験させ、プレッシャーが相当強く子どもにのしかかっていました。

本人は父親がこわいので従っていましたが、受験に失敗した後は「叱られるのがこわい」とうつ状態になり、不登校となり、ひきこもってしまったのです。

中学の段階でこうした問題を解決しておかないと、後々まで長引き、その後ずっと

大きな影を残してしまう危険性があります。

このような場合には、治療にあたり、父親や母親の協力が必要になってきます。

私が父親に「子どもは、あなたに叱られるのをこわがっているのですよ」と言うと、父親は心底驚いた様子でした。

「そんなバカな、私は子どものためを思って勉強するよう言ってきたんです」

「本当に子どものためなのでしょうか。自分の名誉心のためなのではないでしょうか。あるいは両方なのでしょうか」と尋ねると、

「私は自分のことなんて考えていませんよ。子どもの幸福しか考えていません」

と、述べていました。

しかし母親が、「お父さん、それは違うでしょう。あなたの自尊心があの子への圧力になっていたことは認めなければいけないわ」と言うと、父親はうなだれて「そうかな」とため息をついていました。

こうして父親も問題に気づき、子どもに余計なプレッシャーをかけず、のびのびと勉強させるようになり、2カ月後には女の子は学校に登校するようになり、次第に元気になっていきました。

このケースのように、家庭が子どもの心の問題に大きく関わっている場合には、両親が治療に参加することが、きわめて重要になってきます。

親が認めてくれなければ、子どもたちは萎縮してしまいます。そのような意味からも家族を含んだ治療が、とくに子どもの場合には大切なのです。

夫婦のセラピーで、うつが治った

8年間もうつ病で苦しんできた46歳の男性。奥さんへの甘えが病気を長引かせていた

うつ病の治療でも、とくに夫婦の問題が絡むことがあります。

ある46歳の男性は、もう8年もうつ病で苦しんでいました。

結婚して間もなくうつ病になったということでしたが、この男性はとくに原因に心当たりはないと話していました。

彼は言葉の数が少なく、問題の核心を語ることはあまりありませんでした。

そのため、私は彼の場合は「素因」、つまり生まれつきの〝ストレスに対する弱さ〟が強いために、うつ病になったと考えていました。

しかし、これだけ長い間うつ病が続いていることを考えると、奥さんに来てもらう必要があるだろうと思い、病院に呼ぶことにしたのです。

奥さんは、ずっと夫がうつ病なので、正直言って困っているというようなことを話していました。

「離婚を考えたこともありましたが、この人がどうなってしまうかと思うと、踏み切れなくて……」ということで、

「実は私自身もパニック障害になり、心療内科にかかっているんです」と打ち明けてくれました。

そうして彼らに対してはカップル・セラピー、つまり夫婦の治療を行うことになりました。

治療を通じて、夫は非常に依存心が強く、自分がまず第一に大事にされなければ我慢できず、大事にされないとやがてすねてしまい、自分の部屋に隠れてしまうといっ

たことがわかってきました。

私はその幼さを問題にしました。

「ご自分で病気を治そうと思わなければ、みんなに迷惑がかかるのではないですか。もちろん、ご自身が一番苦しいとは思いますけど……」というような話をしているうちに、ある日男性は、

「自分は本当に幼いんだな。あまったれているな」

と、つぶやきました。

こうして2回、3回と、カップル・セラピーを続けているうちに、次第に彼は目が輝いてきて、顔色もよくなってきました。

妻も、「最近、夫はかなり元気になったと思います。私のほうが問題です」と言って笑っていました。

かくてカップル・セラピーによって、男性のうつ病の根源は依存性、私たちが言うところの「依存性パーソナリティ障害」にあり、それがうつ病を長引かせていることがわかったのです。

私は彼に、妻を母親のように見立てて甘えていく生き方は、いささか幼稚であり、本来の夫婦の関係ではないということ。夫婦は対等であるべきで、母親ではなく、妻として見なければ治らないことなどを話し、やがて彼のうつは消えていきました。

このように8年間も続いたうつ病が、わずかなカップル・セラピーで治っていくこともあります。

親が変われれば、子どもも変わる

家庭内暴力で手がつけられない少年。親だけが治療に来て、子どもが治ることもある

子どもの家庭内暴力は、今や一般的であり、今なお増え続けています。

学力重視の社会が子どもたちに大きなプレッシャーとなって、子どもらしいのびのびとした生活ができないとなると、子どもはうつ病やひきこもりになり、それが彼らを家庭内暴力に向かわせてしまうのです。

親から「何で学校に行かないの」と繰り返し言われるうちに、「うるさい。お前なんかに言われたくない」という反抗の言葉から始まり、やがて家具やガラスを無茶苦茶に壊したり、あるいは親に暴力をふるったりすることになります。

こうした場合、「本人を連れてきてください」と言っても、母親は「子どもが病院に行くなんてあり得ません。〝自分は病気でない〟と言っていますから」などと言います。

確かに簡単に病気と言えるものではありませんが、〝不適応〟とは言えます。

しかし子どもをここまで追い詰め、彼らが自由な人生を楽しめる雰囲気を与えないまま、そのような環境で不登校になったり、家庭内暴力を起こしたりしているのを、子どもだけの問題として片づけてよいのでしょうか。

やはり社会全体の問題、またそれに対する批判的眼差しのない親の問題なのです。

このようなケースでは、親だけが外来に来ることも少なくありません。

そういうときに私は、「しばらく本人に何も言わないでください」と言います。

何も言わないとなると、本人はやはり不気味がるものです。その不気味がる気持ちがまずは重要であり、それによって本人がこの事態を考える雰囲気や時間をつくることになります。

母親が何だかんだと言うと、本人は反抗することで時間を費やし、自分の問題を考えることを避けてしまい、その問題から逃げてしまうのです。したがって、問題解決をかえって遅らせてしまう結果になりかねません。

先のケースでは、母親は何も言わずに、本人の好きなようにさせることになりました。そうしてしばらくすると、子どものほうが不安になり「これからどうしよう」と考えるようになったのです。

数カ月もこのような状態を続くと本人がまいってしまい、とうとう「お母さん、僕は塾に行くよ」と言い出しました。

母親がびっくりして「塾に行くの？　そんな無理しなくていいのよ」と言うと、「僕が行きたいんだから、金を出してくれよ」と言ったそうです。

こうして彼は塾に行くことになり、遅れていた学力を取り戻そうと励み、塾での勉強がある程度進むと、学校に行くようになりました。

そして彼は、家にいると孤独で人に遅れをとるさびしさがあるけれど、学校に行けば友達もいて楽しいことに気づくようになったのです。

この例では母親を面接して、母親を指導し、母親を守り、母親を指示し、子どもの気持ちをいっしょに考え、妥当な方向を見つけることで、子ども自身が自分の問題を解決したのでした。

このように親が外来に来るだけで、子どもがさまざまな障害を克服することも多いものです。親が変われば、子どもも変わるということでしょうか。

信頼できる医師を選ぶポイント

かかってみて「相性が合わないな」と感じたら、早めに変えることも大切

自分や家族が〃心の病〃にかかっているかもしれない、心の専門医に診てもらいたいと思うとき、どのような基準で医師を選べばいいのでしょうか。

信頼できる精神科医を選ぶポイントをまとめましたので、参考にしてください。

ポイント1　医師との相性はどうか？

まずは病院へ実際に行って医師に接してみて「この先生なら、よさそうだな」と感じたら通ってみましょう。「相性が合わないな」と感じたら、早めに変えることも大切です。

心の問題を扱うのですから、医師との相性はとても大切なポイントです。

ポイント2　医師の年齢はどうか？

自分より若い医師だと、なかなか全面的に信頼できないことが多いものです。

たとえば、自分が40代で医師が20代という場合、会社や家庭で抱えている状況や心の問題をどこまで打ち明けられるか、また話をしたところで的を射たアドバイスが得られるか、不安に感じるのは当然でしょう。

きちんと勉強している医師なら、40代が一番いいのではないでしょうか。知識があり経験もあって、バランスがとれている医師が多いからです。

30代まではまだ理屈に走るだけで、「それじゃ、患者さんに失礼だろう」と、思わず言いたくなるような応対をする医師もめずらしくないですし、50代以上になると、個

人差はありますが、今度は最新の知識を勉強していない医師が増えてきます。

ポイント3　「心の専門医」の条件をクリアしているか？

たくさんの精神科医を見てきた中で、私が考える良い精神科医の条件とは、①よく勉強していること、②センスがいいこと、③共感能力があること、④ヒューマニティーがあることです。

〝心の病〟には診断基準がありますが、現実にはそうした理論理屈だけで診断を下したり、治すことはできません。医師には患者の顔を見ただけでどのような症状で悩み、どうすれば治るかがピンとくるような**センス**や患者の心を読む**共感能力**、お互いに病に立ち向かっていこうという**ヒューマニティー**も必要なのです。

ポイント4　目をしっかり見て話しているか

優秀な精神科医は、患者の目の輝き、光の強さなどを見るだけで、おおよそのことは推察できます。もちろん客観的にさまざまな診断をしますが、精神科医にとっては、患者の目を見ることが非常に大切なことなのです。

もし患者さんの顔をまともに見ない、ろくに視線を合わせないような精神科医なら、間違いなくハズレです。患者さんをろくに見もせず、「そう、相変わらず眠れないんですね。薬を増やしましょうか」などと言う医師は失格です。

失敗しない病院の選び方

クリニックから開業医、大学病院まで
それぞれどういう特徴があるの？

心の病を診てくれるところには大学病院、総合病院、開業医、カウンセラーといろいろあります。開業医一つとっても、掲げている看板は**メンタルクリニック**、**心療内科**、**精神科**、とさまざまです。

いったいどこへ行けば、いい医師にめぐり合えるのでしょうか。

まず一つは、精神保健福祉センターや保健所に相談してみることです。

一般には、最初はある程度名の通った**市中病院**（「市立○○病院」「日赤○○病院」といった総合病院）がもっとも当たりはずれがなく、一番無難だと思います。

こうした病院には、専門性の高い医師が多く集まっていますし、通常は精神科医や臨床心理士をはじめとして医療スタッフがそろっているからです。

総合病院ですから、心身症のように内科と精神科の両方がからんでくるケースにも対応してくれるでしょう。

それ以外の病院についても、簡単に説明しておきましょう。

カウンセラーが行うのは心理療法だけ

臨床心理士や心理カウンセラーが開業している場合は「カウンセリングセンター」や「研究所」「相談所」といった名称がつくところもあります。

医師とは違いますから、投薬などの**薬物療法は行わず**、患者さんの話を聞く**心理療法のみ**を行います。治療費は、健康保険が使えないので、自費診療です。

なお、ひとくちにカウンセラーといっても、その資格内容はさまざまです。

臨床心理士であれば、大学院の修士課程を修了後、認定試験に合格しているため、専門知識という面では信頼できますが、〝自称カウンセラー〟や民間の機関による認定資格しか持たないカウンセラーの場合は注意が必要かもしれません。

開業医はピンからキリまで

これはピンからキリまであるというのが現実です。いい開業医にめぐり合えば、じっくり話を聞いてもらい、的確な治療を進めてもらえますが、納得できない医師に当たったら、早々に行くのを止めるのが賢明です。

また、**話を大して聞かない、薬ばかり出す**ような医師はあまり通っても意味がないでしょう。

最近は、便利な駅周辺にきれいなクリニック（メンタルクリニック、心療内科など）が増え、ごく普通の内科クリニックなどと変わらない雰囲気があるため、以前からすると気軽に入れるようになりました。

また、夜間診療をしているところも多いので、会社帰りに寄れるのは利点でしょう。

大学病院はコネがあれば有効

大学病院はまず基本的に**教育機関**であり、**研究機関**であることを認識しておかなくてはなりません。研修医や学生がたくさんいるため、プライベートな心の問題を心おきなく話すことが難しい場合もあるでしょう。

通常、大学病院では医師を指名できませんが、何かコネクションがあれば、初めから教授や助教授を指名して診察をお願いするといいと思います。

とくに、比較的**新しい精神障害**や**治療がきわめて困難**なものの場合には、「○○大学の△△先生がよく研究している第一人者だから、診てもらおう」ということで行くのはいいかもしれません。

精神病院は事前に必ず見学を

大学病院や総合病院、クリニックなどで治療を受けていたとしても、入院が必要となった場合は、ベッド数の関係から精神病院を利用することも出てきます。

精神病院と言うと、かつては、家族が「もう治らないから、一生面倒を見てください」と頼むような、いわば〝収容施設〟に近いところがありました。そのため、今でも、人里離れたところにあるだけでなく、患者が行動の自由を制限される**閉鎖病棟**しかないところも多いのです。

また、日本では精神病院は約9割が私立です。利潤を追求し、患者本位の姿勢が徹底されていないためか、これまで日本の精神病院では、職員や医師らによる患者への虐待事件などが繰り返し起きてきました。

ですから入院前には必ず一度見学すること、どれくらい**開放的**かを確認しておくことなどが大切です。

2

心の病気

うつ病

気力が出ず、何をするのもおっくう。
夜も眠れず、毎日つらくてたまらない…

うつ病って？

比較的軽いものも含めると患者さんの数は非常に多く、**「心の風邪」**と呼んでもいいほどです。現在、うつ病は全人口の6パーセントの人に見られ、現代のようにストレスの多い社会では、誰がなっても不思議ではありません。

ただ、その中でも「うつ病になりやすい性格」というのがあります。

・物事を否定的・悲観的にとらえやすい
・対人関係に過敏で、人の目を気にする
・完全じゃないと気がすまない

これらは、うつ病になりやすい典型的な思考パターンと言えるでしょう。真面目で責任感が強く、頑張り屋といった性格の人たちでもあります。

ですから、治療では抗うつ剤の投与など薬物療法を行う一方、心理療法で、長い間その人がもってきた**思考パターンを見直す**ことも大切になります。

早期に治療を始めるほど回復もスムーズですから、「何をするのもおっくう」「よく眠れず、疲れが抜けない」といった日が続いたらがまんせず、早めに受診しましょう。

また、うつ病は再発することがありますが、きっかけの多くは**発症の原因となったストレス**と似たものです。発症を引き起こしたストレスと似たような出来事にぶつかったときには、早めに主治医に相談するなどして、上手に自分をコントロールできるよう気をつけておくのも必要なことでしょう。

ストレスと思考パターンでうつ病に

きっかけとなる
ストレス

＋

うつ病になりやすい3つの思考パターン

その1	その2	その3
物事を否定的にとらえやすい	対人関係を気にしすぎる	完全じゃないと気がすまない

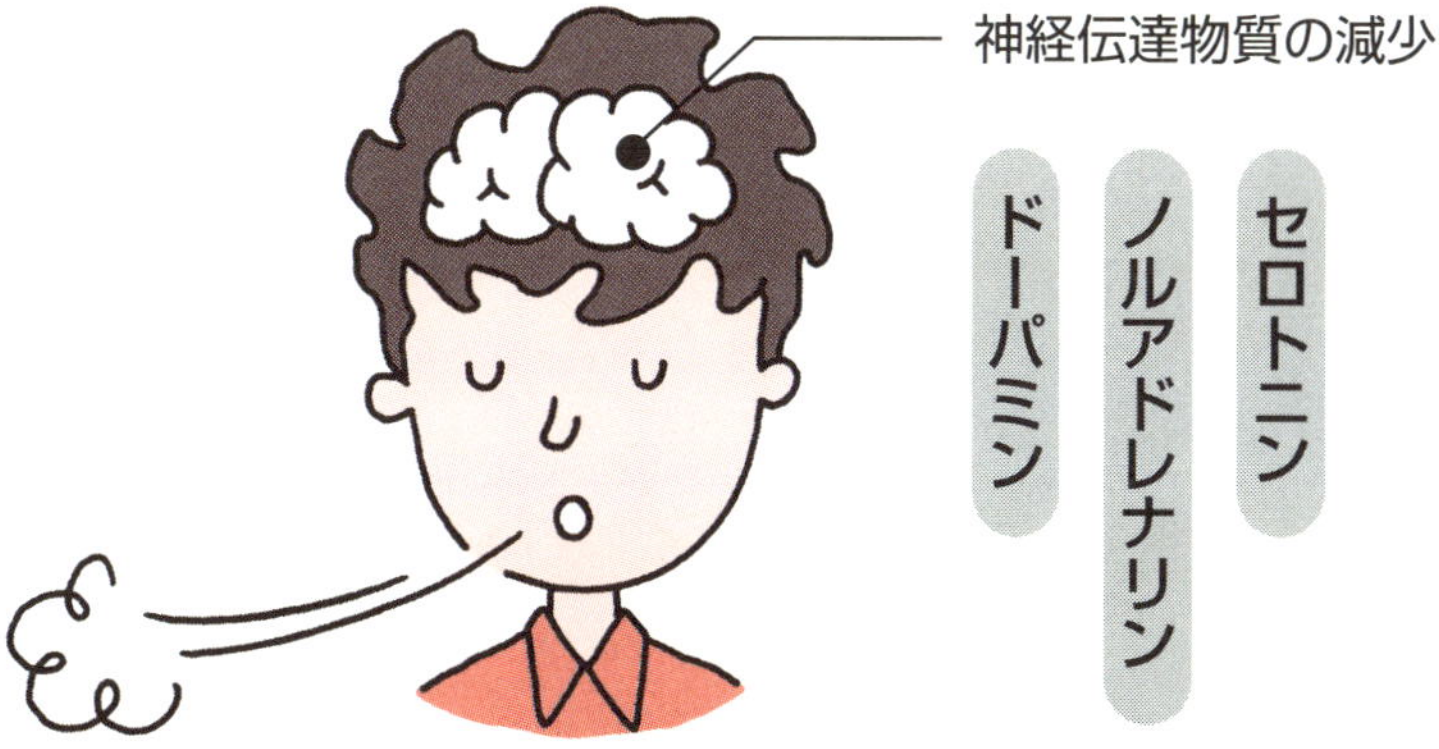
神経伝達物質の減少
セロトニン
ノルアドレナリン
ドーパミン

うつ病の症状

- ゆううつで元気が出ない
- あまり眠れない
- 疲れやすい
- 物事に対して興味がもてない
- 何をするのもおっくう
- 集中できない

症例 1

ささいな失敗がきっかけで自信喪失

出社できなくなってしまった

会社員のTさん（42歳）が私のクリニックにやって来たのは、去年の夏のことでした。奥さんが運転する車で連れてこられたのですが、診察室に入ってきたときの全く生気のない様子から、うつ病であることは明らかに思えました。

診察室に座ったTさんは話すのもおっくうそうでした。

こういう場合はまず薬を処方し、落ち着いてきたら無理のないペースで心理的療法を始めることになりますが、奥さんが同席していたので事情を聞いてみました。

聞くと、いつ頃からか口数が極端に減り、表情が消えていき、笑わなくなったとのこと。テレビをつけていても、見ているのかいないのか、表情が変わらず、ぼうっとしていると言います。

「何かきっかけになるようなことはありましたか?」

と私が聞くと、実は数カ月前、仕事でちょっとした失敗をしてしまい、それ以来「自分は能力がない」「会社のみんなに申し訳ない」と思いつめるようになったと言います。

どういう失敗だったのかと聞くと、誰でも一度や二度はついやってしまうような、ささいなミスにすぎません。

「そんなささいな失敗で自分には能力がないなどと、自分を全否定してしまうのはおかしいと思いませんか」

とたずねると、彼はちょっと言葉に詰まり、

「いや、まあ、そう言われてみればそうですけど……」と言います。

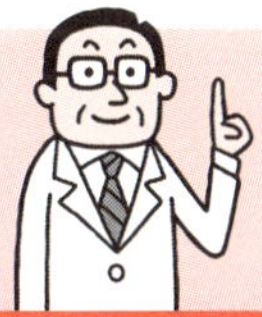

Dr's Advice
精神科医のワンポイントアドバイス

「認知行動療法」はこのように認知のゆがみを指摘し、「いきすぎているので修正しましょう」と納得してもらうところから始まります。また、リストラや転職、離婚といった環境の変化が原因でうつ病になることも、とても多く見られます。早めにストレスを自覚して十分に休んだり、リフレッシュする時間を取れるといいのですが、真面目で責任感が強い人や、職場で責任のある地位について休もうにも休めない場合、うつ病につながりやすくなります。時には、行き詰まった状況や背負った重荷からちょっと逃げてみる、力を抜くといったことも、心の健康には必要です。

「それは自分の能力をあまりに過小評価した見方で、現実的な判断ではないと思いませんか。失敗は部分的なものにすぎませんし、あなたの能力そのものが問題になるレベルではないでしょう」

と、私は彼の認識のゆがんだ部分を指摘しました。

うつ病になりやすい人には完全癖や他人の評価を気にしすぎる傾向の強い人が多いのですが、彼もそのようでした。

「もうこうなったら会社を辞めて、迷惑をかけた謝罪をしたいと思っているんです」

「実際のところ、客観的に見て、会社はあなたの失敗でどれほど損害を受けたのでしょうか」

「まあ、私の失敗した部分に関しては、被害はあったでしょう」

「それはそうでしょうね。でも、会社全体にとってはたいしたことではないでしょう？　実際、まわりの人たちは会社が損害を受けたなどとは思っていないでしょう。それをあなたは〝白か黒か〟といった考え方で、バランスよくじっくりと考えることなく、ひとり決めしているのです」

そして、「必要なのは、自分の失敗を現実的に見定めること、そして過大視しすぎないことです」と伝えて納得してもらい、少しずつ認知のゆがみを修正していきました。

Tさんは1週間ほど会社を休み、その後3カ月間、薬を飲みながら通院し、やがて問題のないレベルまで治っていきました。

症例 2

こんなに頑張っているのに…!

ママ友達とのつき合いからくるストレスと孤独感からうつ病に

専業主婦のMさん(28歳)がうつ病を発症したのは、ちょっとした出来事がきっかけでした。

初めて診察室にやって来たとき、私が「どうしましたか?」と声をかけたとたん、彼女はポロポロと涙をこぼし始めました。

「私、母親失格なんです。子どもにも、申し訳なくて。毎晩眠れなくて、やっと寝ても2時頃には目が覚めてしまいます。それから朝、みんなが起きてくるまでの長い長い時間がつらくてたまらないんです」

Mさんの一家は、昨夏、今のマンションに引っ越してきました。

彼女自身は山の手のお嬢さん育ちで、幼稚園から大学まで、都心の学校へ電車通学したために、近所の友達と遊ぶ経験はまったくありませんでした。

ですが、今回夫の仕事の都合で、急きょ東京近郊のマンションへの引っ越しが決まったのでした。

Mさんは気さくな性格でもなく、またとくに人とのつき合いが好きでもありませんでしたが、4歳になる長男のために一生懸命、新しい地域にとけ込もうと努力してきたと言います。

しかし、近所づき合いが苦手な彼女にとって、買い物や外出のときに顔を合わせたり、幼稚園の送り迎えでみんなとあいさつを交わすことが苦痛でした。

やがて、近所のお母さんたちが何人か集まって立ち話をしているのを見ると、自分の悪口を言われているのではないかと思うようになりました。

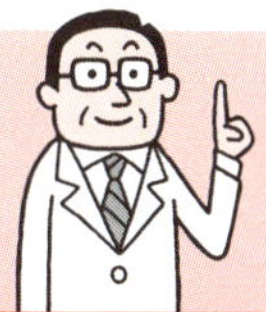

Dr's Advice
精神科医のワンポイントアドバイス

Mさんのように、近所の人とうまくつき合えず、被害妄想的な気持ちをもつ人は増えています。とくに若い人でこのような対人関係に悩む人が、きわめて多くなっています。都会の生活は個人主義的で、人と人の交わりは深くありません。つき合いが深くないと、ほんの少しのことで「自分が悪く言われているのではないか」と疑心暗鬼になることはよくあります。このような考えは「不安による被害妄想」と言ってもいいもので病的ですから、排除するように努力しましょう。すぐにはそれが十分できなくても、そのうちできるようになるはずです。

きっかけは、長男を幼稚園にお迎えに行ったときのこと。同じクラスで一緒に役員をしているお母さんが2人、立ち話をしていたそうです。

話の内容はよく聞こえませんでしたが、相手はMさんに気づいてあわてて話を中断し、にこやかに挨拶をしてきました。Mさんは「私の悪口を言おうとしていたんだ」とショックを受け、その日を境に、だんだんと近所の人たちとも話せなくなっていったと言います。

「みんなに嫌われている」「私は最低だ、母親失格だ」

自分を責める気持ちが止まりません。

次第に幼稚園の送り迎えに外へ出かけるのもおっくうになり、息子は幼稚園を休みがちになっていきました。

仕事で留守がちな夫は、彼女の変化になかなか気づきませんでした。日中、横になっているばかりで家事もできない時間も多かったのですが、夫を送り出すまでは気を張ってふつうに振る舞っていたからです。

夫が異変に気づいたのは、ある日、忘れ物をして家に戻ると、園に行っているはずの息子がひとりで遊んでいたからでした。

Mさんは心理療法と抗うつ剤による治療を受け、3カ月ほどでよくなりました。

今は何事も無理をせず、私のアドバイスに従って、気の合うお母さんたちとだけ適当な距離を置いてつき合っています。夫にも私から話して、週に何日かは早めに帰宅して、彼女の話に耳を傾ける時間を持つようになっています。

うつ病について

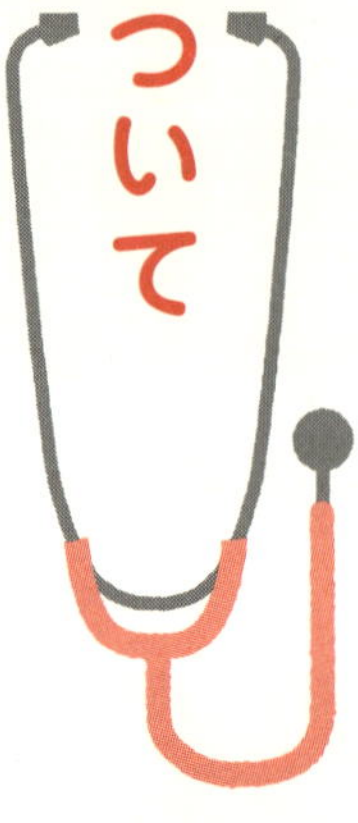

症状

初期症状として、眠れなかったり、逆に眠りすぎてしまう**睡眠障害**が見られます。

気分がひどく沈んでゆううつな気分に支配され、何に対しても興味や関心が持てません。また、気力・意欲が減退し、何をするのもおっくうになります。さらに思考力や集中力が落ち、決断力も鈍くなります。

主婦であれば料理の手順が踏めない、部屋を片づけられない、会社員であれば出社する気力がわかない、物忘れしやすく、能率が上がらないといったことが出てきます。

朝は調子が悪く、夕方から夜にかけて良くなるのも、うつ病に特徴的な症状です。日中は寝ていて、夜に布団から出てくるという昼夜逆転の生活パターンに変わったりします。

「自分はだめな人間だ」「自分が悪いんだ」というように**自分を責める気持ち**や**罪悪感**、**不安感**が強くなり、絶望して自殺を考える場合も出てきます。

症状が悪化すると、「自分は悪い人間で、警察が捕まえに来る」「自分はひどい貧乏で、家族が路頭に迷う」といった妄想が見られることもあります。

経過

治療しなければ半年から1年以上続きますが、治療すれば3カ月ほどでよくなります。

精神医療の先進国ともいうべきアメリカでは治りにくいとされ、「患者の約25％は退院後6カ月以内に再発し、約30～50％は2年以内に再発する」とテキストに書かれているくらいですが、日本人の場合はこれほど再発率は高くありません。

とくに初めてであれば、再発しない人のほうがはるかに多いものです。

私の経験では、患者さんの**約7割は回復**し、そのうち再発するのは10～20％程度です。

診　断　基　準

次のうち、①か②を含む5つ以上が2週間以上続く場合にはうつ病が疑われます。

- □① 強いうつ気分がある。
- □② 何に対しても興味や喜びをあまり感じない。
- □③ 急に体重が減るか増える、
  または食欲が減退するか増加する。
- □④ 毎日のように、不眠か過眠。
- □⑤ 焦燥感が強くていてもたってもいられない、
  または、逆に何も手につかず、じっとしている。
- □⑥ 毎日のように疲労感があり、気力がわかない。
- □⑦「自分は価値がない人間だ、悪い人間だ」と感じる。
- □⑧ 思考力や集中力が低下する。
  たとえば、主婦であれば「今晩のおかずは何にするか」というように、毎日やっている簡単なことでも、なかなか決められなくなってしまう。
- □⑨ 死をたびたび考えてしまう。
  自殺を考えたり、実際に計画を立てる。

町沢式「うつ病認知スケール」

患者は一般に、うつ病になりやすい性格をもともと持っているものです。

否定的な見方をしやすく、何事につけ悲観しやすい性格だったり、自分を責めやすかったり、というようにです。

認知療法ではこういった〝ものの見方（認知）〟に患者自身が気づき、そのゆがみを正していくことで、ストレスや生活上の出来事に影響されにくい性格に変えていきます。

私の場合は42～43ページのようなテスト（**うつ病認知スケール**）を独自に作り、これによって、患者がどのような認知のゆがみをもっているのかを発見しています。

「物事を否定的に考えやすい」「他人の目を気にしやすく、対人関係に過敏である（依存的である）」「完全癖」といった、うつ病を招きやすい**3つの性格傾向**のうち、どの傾向がどれくらい強いのかを明らかにするのです。

治療

うつ病の治療でまず重要となるのが、**睡眠障害**です。睡眠障害を改善するだけで治るうつ病はけっこう多いものです。

薬物治療では抗うつ剤や抗不安剤が欠かせません。ゆううつな気分や不安感をやわらげ、気力や意欲を高める作用があります。

ＳＳＲＩ（選択的セロトニン再取り込み阻害薬）のパキシル、ルボックスなどが主流ですが、三環系抗うつ剤のアナフラニール、トリプタノール、アモキサンなども効果的です。三環系抗うつ剤は効果が高い一方、副作用（口が渇いたり立ちくらみがするなど）があります。それにくらべるとＳＳＲＩは副作用は少ないのですが、効果も限られます。

心理療法では認知療法が効果的ですが、薬物療法と心理療法は別々に行うよりも、抗うつ剤を投与しながら心理療法を行うというように、**併用したほうが**効果が高くなります。

また、最近では認知療法と並んで対人関係療法も盛

主な抗うつ剤の特徴

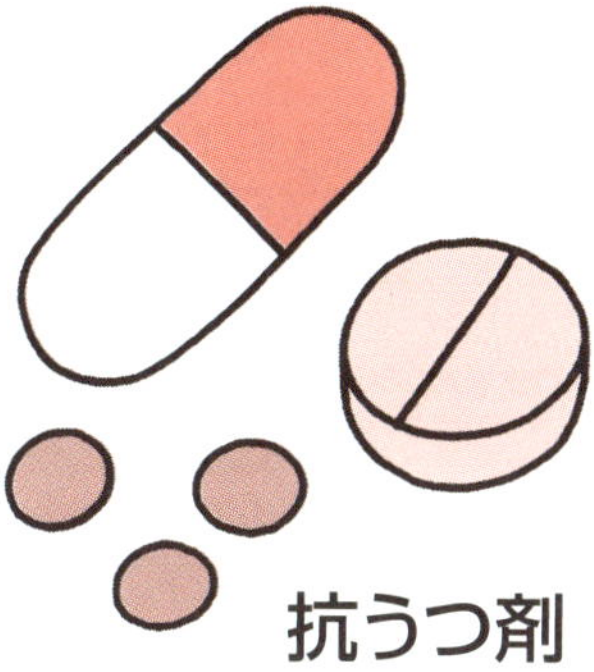

SSRI　パキシル　ルボックス

- 比較的軽いうつによく効く
- 副作用が少ない

三環系抗うつ剤　アナフラニール　トリプタノール　アモキサン

- 抗うつ作用が強い
- 副作用がある

うつ病の心理療法

認知療法

否定的に考えてしまう行動パターンを見つけ出して認知（ものの見方）のゆがみを正していく。

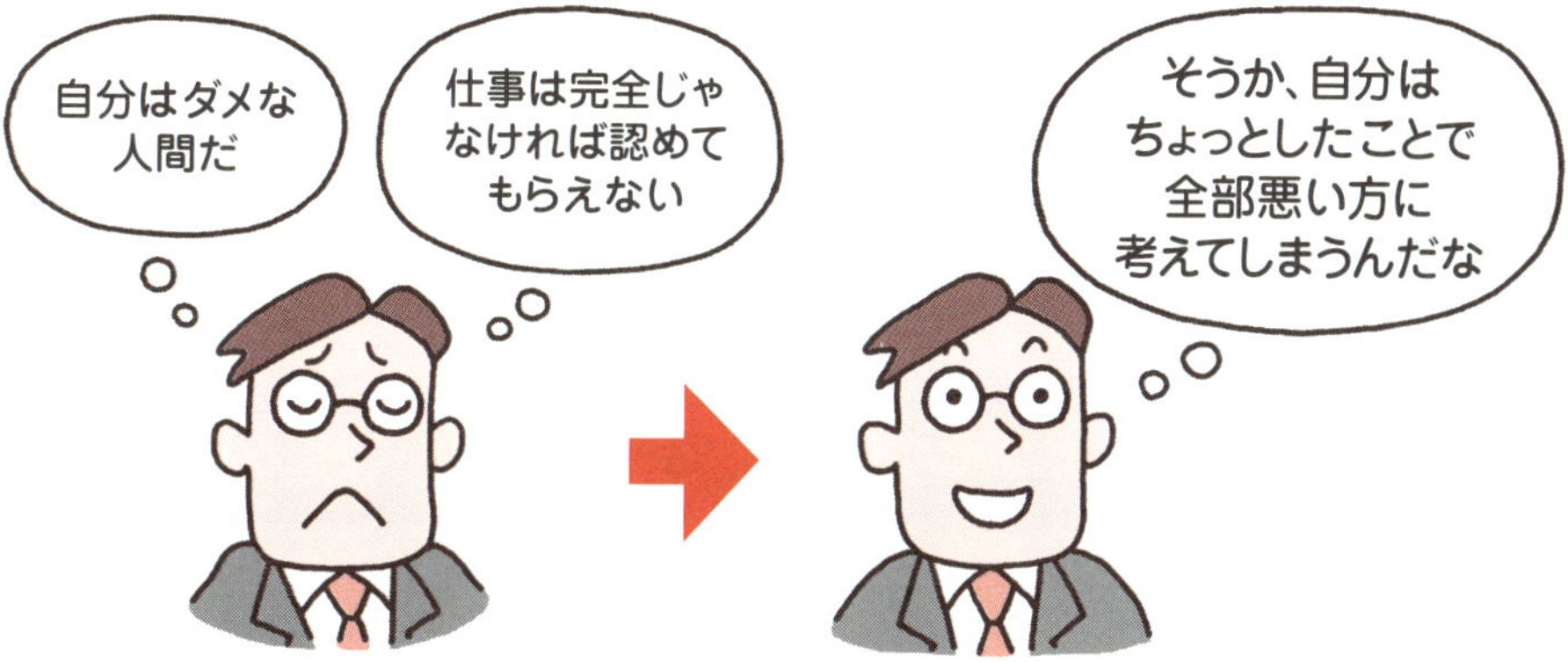
自分はダメな人間だ
仕事は完全じゃなければ認めてもらえない
そうか、自分はちょっとしたことで全部悪い方に考えてしまうんだな

対人関係療法

「身近な人を亡くした後の悲哀」「対人関係をめぐる不和」「役割の変化」「対人関係の欠如」に注目して治療を行う。

家族療法

家族全体が抱えている問題を解決しながら、治療していく。

力動精神療法

患者が心の中を語ることで、悩みやストレスを明らかにしていく。

うつを軽くする行動のレパートリー

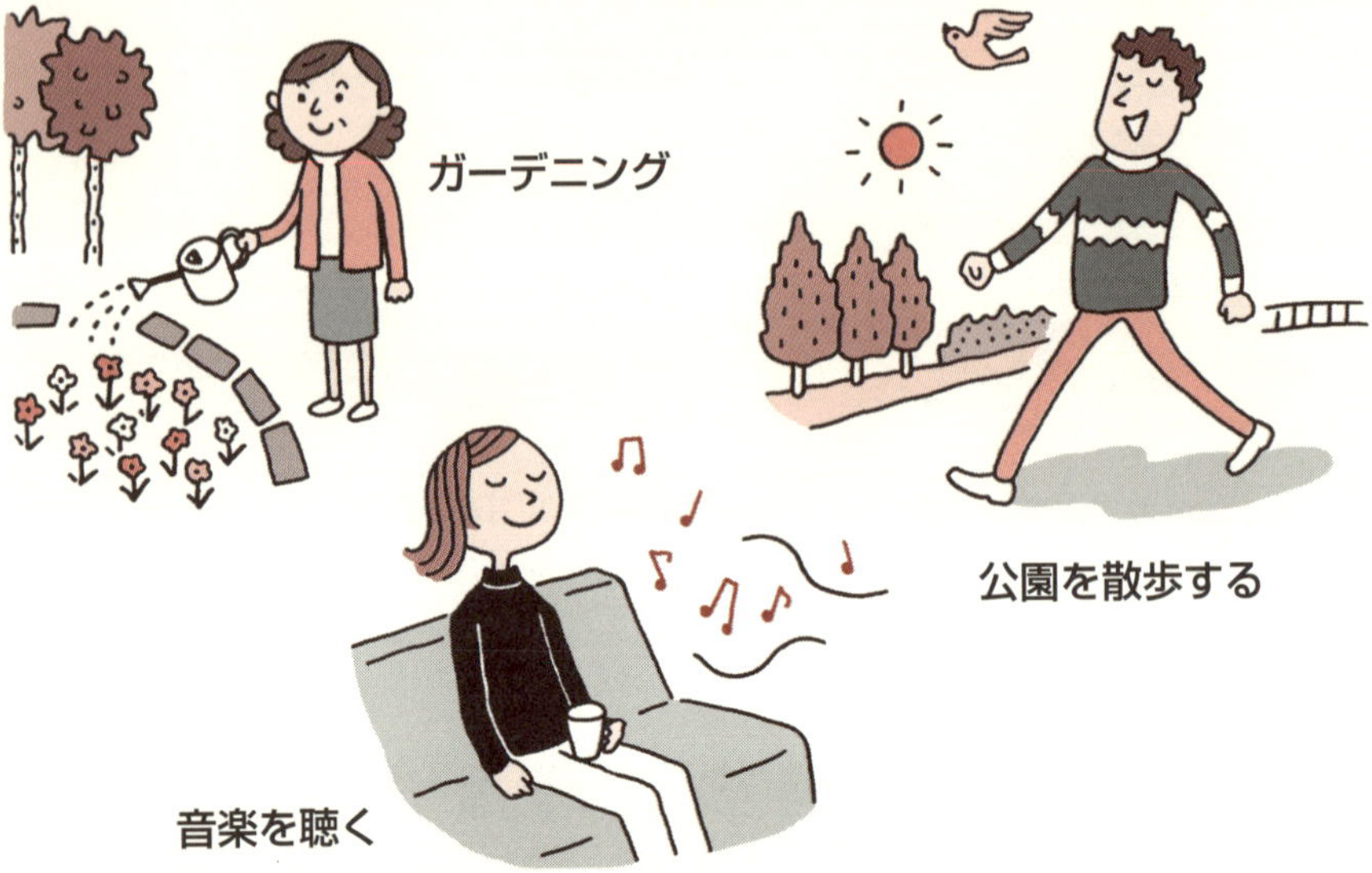

んです。というのも、うつ病の人は子ども時代から**対人関係がうまく結べない**ためにさまざまな問題が生じ、それが成人になってから表面化して発症すると考えられているからです。

認知療法は、最近ではさらに発展して「認知行動療法」という形に移行してきています。つまり認知（ものの見方）のゆがみを正すだけでなく、さらに一歩進んで、**うつを軽くする行動のレパートリー**を積極的に見つけて、うつ病を防ごうというものです。

誰でも「育てている花を見る」「気に入った公園に行く」「犬をなでる」など、ふだん何げなく気が滅入ったときに、**これをすると、気分が変わって元気が出る**という行動をとっているものです。

そういった行動のレパートリーを見つけ出しておいて、「気分が沈みそうだな」と思ったときに意識的にその行動をとり、うつにおちいらないようにするのです。

家族にできること

うつ病はかなり一般的な精神障害であるにもかか

わらず、意外に周囲の人に理解されていないものです。

家族からも「怠けている」「精神的に弱いからだ」などと思われていることも多く、そのためにいっそう患者が苦しむことになっている場合もあります。

しかし、もともと、うつ病になる人は**きまじめで几帳面な人が多い**のです。他人に指摘されるまでもなく、本人自身が「自分は怠けているだけではないか」と自分を強く責めていることも少なくありません。

本人も家族も、**これはうつ病の症状であって、怠けではない**ことをしっかりと認識し、責めないでください。何の助けにもならないばかりか、時にはうつ気分を加速させ、症状を悪化させます。

また、落ち込んでいるのを見ると、つい「元気を出して」とか「頑張って」とか励ましてしまいがちですが、うつ病の人にとってはそれがかえって苦痛になることもあります。

家族は本人の気持ちを理解し、「今はゆっくり休もう。よくなれば、また元気に働けるんだから焦らなくていい」といった言葉をかけ、温かく支えてあげることが大切です。

そして、「何があっても死なないでほしい」「生きていてほしい」と、はっきり伝えてあげてください。患者さんのまわりに刃物やひもなどを置かず、発作的に命を絶つことがないようにしましょう。

本人へのアドバイス

うつ病はほとんどの場合治りますので、焦らないでください。仕事や家事、学校はしばらく休みましょう。また、治療に加えて自分でも、物事を**否定的に見ない、人とくらべない、自分を責めない、頑張りすぎない**といったことを心がけ、だんだんとストレスに強い性格に変えていくことも大切です。

治った後も、気分転換の方法を見つける、何かあったらひとりで抱え込まずに相談する、趣味を広げるなど、**ストレスをためない**工夫をしましょう。

忙しくても、睡眠や休息を十分にとるようにしてください。

関連する精神障害

うつ気分から逃れたり、眠ったりするために、**アルコール乱用**（198ページ）に走ることも多く、時には**パニック障害**（78ページ）や**身体化障害**（124ページ）、**心身症**（54ページ）を併発します。心身症では消化器系に異常が起こりやすく、十二指腸潰瘍や過敏性大腸炎などがよく見られます。

アルコールは一定以上飲むと、脳のノルアドレナリンが低下することがわかっています。もともと、うつでノルアドレナリンが低下しているのに加えて、さらにアルコールで低下させれば、うつは悪化することになってしまいます。この悪循環におちいらないためにも、早めに受診してください。

●気分変調性障害（抑うつ神経症）

うつ病にはいたらないものの、慢性的にゆううつな気分が続く状態で、「小うつ病」とも呼ばれます。うつ病の症状が**軽くなり、慢性化したタイプ**と考えるとわかりやすいでしょう。

たとえば、うつ病の診断基準には「自殺を考える」とありますが、気分変調性障害にはそれほど深刻な項目はありません。また、うつ病は症状が2週間以上続けばそう診断されますが、気分変調性障害は**2年間以上**も続いて初めて診断されます。

ただ、時にはうつ病の初期症状である場合や、うつ病が軽症化したもののそれ以上よくならず、慢性化して気分変調性障害と診断されてしまうことも多いようです。

さらに、うつ病と合併して起こる**二重うつ病**と呼ばれるケースも多く、**うつ病患者の約40%**がそうだとも言われています。これは、ふだんは軽いうつ気分が特徴の気分変調性障害なのですが、時に強いストレスが加わると、うつ病にいたるというものです。

人生のステージとうつ

●子どもや思春期のうつ

うつ病はどの年齢でも起こる可能性がありますが、一般に年齢が高いほど多いものです。しかし最近では、

あなたは大丈夫？ うつ病の人に多い「認知のゆがみ」

1 全か無か思考

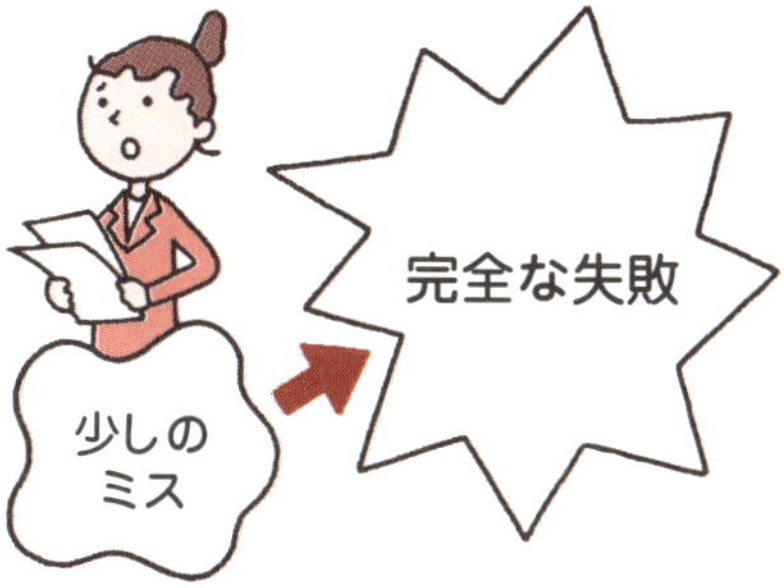
少しのミス
完全な失敗

白か黒かに分けて考えてしまい、グレーを想定できない。

2 一般化のしすぎ

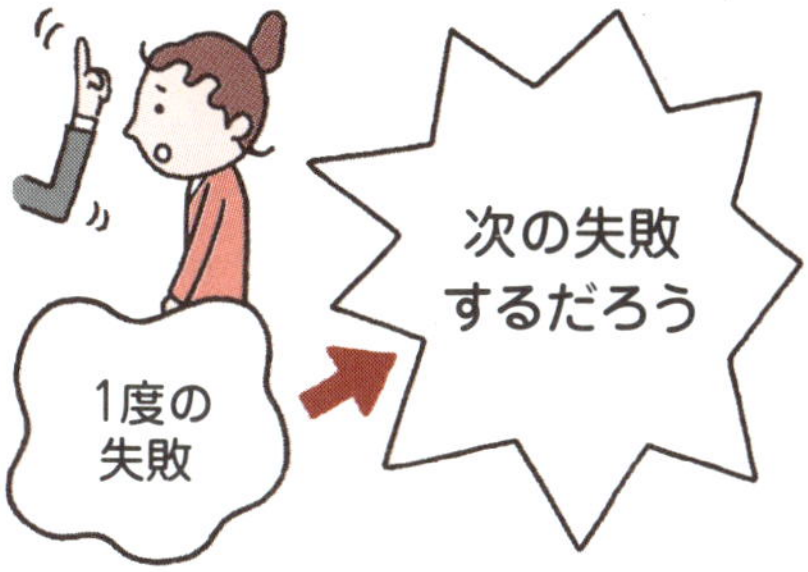
1度の失敗
次の失敗するだろう

1～2回の失敗で「次もそうなるに違いない」と感じてしまう。

3 心のフィルター

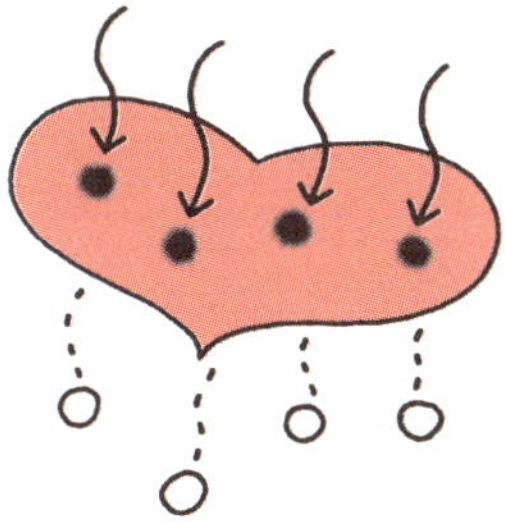

悪いことばかり気にして、良いことは無視してしまう。

4 マイナス化思考

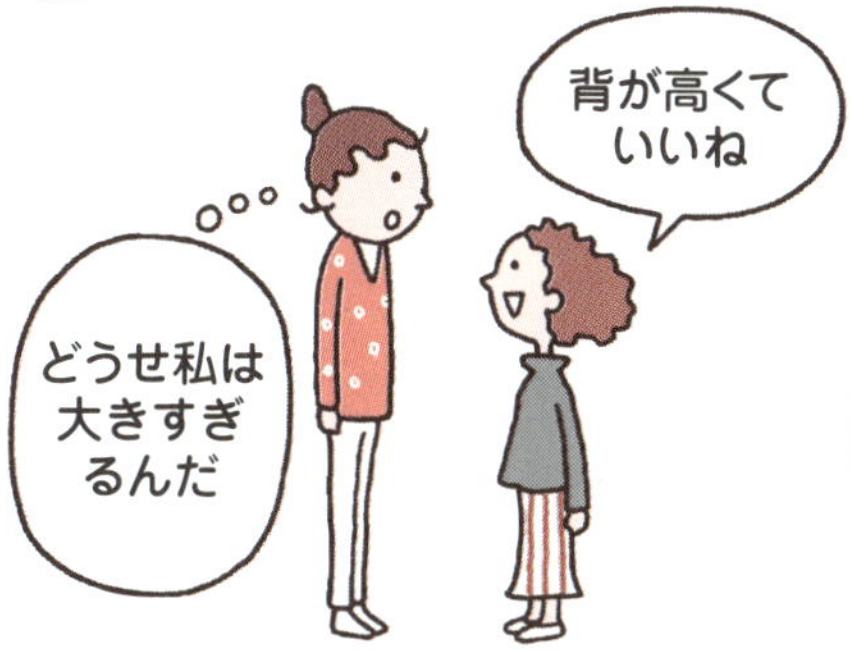
背が高くていいね
どうせ私は大きすぎるんだ

プラスの出来事を悪いほうにすりかえてしまう。

5 結論の飛躍

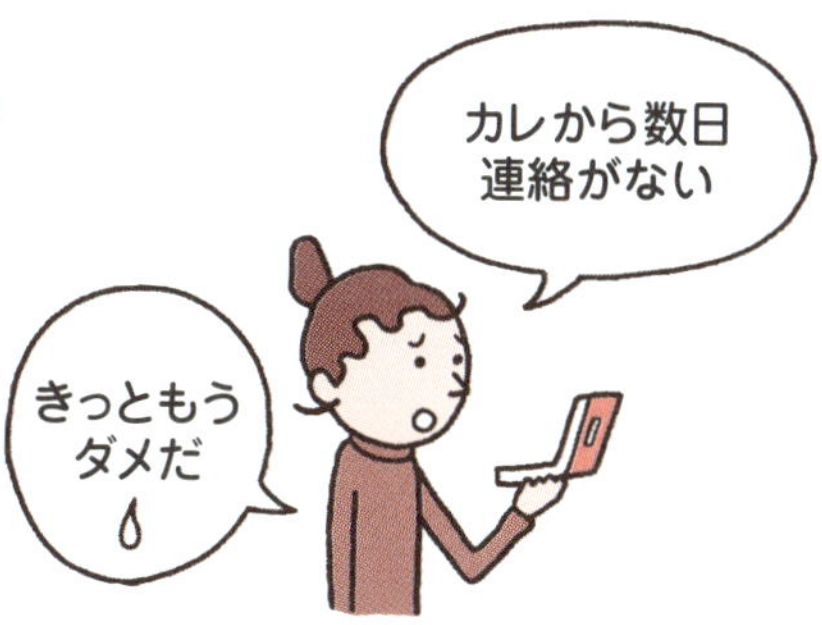
カレから数日連絡がない
きっともうダメだ

十分な根拠がないのに悲観的に結論づける。

人生のステージと「うつ」

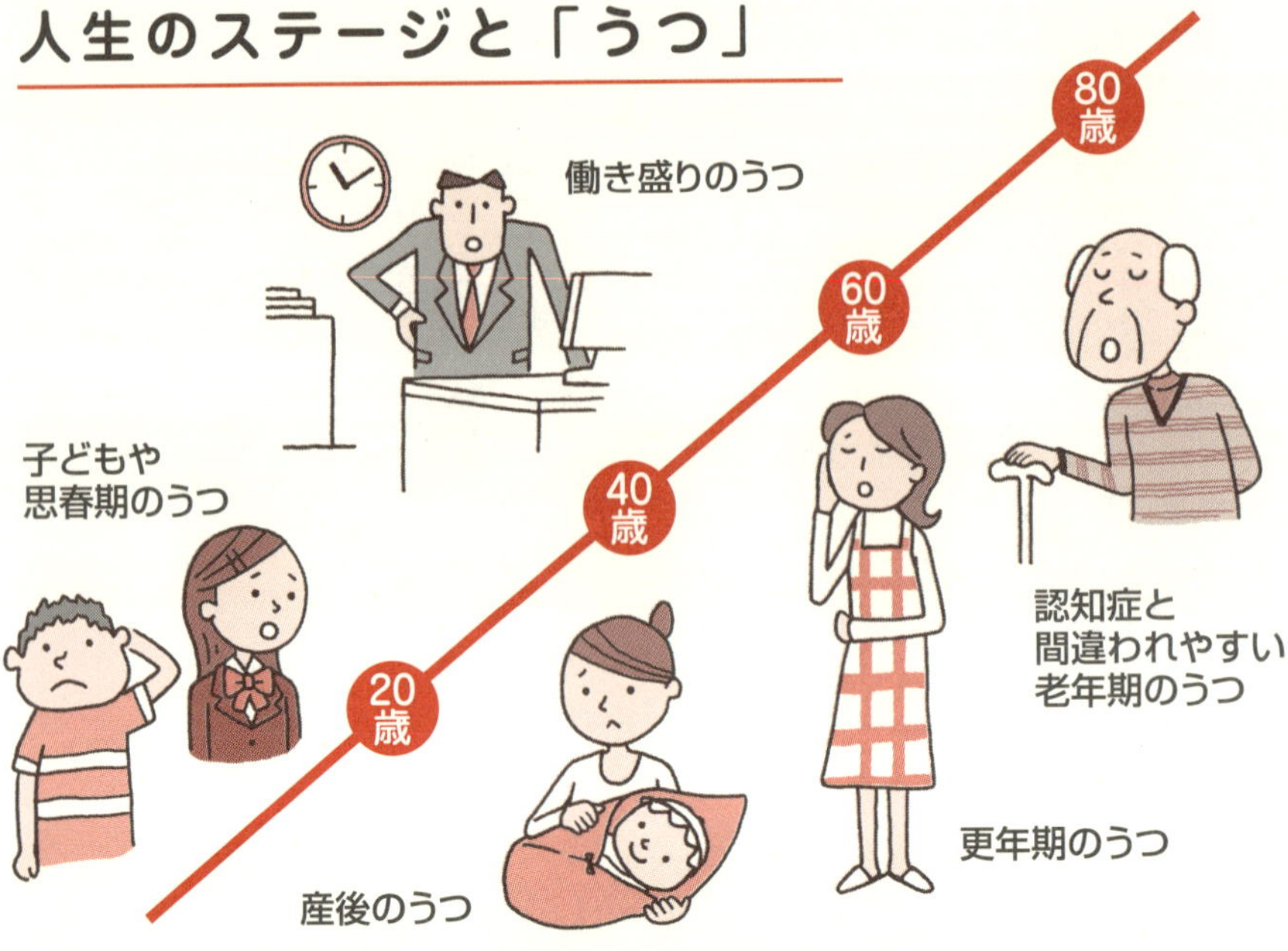
80歳
60歳
40歳
20歳
働き盛りのうつ
子どもや
思春期のうつ
認知症と
間違われやすい
老年期のうつ
更年期のうつ
産後のうつ

子どもや思春期のうつ病も注目され、とくに就学後のうつ病は、年齢が上がるとともに増えています。

子どもや思春期のうつ病の特徴は、**焦燥感の強さ**と、**ひきこもりや不登校**につながりやすい点です。

うつ病になると、学力は低下し、仲間からも孤立してしまいますが、子どもの場合は大人ほど自殺願望は高くありません。

不登校やひきこもり、非行などの背景には、実はうつ病が多く見られるのですが、ひきこもりや不登校といった現象だけが注目され、**うつ病が見逃されて**しまっている場合も多いように思われます。

子どものうつには当然のことながら、家族や学校など、子どもたちを取り巻く環境が大きく影響しており、親による虐待やネグレクトが見られることもよくあります。

また子どもの場合は、大人にくらべて**身体的な症状**が多く見られ、内科を受診することも多いのですが、実際にはうつ病であることがきわめて多いのです。

このように、子どもや思春期のうつ病には、周囲の環境の要素がきわめて大きいということ、そして身体的な症状が前面に出やすいことから、治療には大人ほど薬物療法が有効ではないと言えるでしょう。

むしろ心理療法的なアプローチや、認知行動療法的なアプローチがとても重要となります。

●産後のうつ

出産前後は激しい生活環境や体の変化、ホルモンバランスの影響から、うつ気分を経験する人が少なくありません。**出産女性の60〜80%が経験**するというデータもあります。ホルモンのバランスは産後数日で自然と戻りますが、今度は育児でたまった心身の疲れなどから、深刻なうつになってしまう場合があります。

これが「産後うつ」で、10〜20%に生じ、産後3〜6カ月に問題が出てきます。休養とカウンセリング、場合によってはいったん授乳をやめ、抗うつ剤を飲む必要がある場合もあるでしょう。

産後うつは必ず治ります。赤ちゃんの世話が十分にできないなどと考えて自分を責めず、**ゆったりした気持ち**で治しましょう。

●更年期のうつ

女性は誰でも**閉経**を迎える時期の前後に更年期を経験しますが、そのうち約75%が何らかの症状を経験し、うつ気分をともなう人もとても多いのです。
ホルモンバランスの影響もありますが、同時に子どもが独立する頃でもあるため、さびしさや空虚感を感じる、女性性の喪失感に襲われる、老年期の始まりを感じて不安や焦りに襲われるといった**心理面もストレス**となります。中には夫と2人きりの老後を想像し、結婚への失敗感、絶望感を感じる人もいます。
ホルモン剤や漢方薬などによる治療と同時に、時には抗うつ剤や抗不安薬の服薬も効果的です。
男性の場合、女性の閉経のようなきっかけはなく、ゆるやかにホルモンが変化していくため、問題が起きない人も多くいます。ほてり、のぼせ、めまい、疲労感、うつといった症状は女性と似ていますが、ほかにED(勃起不全)なども更年期の症状です。ホルモン剤や漢方薬、バイアグラなど身体的な治療を行うほか、抗うつ剤などが使われることもあります。

● 老年期のうつ

高齢者のうつはとても多いのですが、**初期の認知症**と症状がよく似ているため、混同される場合があります。

症状としては、物忘れがひどくなる、集中力がなくなる、ぼうっとしている、外に出ずじっとしているなどです。

うつ病の場合は、治療すればこうした症状は消えますから、家族は「ボケてきたのかな?」などと軽く考えず、きちんと診断を受けて適切な治療を受けさせることが大切です。

簡単な見分け方としては、たとえば、**自覚の有無**が挙げられます。お財布を落とした場合、認知症の人はすっかり忘れていて「私は知らないよ」などと言ったりしますが、老年期うつの場合は「ごめんなさい。最近、物忘れがひどくて」と、自覚しているものです。また、**気分が沈みがちで落ち込む**ことが多くなります。

なお、老年期のうつは、**身体的な症状**を訴えることが多いのも特徴です。

研究

家族に患者がいた場合、うつ病になる率は10%前後、一卵性双生児の片方が発病した場合、もう片方が発病する確率は50%以上というデータがあります。ですから、遺伝性があるのは確かなのですが、やはり心理的な**ストレスが大きな要因**になります。

また、最近では大脳生理学的な研究も進み、脳内の**神経伝達物質の異常**が発病に関係していることがわかってきました。とくにセロトニンとノルアドレナリンの異常が有力視され、ドーパミンもかかわっていると言われています。

セロトニンは気分を落ち着かせる役割があり、ノルアドレナリンとドーパミンは神経を興奮させる役割のある神経伝達物質です。

うつ病はストレスなどの**原因がはっきりしている**ものほど治りやすく、原因がはっきりしない内因性のものや季節型うつ病は治りにくいと言えます。さらに内科疾患や外科疾患を併発している場合にも、治療は困難です。

あなたは大丈夫？ うつ病の人に多い「認知のゆがみ」

6 過大解釈と過小評価

自分の失敗を過大に考え、
長所を過小評価する。

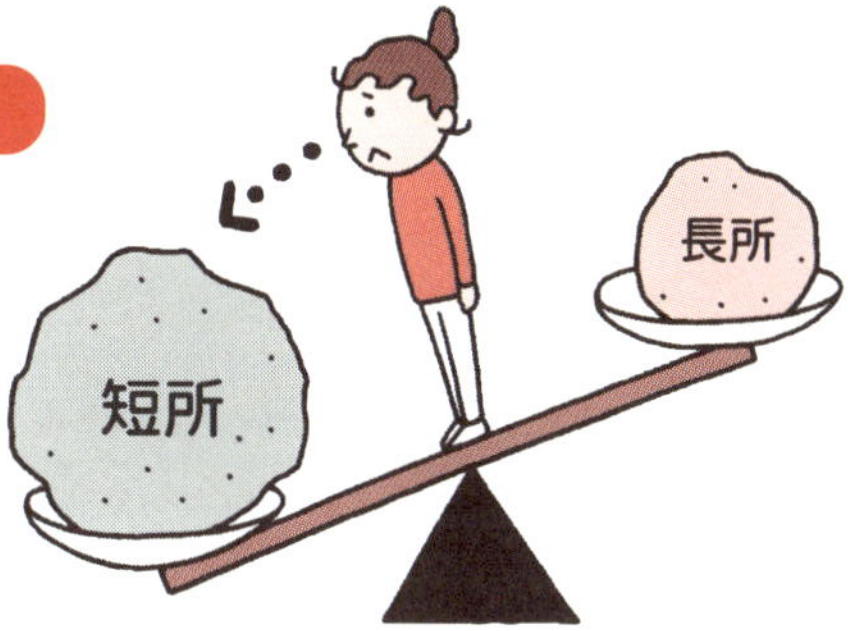

7 感情的決めつけ

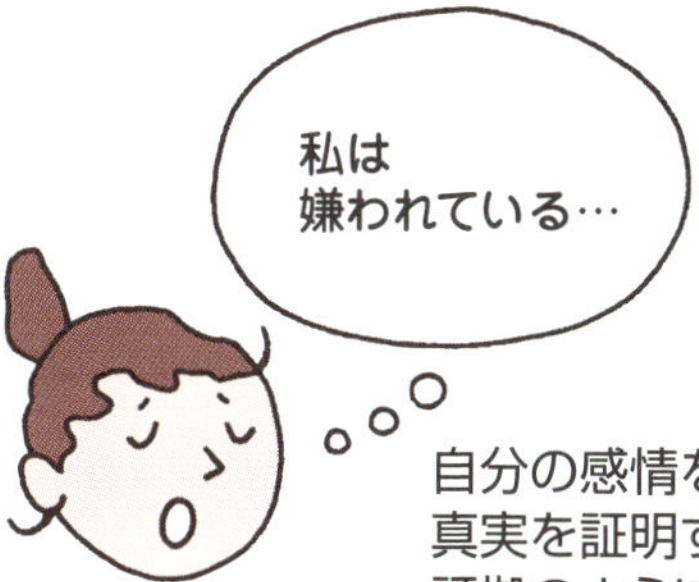
私は
嫌われている…

自分の感情を、
真実を証明する
証拠のように
考えてしまう。

8 すべき思考

「絶対に～しなければならない」と
思い詰め、「自分が～したい」という
自然の欲求を見失ってしまう。

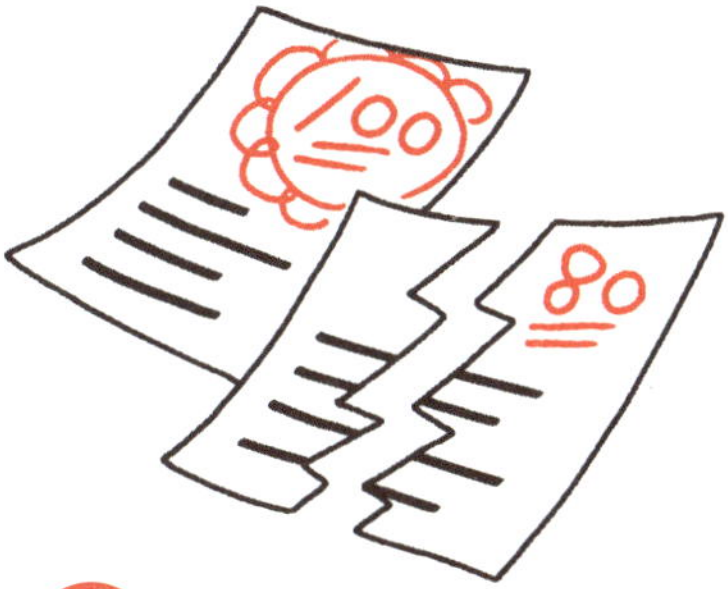

9 レッテル貼り

自分や他人、
物事に対して独善的な
決めつけをしてしまう。

10 個人化

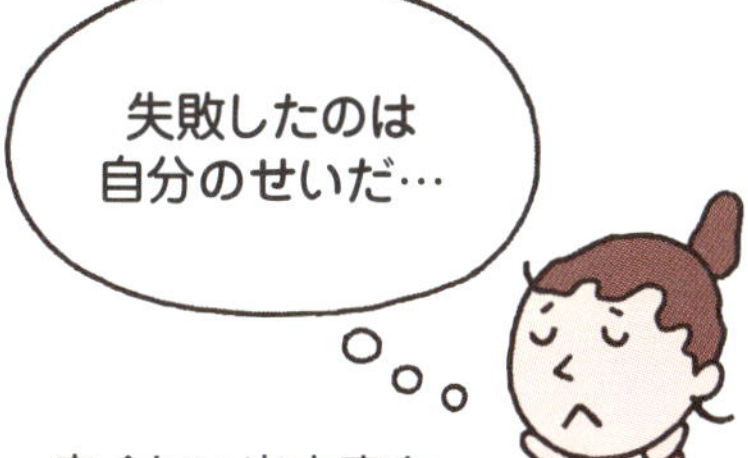
失敗したのは
自分のせいだ…

良くない出来事を
自分のせいに
してしまう。

うつ病認知スケール

町沢静夫作成

各質問について、「非常にそう思う」「ややそう思う」「あまりそう思わない」「まったくそう思わない」の中からもっとも自分に近いものを選び、回答表の白の空欄にその点数を記入します。縦にそれぞれ合計し、診断表と照らし合わせてください。

「否定的自己認知」
自分を悪くとらえる傾向

「対人認知」
他人の評価を気にする、依存性がある

「強迫的思考」
何事も完全でなければ気がすまない

回答表

	否定的自己認知	対人認知（依存過敏）	強迫的思考
1			
2			
3			
4			
5			
6			
7			
8			
9			
10			
11			
12			
13			
14			
15			
16			
17			
18			
19			
20			
21			
22			
23			
24			
25			
26			
27			
28			
29			
30			
31			
32			
合計			

診断表

	否定的自己認知	対人認知	強迫的思考	合計
危険域	30.3	29.9	30.8	91.0
中等度問題あり	24.4	26.2	28.8	79.4
問題なし	19.1	22.3	26.0	67.4

診断表の点数は、それぞれの領域の平均点です。たとえば、否定的自己認知が25点なら「中等度問題あり」というように、自分の点数がどの領域に入るかによって、性格の傾向がわかります。また、合計点数からも、自分の性格を見直す必要があるのかどうか、ある程度の目安がつきます。

	質問	非常にそう思う	ややそう思う	あまりそう思わない	まったくそう思わない
1	どこか別世界にでも行けたらなと、いつも思う	4	3	2	1
2	私はとても心の弱い人間だ	4	3	2	1
3	仕事や家事をやりかけのまま残すことはできない	4	3	2	1
4	いつも人の目や言葉が気になり、不自由だ	4	3	2	1
5	私は人生で失敗ばかりしている人間だ	4	3	2	1
6	自分の仕事(勉強)がうまくいっているときに限って邪魔をする人が現れたり、トラブルが起きる	4	3	2	1
7	世の中は良いか悪いかのどちらかだ	4	3	2	1
8	とにかく根性があれば何とかなるだろう	4	3	2	1
9	私はいつも公平を心がけてかえって疲れてしまう	4	3	2	1
10	だれも私を理解してくれないと思う	4	3	2	1
11	どんな規則でも、とにかく守るべきだ	4	3	2	1
12	人が自分をどう思っているかで自分の考えが縛られる	4	3	2	1
13	私の未来はさびしい	4	3	2	1
14	自分にがっかりしている	4	3	2	1
15	だれかがそばにいてくれないと私は生きていけない	4	3	2	1
16	時がたつのがとても遅く感じる	4	3	2	1
17	私はあまりやる気がない人間だと思う	4	3	2	1
18	私の出会う偶然の出来事もコントロールできなくてはいけない	4	3	2	1
19	いつも人や自分の悪いところばかり見てしまう	4	3	2	1
20	私が皆の中に入ると、大変なことが起きるようだ	4	3	2	1
21	私の人生はメチャクチャである	4	3	2	1
22	自分の問題を人が助けてくれればいいのになと、いつも考えてしまう	4	3	2	1
23	私は正しいことしかしない	4	3	2	1
24	私は負け犬だ	4	3	2	1
25	現在(今)のことより過去のことを考えがちである	4	3	2	1
26	私は他の人とくらべると能力が劣っている	4	3	2	1
27	私の人生は自分の思ったとおりにはなっていない	4	3	2	1
28	私がほめられることがあっても、それはお世辞である	4	3	2	1
29	人間はすべてにおいて公平でなければいけない	4	3	2	1
30	私は、他人の地位や、お金、家、容貌などが気になって比較しがちである	4	3	2	1
31	期限までにちゃんと仕事を終えていないと我慢できない	4	3	2	1
32	いくら心配しても、心配しすぎるということはない	4	3	2	1

躁うつ病

やたらテンションが高い「躁」と、気力がなくなる「うつ」が交互にやってくる

躁うつ病って？

気分が高揚し、活動的な**「躁」**状態と、心が暗く沈み、元気のない**「うつ」**状態が交互に現れ、自分ではコントロールできないという精神障害です。

躁状態のときは、おしゃべりで自信過剰になったりして、うつ状態のときと**別人のように**活動的になります。

躁うつ病は、「双極性障害」とも呼ばれ、次の2つに分けられます。

- **Ⅰ型…「躁」と「うつ」がはっきりと現れるタイプ**
- **Ⅱ型…「うつ」が主で「躁」は比較的軽いタイプ**

Ⅱ型の場合、躁状態が軽いため、本人は「いつもより気分がいい」くらいに思い、まわりも気づかないケースがあります。ところが、うつのときはとてもつらいため、本人は「うつ病かもしれない」と思っていたりします。

発症原因はまだわかっていませんが、**遺伝性が高い**こと、**ストレスが関係している**ことは言えます。

治療は薬物療法が中心ですが、本人も症状のリズムをつかみ、自分でコントロールしていく必要があります。

躁とうつのサイクルをつかみ、それに合わせて薬を飲めば、比較的楽にうつの期間をやり過ごすことができ、躁のときに浪費しすぎたり、異常に活動的になるのを防ぐこともできるでしょう。

躁とうつが交互にやってくる

躁状態の特徴

- 考えが次々とわいてくる
- 不機嫌
- けんかっ早い
- 買い物やギャンブルなど、享楽的

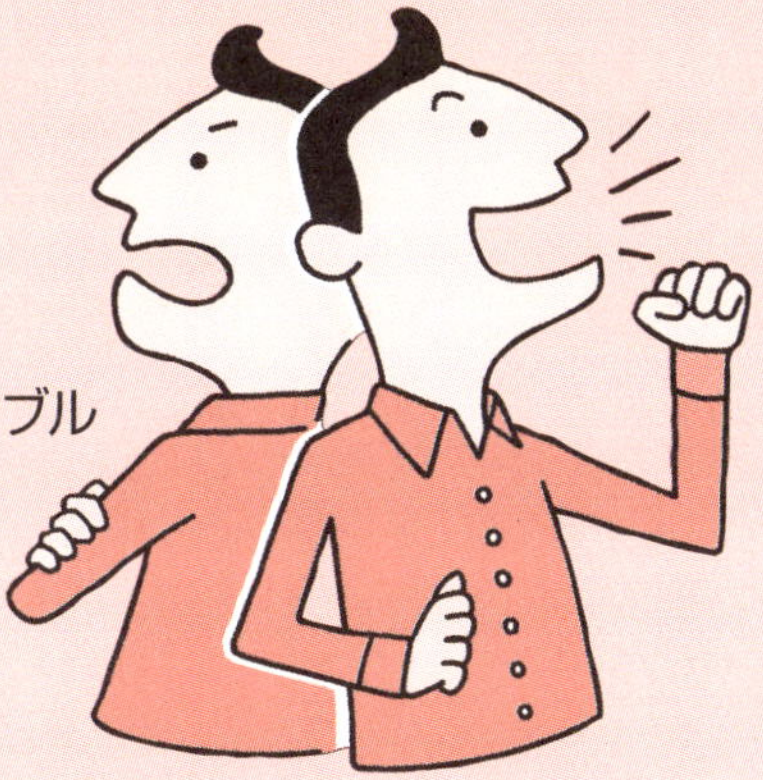

- おしゃべりになる
- やたらと活動的
- 自信過剰
- 注意力が散漫
- あまり眠らなくてよくなる

うつ状態の特徴

うつ病のうつ

- 完治することも多い
- 不眠の傾向
- 食欲低下の傾向

躁うつ病のうつ

- 慢性化しやすい
- 過眠の傾向
- 過食の傾向

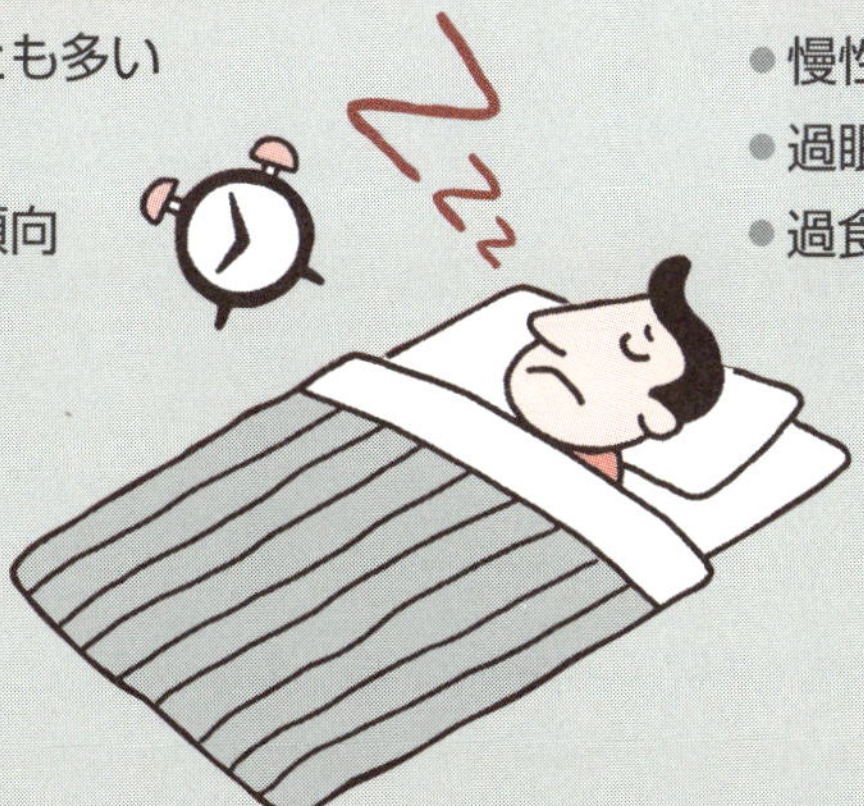

躁とうつのときではまるで別人

症例

振り回される家族といっしょに病院へ

私の勤める病院に、Eさんという32歳の女性が入院してきました。家族に病院に連れてこられた彼女は、濃い化粧で華やかな服に身を包み、非常にエネルギッシュによくしゃべり、明らかに躁状態であることが見てとれました。「新しい考えがどんどんわいてくるので、早く自分の事業を起こしたいんです」と言って入院を固く拒否していたのですが、家族と医師の強い説得で入院することになりました。

両親はそれまでも、Eさんが躁になるたびに振り回されてきました。思いつきで勝手に預金を引き出しては投資したり、「私が起こす事業は絶対に大成功するから、投資して」と親戚に持ちかけたりするため、後始末に四苦八苦してきたのです。

Eさんは入院はしたものの、興奮していて、夜もいつまでも寝ようとしません。ゴソゴソと自分のベッドで何か探しものをしたり、人に話しかけたりするため、何人もの患者さんから苦情が出ました。睡眠も3時間くらいしかとりません。日中も一日中しゃべり続けたり、せわしなく動きまわったりして「自分は何をしても許される」「不可能なことは何一つない」と、誰にでも自信過剰な態度をとるため、まわりとけんかになることも少なくありませんでした。

あるときは勝手に病院を飛び出して、たまたま道を歩いていた知らない人に話しかけ、そこで仲良くなると、平気でそのままその人の家へ上がってしまったり、デパートで何十万円もする宝石をクレジットカードで買い、家族に厳しく叱られるということもありました。

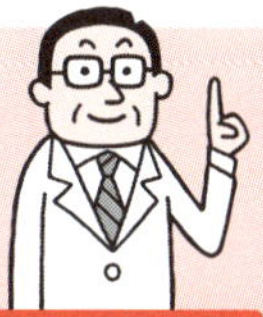

Dr's Advice
精神科医のワンポイントアドバイス

一般に躁うつ病は長期化することが多いうえ、躁とうつという全く違う状態を繰り返すため、家族は患者にかなり振りまわされます。

躁とうつが現れるリズムをつかみ、「そろそろ躁がくる」と思ったら、浪費癖など躁のときにいつもしてしまうことを今度はやらないようクギを刺しておきましょう。

また、本人はセルフコントロールできるよう努力することが大切です。

それでも少しずつ落ち着いてきたので退院し、1カ月半ほどで普通の状態に戻りました。

ところが、さらに1カ月もすると、今度は深刻なうつ状態になってしまいました。起き上がる気力さえなく、一日中ほとんど寝ているばかりで、食事もわずかしかとりません。

そして、躁状態のときの自分の行動を思い出しては、「大変な迷惑をかけた」「自分はなんてダメな人間なの」と自己嫌悪におちいり、しきりに「死にたい」と訴えます。

言ってみれば、まったく逆の状態になったわけですが、抗うつ剤を投与しながら治療を続けていると、1カ月半後にはまた普通の状態に戻っていきました。

こうして、彼女はおよそ1カ月半ごとに躁とうつが規則正しく入れ替わる躁うつ病であることがはっきりしましたから、炭酸リチウムを投与することになりました。

それと同時に、本人が躁とうつの波をノートにとって「いつ頃、自分がどうなるか」を予測しやすいようにし、自分で自分をコントロールしながら生活する方法を覚えるようにしていったのです。

また家族も、その波に合わせて「躁状態が来る頃が近づいたら、行動を注意深く見守る」「うつ状態がひどいときは、なるべく近くにいて温かく見守る」といった行動を心がけるようになりました。

その結果、それほど大きな問題行動も見られなくなり、そうやって躁とうつを定期的に繰り返しながら、なんとか病気とつき合うことを覚えていきました。

躁うつ病について

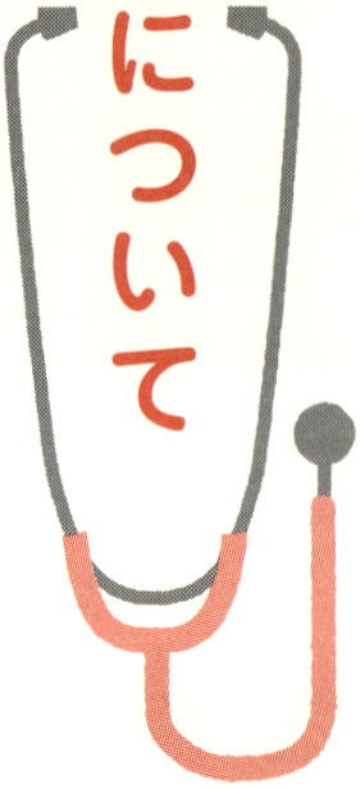

症状

躁うつ病のうつ状態と、うつ病の違いについてはさまざまな説がありますが、今のところはっきりとした違いがあるとは考えにくいのです。

言えるのは、躁うつ病のほうが**慢性化しやすい**こと、また、うつのときに不眠よりは**過眠の傾向**が強いこと、食欲低下より**過食がよく見られる**ことなどでしょう。

うつ状態のときには、うつ病と同じように3分の2は自殺を考え、10％前後は自殺してしまいます。

反対に、躁のときにはおしゃべりになり、しきりに動きまわります。気分が高ぶって陽気になると同時に誇大的になり、自分の能力や財産などについて吹聴します。そうかと思うと、不機嫌になりやすく、けんかっ早くなるのです。

そして、躁状態がいきすぎると思考が支離滅裂になり、分裂病と見分けにくくなってきます。

また、「**考えがどんどんわいてきて止まらない**」という状態になりやすく、「観念奔逸《かんねんほんいつ》」と表現することもあります。こうなると、話がどんどん脱線してまとまりがなくなってしまいます。

躁状態は一見すると気分爽快なようですが、実際には行動化傾向が強く衝動性も高まり、不機嫌にもなるため、うつのときよりも**自殺率が高くなります。**周囲の人は注意が必要です。

躁とうつの波は、だいたい数カ月から数年の間隔をもっていますが、時には数日、あるいは数週間で躁とうつをくり返す、サイクルの短いケースも見られます。

経過

うつ病よりも悪いものです。躁うつ病は感情調整薬の炭酸リチウムを投与することで、治療と予防をはかるのですが、現実にはそれだけでは十分にコントロールできません。

躁とうつの症状が同じくらいの重さで生じる「双極性

診断基準

うつ病（31ページ）と躁病の診断基準が当てはまる場合には躁うつ病が疑われます。

〈躁病〉

1 異常に高揚した気分が1週間以上続く。だいたいは気分爽快だが、他方でイライラしやすく、怒りっぽくなる。

2 躁状態のときには、次のうち3つ以上が当てはまる。

- □① 自尊心の肥大。
- □② 睡眠欲求の減少。睡眠時間が2～3時間でもよかったり、あるいはまったく眠らなくてもいい。
- □③ ふだんよりもおしゃべりになる。
- □④ 考えが次々と飛ぶようにわいてくる。
- □⑤ 注意力が散漫になり、ちょっとしたことで注意がそらされてしまう。
- □⑥ いてもたってもいられない焦りを感じ、やたらと活動的になる。
- □⑦ 夜遊びに出かけたり、高い買い物をふんだんにしたり、高い金をかけてギャンブルをしたりと、享楽的な活動に熱中する。

3 躁だけ、うつだけというように、どちらか一方だけが起こる。両方同時に起こることはない。

4 このために日常生活や仕事、学業に支障があり、対人関係でもトラブルが多い。時には統合失調症のような幻覚・妄想が見られることもある。

障害Ⅰ型」は15％は治りますが、45％は治るものの再発を繰り返します。また、30％は部分的に症状がやわらぎ、10％はそのまま慢性化してしまいます。

なおⅡ型は、うつは深刻ですが、躁は軽い段階で終わります。したがって、うつの治療が中心になります。

治療

心理療法よりも**薬物療法が中心**です。

まず使われるのは感情調整薬の炭酸リチウムですが、最近の研究ではカルバマゼピン、バルプロ酸といった抗てんかん剤も効果があることがわかっています。ですから、炭酸リチウムを使ってもあまり症状がよくならないときには、抗てんかん剤を使ってみるべきでしょう。

また、あまりにも躁がひどく、コントロールできないようであれば、抗精神病薬（ハロペリドールなど）を使います。

家族にできること

躁とうつがかわるがわるやってきますから、家族は振り回されて、たいへんな思いをするものです。

本人同様、躁とうつのサイクルをつかみ、躁になる前にはそれなりの注意をあらかじめ、患者が普通の状態のときにしておきましょう。

たとえば**男性**なら、躁になると決まって毎晩飲み歩く、勝てる気がしてパチンコやギャンブルに夢中になる、女性に夢中になる、などが見られます。

女性の場合には買い物で何百万円も使い込む、よその家に勝手に入り込んで話しかけ、ケンカになって追い出される、といったことが起こります。

このようなことを正常なときに説明し、「こういうことをやめるように努力しよう」と、あらかじめクギを刺しておくのです。

逆にうつのときは、本人はたいへん苦しいのですから、温かく見守り、忍耐強く支えてあげてください。「今は静かに休んでいたほうがいいよ」などといたわり、決して批判がましいことは言わないことが重要です。

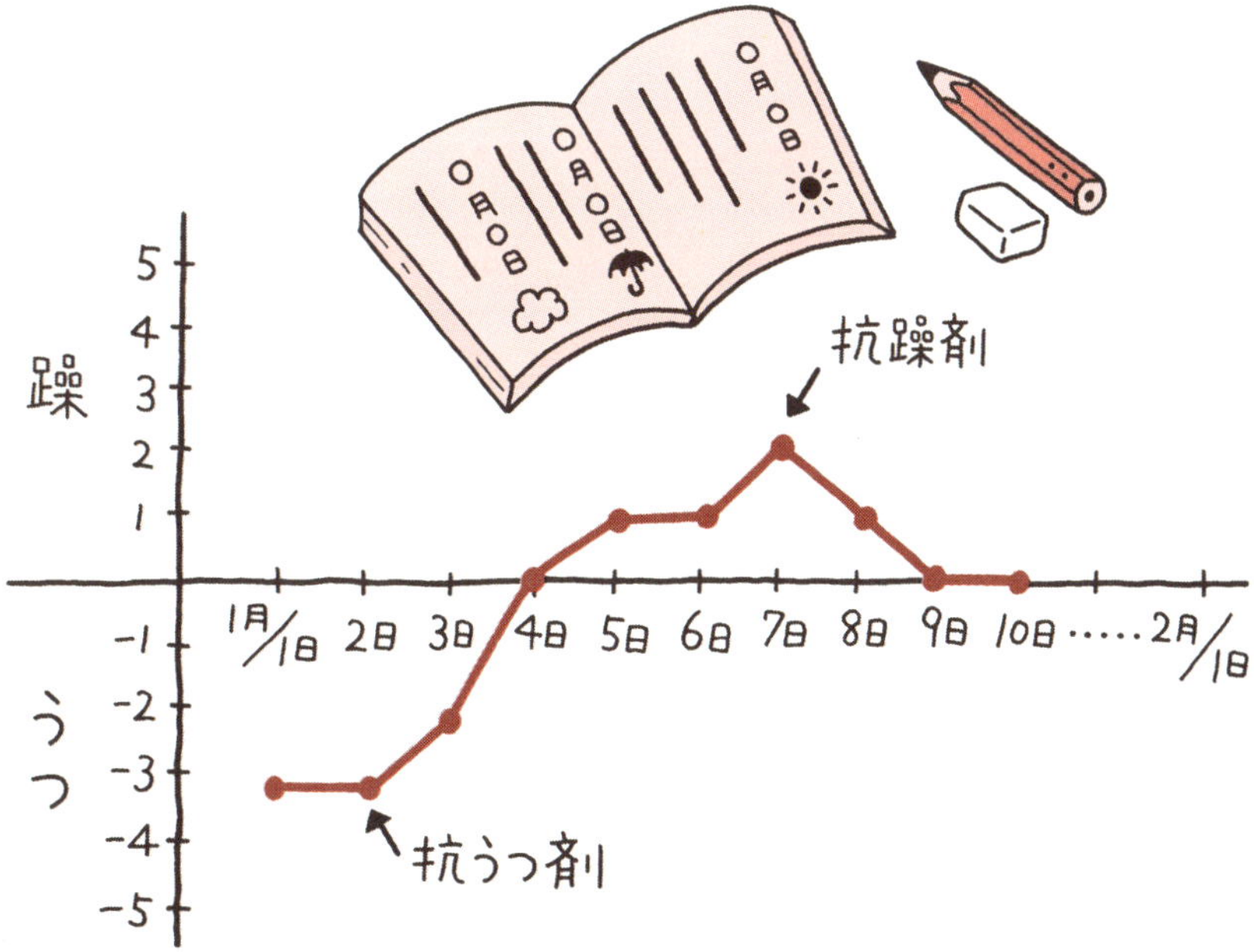

本人へのアドバイス

躁のときには異常にハイな状態になりますが、本人がしっかりと自覚して、どこまで**「自分をコントロールできるか」「自分の気分の状態を把握できるか」**がポイントになります。

うつのときも同じです。うつ状態は必ず去るのですから、「これでもう自分はおしまいだ。もう治らない」などと悲観するのは理屈に合わないことを、冷静に自覚することが大切です。

自分をコントロールするためにも、躁とうつのサイクルをつかみましょう。それには**日記をつける**のがおすすめです。

正常時の自分の活動を0として、うつで何もやる気になれず一日中横になっているときを-5、躁状態の頂点を+5として、毎日の活動状況を点数でつけるのです。

これを折れ線グラフにすると、自分の周期や、どういうときにうつや躁に転じるのかがわかるようになります。

関連する精神障害

冒頭でも述べましたが、双極性Ⅱ型の場合、躁の症状が軽いため、本人もまわりも気づかず、**うつ病**と思っている場合があります。

また、うつのときには、うつ病と同じように、ときには**アルコール乱用**（198ページ）に走ることも多く、ときには**パニック障害**（78ページ）、**身体化障害**（124ページ）、**心身症**（54ページ）を併発します。

心身症では消化器系に異常が起こりやすく、十二指腸潰瘍や過敏性大腸炎などがよく見られます。

●気分循環性障害

軽い躁（軽躁）と軽いうつを**2年以上**、繰り返します。それほど重度な症状がないため、気がつかれないケースも多いと思われます。

青年期から成人早期に多く見られ、躁うつ病に移行する確率は15～50％程度です。

治療法などは、躁うつ病に準じます。

研究

発症原因はまだわかっていませんが、遺伝性が高いことは言えます。また神経伝達物質のカテコールアミン（353ページ）が関係していると思われます。

ただ、やはりストレスなど、環境的な原因も考えなくてはなりません。純粋な遺伝病だとすれば、一卵性双生児の片方が躁うつ病なら、もう片方も１００％の確率で発症するはずですが、現実にはそのようなデータは出ていないからです。

よって、原因としては現段階では遺伝、脳内アミン、ストレスなどを主に挙げるべきでしょう。

Column-1

自殺について

自殺が人間にしか見られないということは、およそ間違いのないことでしょう。ローマの哲学者セネカが「死を選ぶ自由こそ、人間の最大の自由である」と述べたことも、あながち不当とは言えないのかもしれません。

精神科医という職業にあっても、自殺という現象はとても心の痛むことですし、どれほどそれが必然的で避け難いものに見えたとしても、多くの精神科医は痛烈な失望感や挫折感を味わうものです。

セネカが述べたような理性的な自殺は、臨床の実際にはあまりあるものではありません。多くの人は何らかの対応によって死を逃れることができ、新たな希望をもつこともできただろうにという感じを抱かせながら、死を選んでいるのが現実のように思われます。

「死にたい、死にたいと言う人に限って自殺はしない」などとよく言われますが、これは学問的にはまったく当てはまりません。多くは自殺をはかる前に死にたい気持ちをいろいろな人に示すものであり、何らかの助けを求めてSOSを発信しているものなのです。

しかし、それでも何の力も得られないとなると、次第に自殺することが具体的となっていくのです。「あの場所で、こうやって死のう」というようなことを考える段階になると、自殺者は急に死について話さなくなり、むしろ明るささえ見せるようになります。私たちはこれを「死の前の静けさ」と呼んでいます。そして、その後、実行するのです。

一般に自殺の大部分、およそ7割はうつ病であり、2割はアルコール依存症であると言われています。

やはり、自殺の危険が高いと思われる場合には、なるべく早く専門家のところに連れていくことが大切です。どれほど「自殺したい」という考えを押し隠していても、専門家の熟練した、しかも温かい聞き方によってその意図を実際に聞き出し、それによって防ぐのはある程度可能なことだからです。

うつ病者は人との信頼関係を大切にしますから、治療者を本当に信頼できると感じると、自殺の願望について話してくれるものです。そして、患者の悩みを一緒に考え、解決策を模索していこうとする方向に向かうことは、強く自殺を防いでくれるものなのです。

心身症

十二指腸潰瘍、胃潰瘍、偏頭痛など、心の悩みがさまざまな体の病気を引き起こす

心身症って？

最近では内科的な病気でも、多かれ少なかれストレスの影響を受けて生じたり悪化したりするものと考えられており、たとえばガンのような病気でさえ、ストレスの影響を受けることが証明されています。

そういう意味で、程度の差こそあれ、**ほとんどの身体疾患が心身症的**であると言えますが、なかでもとくにストレスや心理的な要因が大きい病気のことを、心身症と言います。

たとえば胃潰瘍や十二指腸潰瘍は、胃や十二指腸の粘膜に潰瘍ができて、痛みが生じるものですが、原因にはストレスが大きく影響しています。

代表的な心身症としては、**胃・十二指腸潰瘍、偏頭痛、甲状腺機能亢進症、過敏性大腸炎、気管支ぜんそく、糖尿病、高血圧、肥満、リウマチ性関節炎、潰瘍性大腸炎、じんましん、狭心症**などが挙げられます。

心身症と診断された場合、もちろん内科的な治療が必要ですが、それに加えて、心理療法を受けたり、抗不安薬などを処方する場合もあります。

ストレスが多いほど心身症になりやすいものですが、同じストレスにさらされても、やはり**楽天的に対応できる**人のほうがなりにくいようです。

また、何事も完全にやり抜こうとする人や、最後までやり遂げないと気がすまないといった強迫的な性格の人がなりやすいこともわかっています。

ストレスが引き起こすさまざまな病気

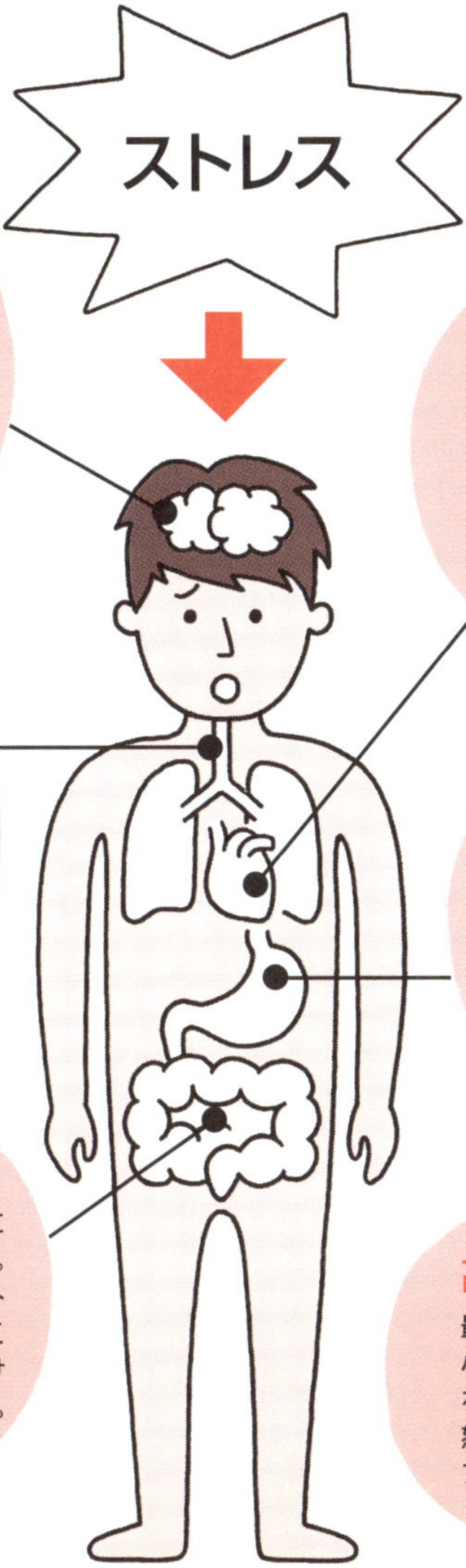

偏頭痛

脳の血管が急激に収縮することによって起こる。吐き気、目がチカチカするなどの症状を伴うことがある。完全主義的な人や、怒りを抑圧しがちな人に多い。

狭心症

心臓の筋肉にいく血管に流れている血液が減り、その部分に痛みや圧迫感、不快感を感じたりする病気。行動的で仕事一筋、競争心と敵対心が強い人などに多い。

気管支ぜんそく

気管支がしばしば閉塞状態になるために呼吸が苦しくなる典型的な心身症。アレルギー体質や感染症も大きく関与しているが、ストレスも大きな原因。

胃・十二指腸潰瘍

心身症のなかでも多い病気。胃・十二指腸の粘膜が破れて潰瘍ができ、痛みや出血などの症状が出る。うつ病との関係が指摘されている。

過敏性腸症候群

下痢と便秘を繰り返し、とくに緊張時の下痢が問題となる。近年若い人に多くみられ、ストレスによって急に下痢が起こるために、学校や会社に行けないなどの問題を引き起こす。

高血圧症

最大血圧が160以上、最小血圧が95以上の場合をいう。完全主義的な人、怒りを抑えてしまうタイプの人などに多い。

その他の心身症

潰瘍性大腸炎、心因性のせき、甲状腺機能亢進症、糖尿病、肥満、リウマチ性関節炎、腰痛症、神経性おう吐、メニエール病、頸肩腕症候群、ED（勃起不全）、じんましん、円形脱毛症など。

仕事のストレスからアルコールに

症例

糖尿病とうつ病を発症

課長になったばかりだという、43歳のサラリーマンのYさんが外来にやって来ました。

他の病院でうつ病と診断されたということでしたが、診察した結果、うつ病に加えて糖尿病も見つかりました。

糖尿病とはいっても、うつ病を併発していますから、当然ながらストレス性のものと考えられ、本人に心身症であることを告げました。

話を聞くと、Yさんは2年ほど前に課長に昇進してからは残業が大幅に増え、そのうえ中間管理職として上司と部下の間で板挟みになることも多く、ストレスがたまる一方だったと言います。

Yさんはそのストレスを晴らそうと毎晩のようにアルコールをたくさん飲み、それが続くうちに糖尿病とうつ病が同時に起こってきたことがわかりました。

ですからこのケースの場合は、いかにアルコールで憂さ晴らしするのをやめるか、ということが大きな問題となりました。

まず、奥さんには、「アルコールを制限することがとても重要です。そして、それを成功させるには、ご家族の慎重な対応が必要になります」と伝えました。

具体的には、本人をアルコールのことで強く非難したり、軽蔑したりせず、相手の自尊心を傷つけないようにしながら、ちょっとした助言を言うレベルにしてくださいとお願いしたのです。

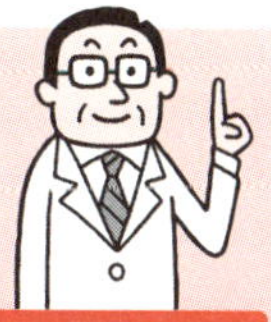

Dr's Advice
精神科医のワンポイントアドバイス

とくに中高年サラリーマンに、うつ病やアルコール依存症と糖尿病を併発する人が増えています。職場の人間関係や多忙な仕事のためにストレスがたまり、発散しようとして飲み食いに走るようですが、それによって糖尿病を招く結果になるのです。また、最近はアルコール依存症が急増していますが、その約6割はうつ病とも言われており、うつ気分が強いために酒を飲むのですが、ある一定以上アルコールを摂取すると、かえってうつ病がひどくなることがわかっています。悪循環に陥る前に、早めに受診しましょう。

「お仕事、本当に大変ね。上と下の間に立って、つらいことも多いでしょうね」と、心情的には寄り添い、相手を支持しながら、でも、ほどほどでやめるように軽く助言するのです。

概してお酒を飲む人の家庭では、批判や小言がとても多く、それでいて干渉のしすぎであったりします。

ですが、これは逆効果です。患者の病気を治すうえで、過干渉や批判は決してやってはならないことなのです。

その後、Yさんは奥さんのアドバイスで少しずつ飲酒を控えることができるようになり、やがて軽快していきました。

心身症について

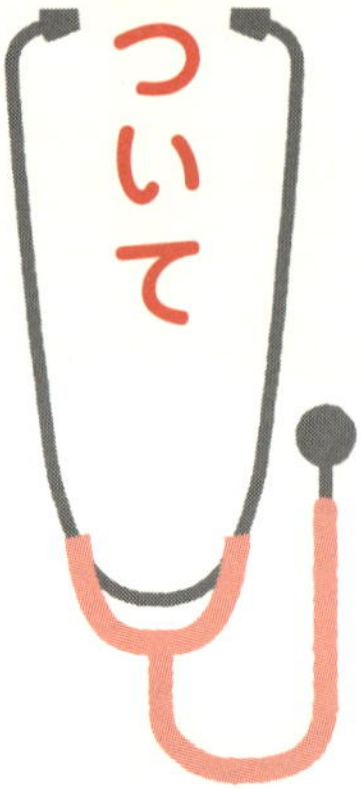

症状と経過

それぞれの身体疾患によって異なります。ただ、心身症になる一歩手前では**集中力の低下**や**睡眠障害**など、さまざまな心身反応が起きてきます。その段階でストレスを自覚し、休息をとる、働き方を見直すなど、適切に対処していくのが理想的です。

62〜63ページのチェックリストで自分のストレス状態を確認し、14個以上当てはまる場合には専門医にかかるなど、適切な処置をとってください。

治療

もちろん内科的な治療が必要ですが、精神科で心理療法を受けたり、抗不安薬などの薬を処方します。

ストレスによる病気の危険信号

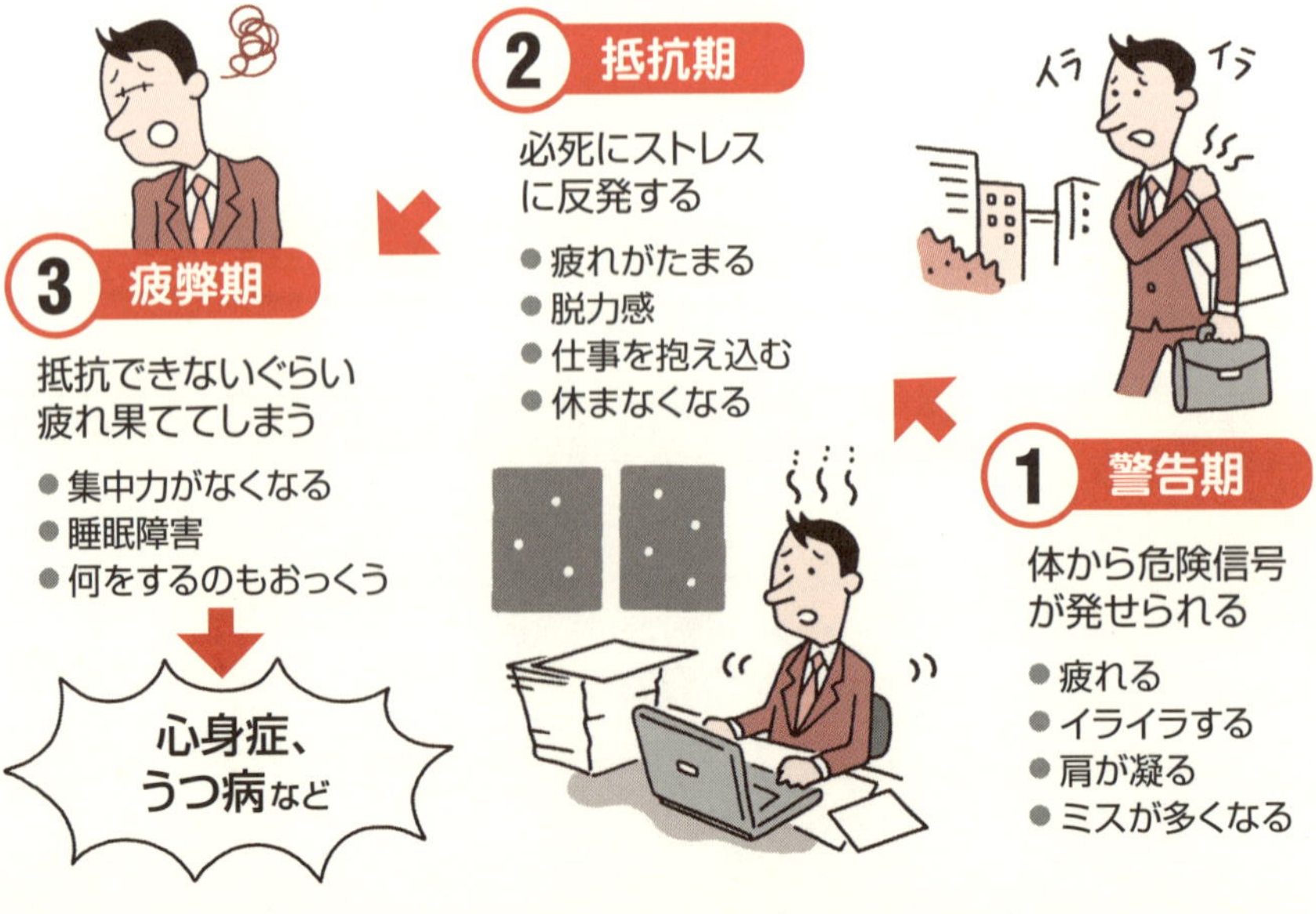

イラ
イラ
1 警告期
体から危険信号が発せられる
● 疲れる
● イライラする
● 肩が凝る
● ミスが多くなる
2 抵抗期
必死にストレスに反発する
● 疲れがたまる
● 脱力感
● 仕事を抱え込む
● 休まなくなる
3 疲弊期
抵抗できないぐらい疲れ果ててしまう
● 集中力がなくなる
● 睡眠障害
● 何をするのもおっくう
心身症、うつ病など

診断基準

次の項目が当てはまる場合には、心身症が疑われます。

1　内科疾患がある。

たとえば胃潰瘍、十二指腸潰瘍、高血圧、過敏性大腸炎、偏頭痛、潰瘍性大腸炎、糖尿病、狭心症など。

2　疾患にストレスが大きく関わっている。

治療をしていくなかで、ストレスが原因になっていることが明らかになれば、単なる内科的な病気ではなく、心身症と診断されます。

ただ、根本的な治癒のためにはストレスをとりのぞく必要があります。

家族・本人へのアドバイス

この病気の原因はあくまでもストレスですから、まず患者さん自身が「自分の病気にはストレスが大きく関わっている」と自覚することがきわめて重要です。

本人が**ストレスをなくす、ストレスに強い性格に変わる**努力をするといったことも、とても大事なのです。

心身症になりやすい性格

1950年代後半にアメリカの心臓学者フリードマンとローゼンマンの研究によって、心臓疾患になりやすい性格が発表されたことがありました。

それによれば、「出世欲がきわめて強く、攻撃的で、遊びやレジャーを重視しない。自分の誇りをかけて、ひたすら仕事にエネルギーをそそぐ」いわゆる**タイプA**と呼ばれる人たちは、狭心症や心筋梗塞などの心臓疾患に

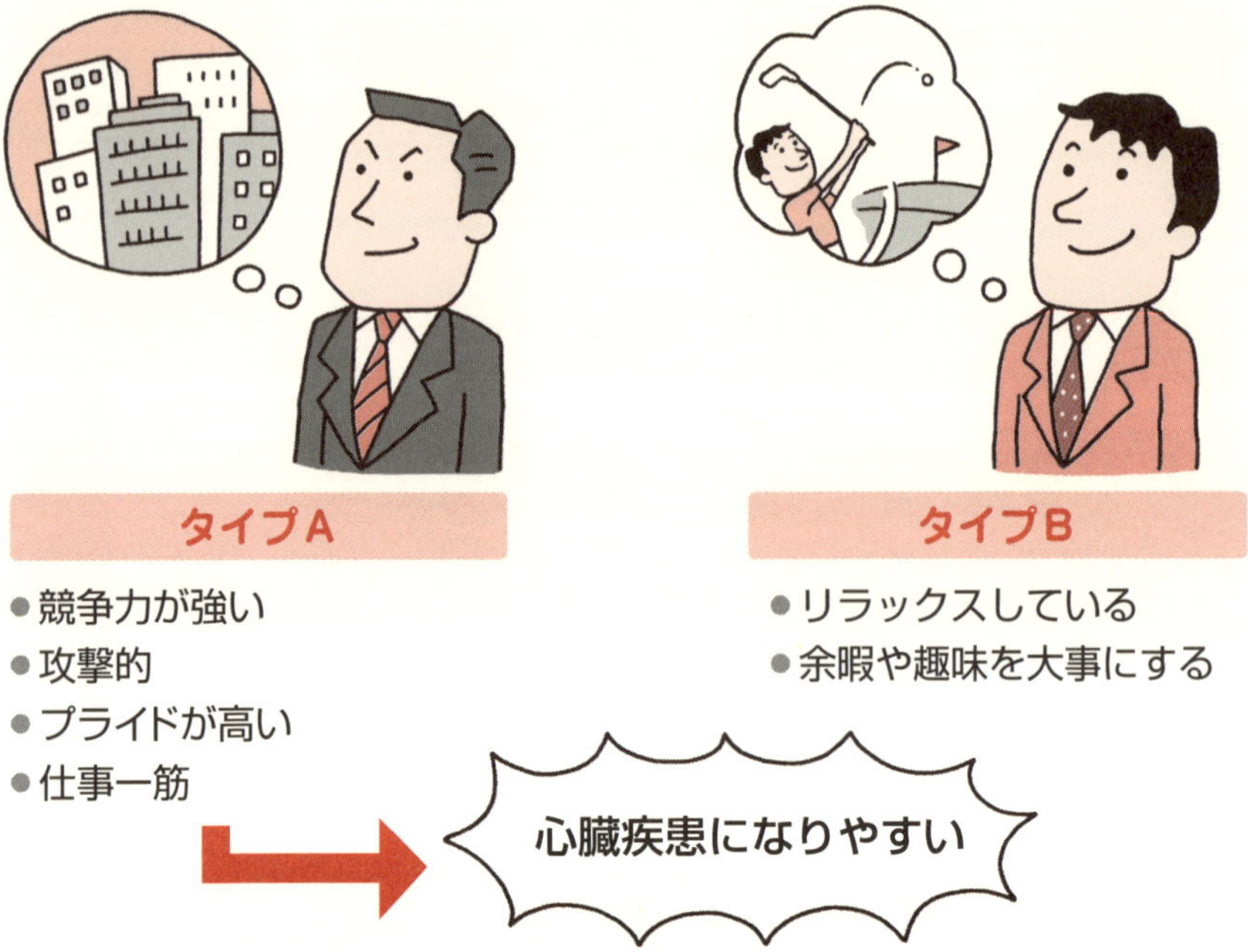
タイプA
●競争力が強い
●攻撃的
●プライドが高い
●仕事一筋
タイプB
●リラックスしている
●余暇や趣味を大事にする
心臓疾患になりやすい

かかりやすいと言います。

それとは反対の行動を示す人たちは**タイプB**と呼ばれ、リラックスしていて、攻撃的ではなく、仕事一筋に生きるようなことはありません。

フリードマンによれば、「一見、タイプAのほうが成功しそうだが、現実には逆で、タイプBのほうが成功しやすい」と言います。

タイプAのほうが達成への欲求が強く、がむしゃらに努力するためにストレスも強く、身体疾患が多くなったり、仕事を妨害するような人間関係の悪化の原因などを自分自身で作ってしまうからのようです。

言ってみれば、車のアクセルを踏みすぎて空吹かししているような具合になってしまうのです。

関連する精神障害

心身症になる一歩手前では、集中力の低下や睡眠障害など、さまざまな心身反応が起きてきます。

併発しやすいものとしては、**うつ病**（24ページ）のほか、**アルコール乱用・アルコール依存症**（198ページ）、**全般性不

安障害（70ページ）などが挙げられます。

また、糖尿病など、いわゆる生活習慣病は、それ自体がさまざまな身体的な合併症を引き起こしやすいという特徴があります。

研究

過度のストレスにさらされると、ホルモンの分泌バランスがくずれて病気を引き起こしたり、免疫機能が衰えて病気にかかりやすくなったりします。

ただし、本当にストレスが心身症に特有の原因であるのかどうかについては、十分に確かめられているとは言えません。

下図はワシントン大学精神科トーマス・ホームズ教授と内科医リチャード・レイエ教授が作成した「社会的再適応評価尺度」（1967）をもとに図式化したものです。

これを見ると「配偶者の死」や「離婚」のようなつらい出来事だけではなく、「結婚」や「妊娠」の**うれしい出来事も**ストレスの原因になることがわかります。

ストレス度ランキング

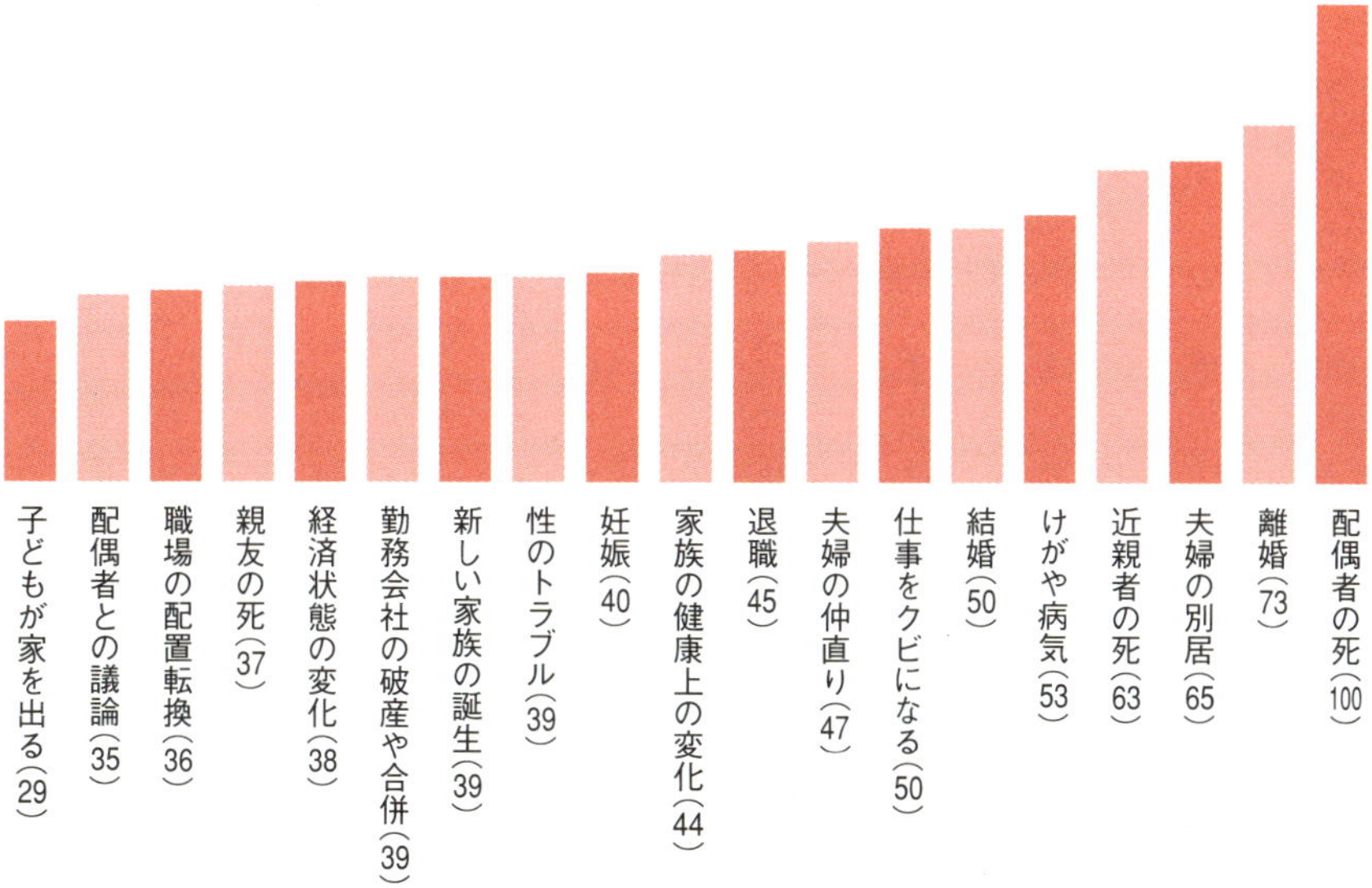

ストレス度をチェック

「GHQ」と呼ばれる精神健康調査票をもとに作成した心理テストで、あなたの心身疲労度をチェックすることができます。最近数週間を振り返り、次の30項目について、自分に当てはまるものを選んでください。

質問		チェック欄
1	仕事や遊びに集中できない	
2	心配ごとがあってよく眠れない	
3	頭がスッキリせず、思考がさえない	
4	気分が充実せず、元気が出ない	
5	落ち着かなくて眠れない夜がある	
6	活動的な生活を送れていない	
7	外出したいという気分にならない	
8	まわりの人間とくらべて、仕事がはかどらない	
9	すべてがうまくいっていると感じられない	
10	まわりの人に親しみや温かさを感じられない	
11	まわりの人とうまくつき合えない	
12	自分のしていることに生きがいを感じられない	
13	容易に物事が決められない	
14	何らかのストレスを感じることがある	
15	問題を解決できなくて困ったことがあった	
16	日常生活は、いつも競争であると思う	
17	日常生活を楽しく送ることができていない	
18	困ったことがあってつらいと感じた	

19	理由もなくこわくなったり、取り乱したりした	
20	問題が生じたときに、積極的に解決できなかった	
21	いろいろなことを重荷と感じる	
22	気が重くて、ゆううつになることがある	
23	自信を失ってしまうことがあった	
24	自分は役に立たない人間だと感じる	
25	望みを失ったと感じることがあった	
26	自分の将来は明るいと感じられない	
27	自分が幸せだと感じられない	
28	不安を感じて、緊張したことがあった	
29	生きていることに意味がないと感じる	
30	気が滅入って、何もできないと感じることがある	

自己診断 チェックした項目の数を合計して、心身の疲労度を出します。

0～7	青信号	心身とも健やかで、疲労の心配はありません。
8～13	黄信号	やや心身の疲労あり。仕事を少し控え、レジャーを取り入れるなど、ストレスを増やさない工夫をしましょう。
14～	赤信号	心身の疲労に対処する必要あり。休暇をとり、場合によっては医師や専門家に相談を。

適応障害

ストレスが原因で発症し、生活に適応できない
不登校や出社拒否を引き起こすことも

適応障害って？

学校や職場、家庭などで、何らかのストレスに直面したために起こる**「感情的な混乱」**や**「行動の混乱」**のことを言います。

職場での異動や定年、結婚や離婚、学生なら進学や転校などで環境が大きく変わり、ストレスに直面したときなどに起こります。

抑うつ気分や不安にさいなまれ（感情的な混乱）、時には外出できなくなったり、出社拒否や対人トラブル、不登校など（行動の混乱）となって現れてきます。

たとえば、大学進学のために、地方から東京へ出てきて一人暮らしを始めたものの、それまでと大きく違う生活にうまく適応できず、次第に気分が沈みがちになり、大学も休むようになってしまうというようなケースです。

一見、強い不安にさいなまれる不安障害（349ページ）やうつ病（24ページ）に似ているようですが、それらの診断分類には当てはまりません。

言い換えれば、**不安障害**や**うつ病**のような症状があり、そのために日常生活に支障をきたしていながら、どちらの診断基準も満たさないものを、適応障害と呼ぶことができます。

治癒のためには、適切な治療を受けるとともに、本人が**適応障害を引き起こす原因になったストレス**にどう向き合い、対応するかを考えることが、とても大切になってきます。

「感情的な混乱」と「行動の混乱」

環境が大きく変化

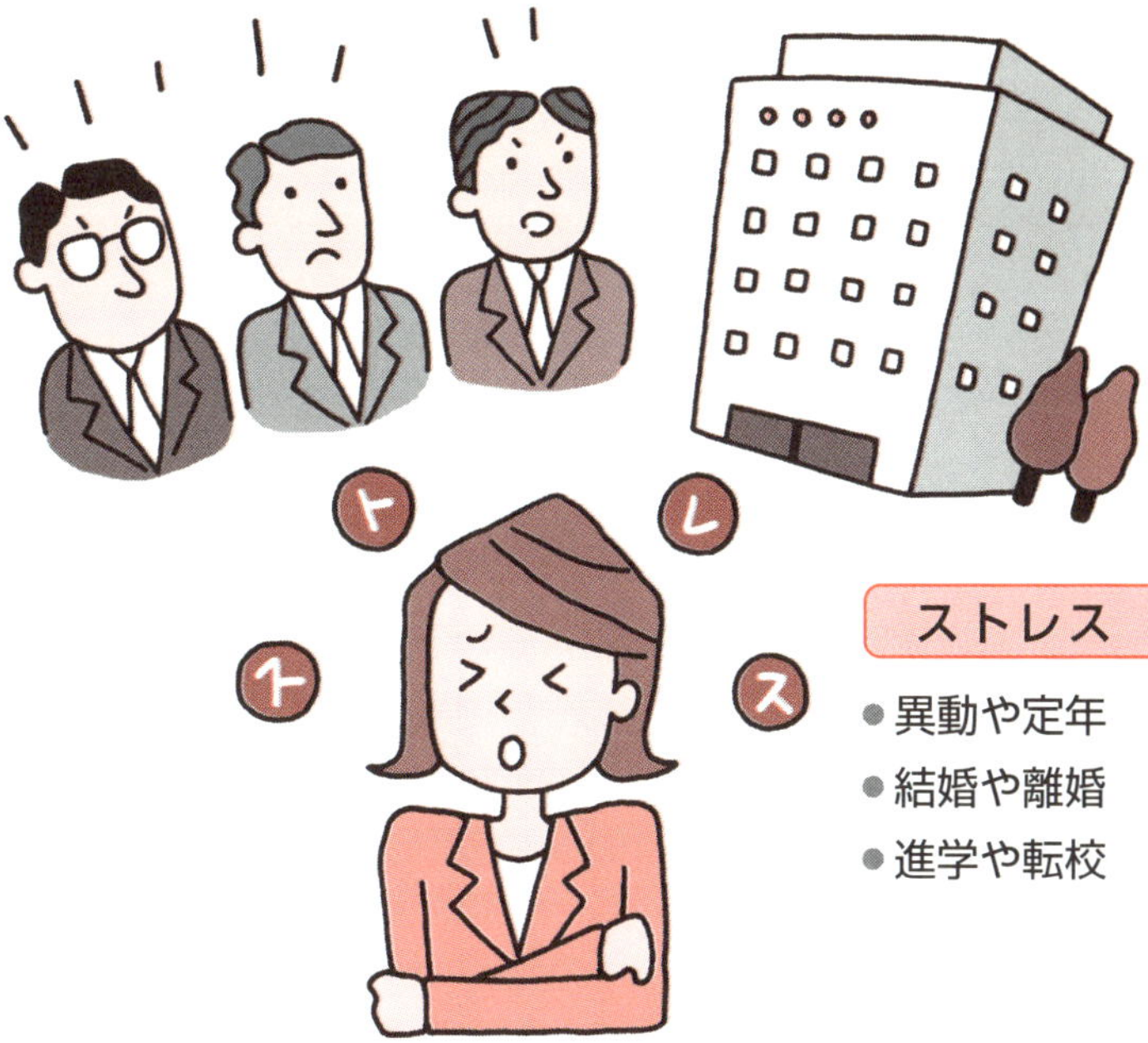

ストレス
- 異動や定年
- 結婚や離婚
- 進学や転校

行動の混乱
- 対人トラブル
- 出社拒否
- 不登校

感情的な混乱
- 抑うつ気分
- 不安

日常生活に支障をきたす

ストレスがなくなれば…

↓

症状は6カ月以内に消える

生きがいだった娘がガンに！

現実が受け入れられず、適応障害に

症例

45歳の女性Sさんは、早くに夫を亡くした後、これまで女手一つで娘さんを育ててきました。その娘さんが結婚して1年後に初期の子宮ガンと診断され、手術を受けることになったことから強い不安に悩まされるようになり、私の外来にやって来ました。

娘さんの病気がわかってからというもの、夜は不眠がちとなり、昼は昼で仕事が手につかず、家で横になってばかりいると言います。

それまで、Sさんにとって、娘さんは生きがいそのものでした。

「つらいこともたくさんあったけれど、あの子がいたから、私はやってこられたんです。好きな人と結婚できて、これからもっと幸せになるところだったのに」

Sさんには、子どもへの依存心が見られました。趣味らしいものも何もなく、これまでの人生はひたすら働いて生活を支え、娘さんの成長だけを楽しみに生きてきたのです。

彼女にとって、娘さんは文字どおり〝すべて〟でした。そんな彼女が、娘さんの独立に続いて、ガンという病になった状況に強いストレスを感じ、適応しきれないのは無理のないことでした。

「これから、どうなってしまうのでしょう。私はどうしたらいいんでしょう……」

食事ものどを通らないため、頬もこけて、目もうつろです。

私はまず、彼女に初期の子宮ガンについて十分に説明し、手術についても、現実にはまず心配いらないことを納得するまで話しました。それによって彼女はようやく

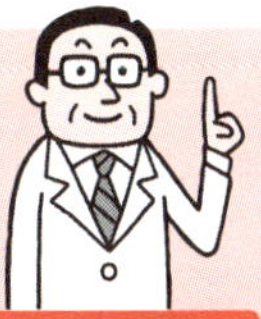

Dr's Advice
精神科医のワンポイントアドバイス

適応障害では、専門家の助言を受け入れたうえで、本人が「ストレスにどう対応するか」を考えることが重要です。

このケースでも、アドバイスを受け入れながら、患者さん自身が自分で考え、現実への対応（気持ちのもち方）を変えたことから快方に向かったわけです。また、彼女の場合はペットに癒されたことも大きかったと言えます。趣味などの楽しみを見つけて、自分の世界を広げることも、ストレスをやわらげ、生活に適応する助けになります。

落ち着きを見せ始め、さらに抗不安薬を使うことですっかり楽になったのです。

実際、その頃には娘さんの手術も成功し、「不安をともなう適応障害」からは完全に離れることができました。

この間、1カ月半かかりましたが、気分転換のために犬を飼い始めたことも、回復にずいぶん役立ったようでした。犬を散歩させるために外へも積極的に出かけるようになったのです。

「朝の散歩はとても楽しい。犬を散歩させている人たちとあいさつをしたり話をしたりするのも楽しくて。犬はいちばんの友達で、今の私の心の支えです」

と、Sさんはうれしそうに言います。

最近は「ペット療法」という言葉をよく耳にしますが、これは人によっては非常に効き目があります。人はうつ状態であったとしても、犬が近づいてくれば、つい頭をなでます。すると、犬はしっぽをふったりじゃれついてきたりするものです。そんなとき、心を和ませない人はいないでしょう。これがペットの〝癒し効果〟です。

愛犬がいつも身の回りにいることが、Sさんの不安を癒していたのだと思います。

症状がよくなるとともに、仕事や趣味に生きがいを見つけるようになり、娘さんへの依存心もやがて克服し、自分自身の人生へと向き合うことができるようになったようです。

適応障害について

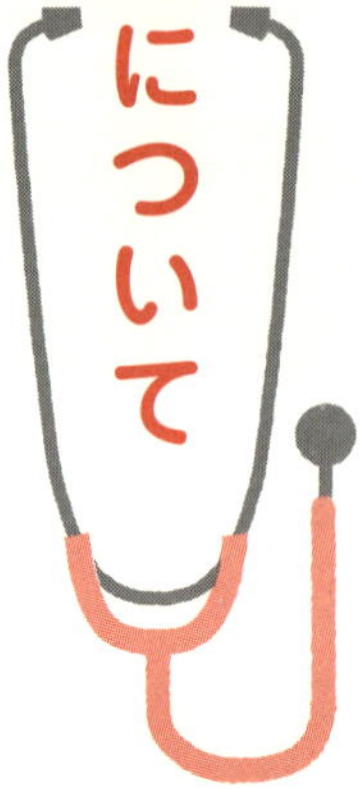

症状

適応障害は主な症状によって、次のように細かく分けられています。

1　抑うつ気分をともなう適応障害
重くゆううつな気分に加えて、涙もろさや絶望感があります。

2　不安をともなう適応障害
神経質、心配、過敏などが見られます。

3　不安と抑うつ気分が入り混じった適応障害
1と2が入り混じった状態です。

4　行為の障害をともなう適応障害
たとえば無断欠席、破壊、無謀運転などをともないます。

5　情緒（不安と抑うつ気分）および行為の障害が入り交じった適応障害

6　身体的愁訴や引きこもりをともなう適応障害
疲労感、頭痛、腰痛、不眠などの身体症状や、社会的ひきこもりが見られます。

もっともよく見られるのは「抑うつ気分をともなう適応障害」です。多くはうつ病（24ページ）でもなければ気分変調性障害（36ページ）でもないレベルのうつ気分があり、原因は明らかにストレスであるという場合に、こう診断されます。

また、「不安をともなう適応障害」も続いて多いものです。

経過

ストレスが急性のものなら、ストレスに直面してから、ほぼ**3カ月以内**に症状が現れ、**6カ月以内**におさまります。

ただし、慢性的なストレスなどが原因になっている場合には、長引くこともあります。

診断基準

次の項目が当てはまる場合には、適応障害が疑われます。

1 ストレスになる出来事から3カ月以内に、精神面や行動面に異常が現れている。

2 次のどちらかが当てはまる。
- □① そのストレスになるような出来事にさらされると、予想よりもはるかに強い苦痛を感じる。
- □② 社会的な面や仕事の面で支障がある。

3 ストレスからくることは明らかだが、不安障害や気分障害など、ほかの精神障害の診断基準を満たさない。

4 誰かと死別したために起こった反応ではない。

5 ストレスがなくなれば、症状は6カ月以内に消えてしまう。

治療

原因となっている**ストレスを軽減**していくことが最も重要であり、心理療法と同時に薬物療法を行います。「抑うつ気分をともなう適応障害」には抗うつ剤を、「不安をともなう適応障害」には抗不安薬を、入り混じった状態の場合には両方を使います。

また、気分転換をはかることも望ましいとされています。

家族・本人へのアドバイス

家族は、専門家の助言を受けながら、温かく見守るというレベルで十分でしょう。

本人が**「そのストレスにどう対応するか」**を考えること、とくに専門家の助言を受け入れて考えることが重要です。治療に加えて、気持ちのもち方や対応を変えることが快方に向かう鍵となります。

全般性不安障害(GAD)

絶えず強い不安感があり、体や心にさまざまな不調が現れる

全般性不安障害(GAD)って?

かつては「不安神経症」と呼ばれていたものを2つに分けて、現在では慢性的な不安に悩まされている場合は「全般性不安障害」、急な不安発作を繰り返す場合は「パニック障害」と診断されるようになりました。

全般性不安障害は、「パニック発作」と呼ばれる急な不安発作などはありませんが、いつも**不安な気分**に加え、**運動系の緊張**や、**自律神経系の過剰な活動**などの身体疾患をともないます。

身体的な症状があるため、内科を受診した後に精神科を訪れるケースも多く見られます。たとえば、頭痛、疲労感、息苦しさ、そわそわして落ち着かない、動悸、めまい、発汗などです。これらの症状に加え、自分でもどうしようもないほど強い不安感があり、夜もよく眠れません。

患者数はパニック障害の数倍とも言われており、とくに**若い女性**に多いのが特徴です。原因は、夫婦間や職場の問題だったりするほか、幼児期の体験にまでさかのぼるケースもあります。

生活上のストレスが大きく関係している病気ですが、そのストレスにうまく対処していけば、決して治りは悪くない病気ですので、焦らずにじっくり治療していくことが大切です。

過度な不安が体の緊張などを引き起こす

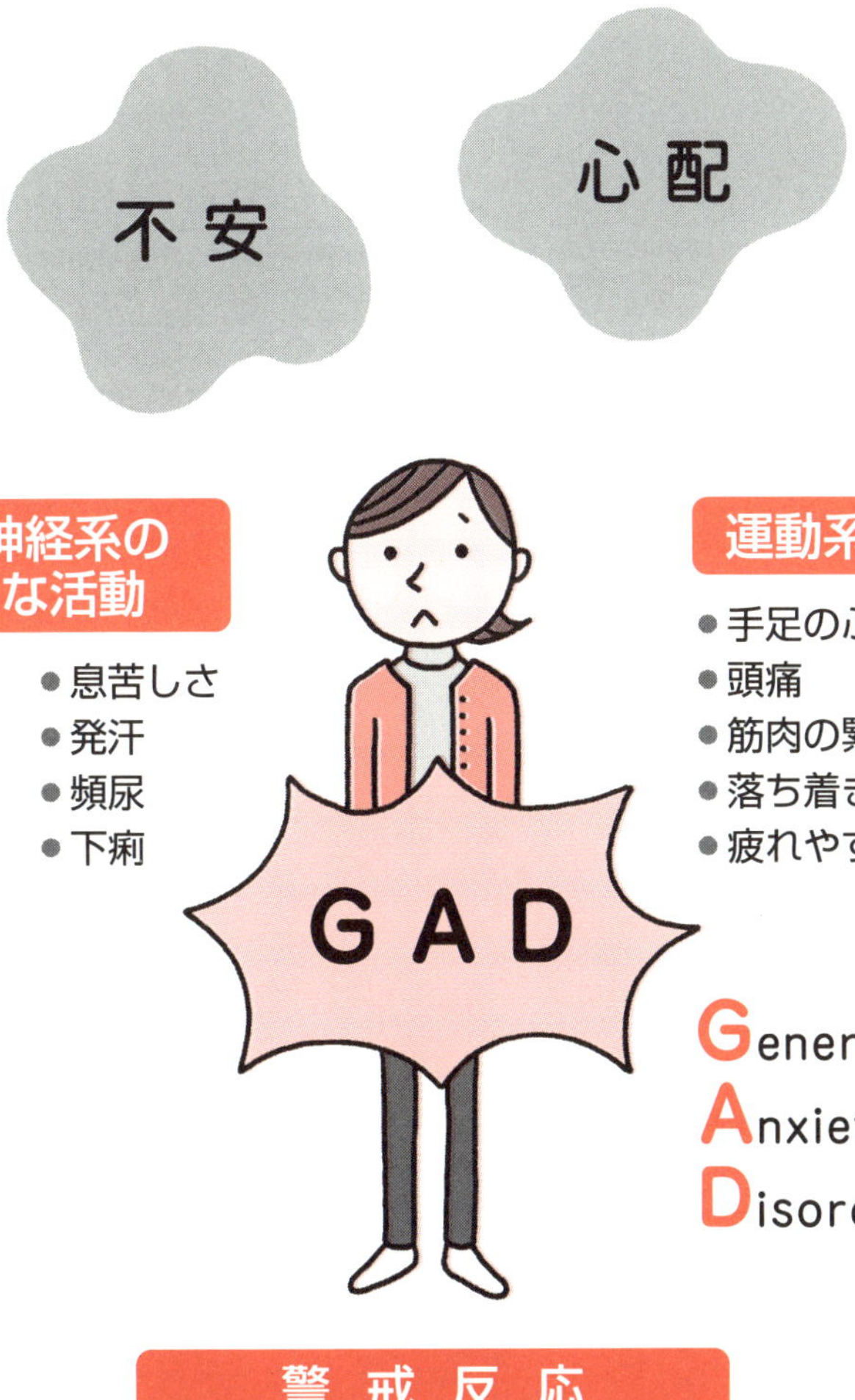

自律神経系の過剰な活動

- 息切れ
- 動悸
- めまい
- 吐き気
- 息苦しさ
- 発汗
- 頻尿
- 下痢

運動系の緊張

- 手足のふるえ
- 頭痛
- 筋肉の緊張
- 落ち着きがない
- 疲れやすい

Generalized
Anxiety
Disorder

警戒反応

- 過度に敏感
- ささいな事にひどく驚いてしまう
- 焦燥感がある
- 集中できない
- よく眠れない

緊張が強く、夜も眠れない

症例

原因がわからないまま、10年も通院

48歳の主婦、Aさんは、「疲れやすい」「眠れない」ということで外来にやって来ました。

「なぜかわからないけれど、いつも強い不安があって苦しく、日常生活もままならないんです」と訴えます。

話を聞いてみると、いつも緊張感があって疲れやすく、夜もなかなか寝つけず、眠ってもすぐに目が覚めるという睡眠障害があるほか、何となく落ち着かなくて集中できない、ちょっとしたことにもビクッとしてしまうというような「易刺激性」が見られることもわかりました。

しかも、そうした症状が10年近く続いていると言います。彼女は近所の病院にかかっていたのですが、なかなかよくならないので、私のところに来たのでした。

最初はなかなか原因がはっきりしませんでしたが、診察を重ねて話を聞くにつれ、家族で小さな印刷会社をやっていること。夫が時々、思いついたように多額の投資をすること。自分には黙って、お金を動かすので、妻として気が気ではない状況が続いていることなどがわかりました。

そのために、夫婦の間にはケンカがいつも絶えなかったそうです。

こうしたことが10年ほど前からずっと続いており、夫が投資したことがわかるたびに、Aさんの不安はいっそう強くなるのでした。

対応策として、彼女は「夫の世界には口を出さない」と心に決め、一定の距離を置くようにしていたのですが、もともと心配性なこともあって、やはりお金の出入りの

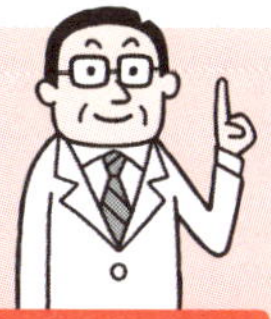

Dr's Advice
精神科医のワンポイントアドバイス

この精神障害の基本は「不安」です。その不安によって、筋肉が凝るという体の症状が出たり、またよく眠れなかったり、何となく落ち着かなくて集中できないといったことはよくあります。ただし症状が慢性的であるだけに、本人が原因に気づいていないケースも多く見られます。

まずは、自分が抱えている不安の原因をよく知り、その対応を考えるようにしましょう。また、信頼できる人に相談してみたり、専門家の分析を受けることも重要です。

激しさが気になり、不安にならずにはいられませんでした。

ただ、こうしたトラブルは、Aさん夫婦にとってはあまりに日常的なことだったので、まさか、よく眠れないことや疲れが抜けない原因が、そこにあるとは思いつかなかったそうです。

Aさんは抗不安薬を飲み、通院を続ける一方で、原因がわかった以上はそれを解消するために夫と話をし、投資をやめてくれるように説得しました。

夫もAさんが自分のために10年も苦しんできたこと、全般性不安障害と診断されたことを知り、今後は改めると約束してくれました。

以来、症状も改善していき、夫婦仲も落ち着いてきたと言います。

また、治療の過程で、Aさん自身も自分の性格を見直し、現在はなるべく神経質にならず、おおらかに考えるよう努めるようになっています。

全般性不安障害（GAD）について

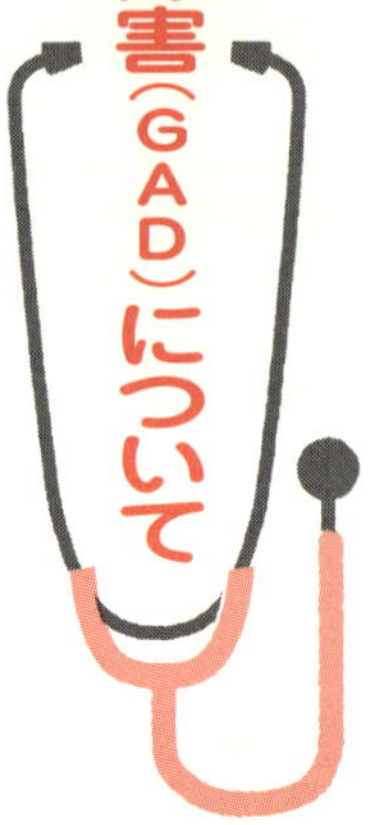

症状

過度な不安が運動系の緊張、自律神経系の過剰な活動、警戒心の強さなどを引き起こし、そのために普通の日常生活を送ることができません。

たとえば、次のような症状が見られます。

1 運動系の緊張

手足のふるえ、頭痛、筋肉の緊張、落ち着きがない、疲れやすい。

2 自律神経系の過剰な活動

息切れ、息苦しさ、動悸、発汗、めまい、頻尿、吐き気、下痢、消化器系の異常など。

3 警戒反応

いろいろなことに過度に敏感で、ささいなことですぐに驚いてしまう、焦燥感がある、集中できない、よく眠れない。

経過

治りはよく、一般的には治療を始めて6カ月以内によくなっていくケースが多いと言えます。

なかには時間がかかるケースもあり、正確にどの程度で治るかを指摘するのは難しいのですが、パニック障害（78ページ）やうつ病（24ページ）に移っていく場合もありますので、一人で思い悩まずに、専門医にかかりましょう。

治療

心理療法と薬物療法をうまく組み合わせることが重要です。

生活上のストレスが大きく関係していることが多いので、**問題となっているストレス**への対応が予後を大きく左右します。

心理療法で多く用いられているのは「力動精神療法」

診　断　基　準

次の項目が当てはまる場合には、全般性不安障害（GAD）が疑われます。

1　自分でもコントロールできないほど強い不安や心配が原因で、6カ月以上、日常生活に差し障りが出ていること。

2　また細かい症状としては、次の6つのうち、3つ以上が当てはまります。

□① 落ち着きがない、緊張感や過敏。

□② 疲れやすい。

□③ 集中力の低下。

□④ ちょっとしたことにひどく驚くなど、刺激に対して過敏に反応してしまう。

□⑤ 筋肉の緊張。

□⑥ 眠れない、熟睡した感じがない。

ストレスに負けない心に

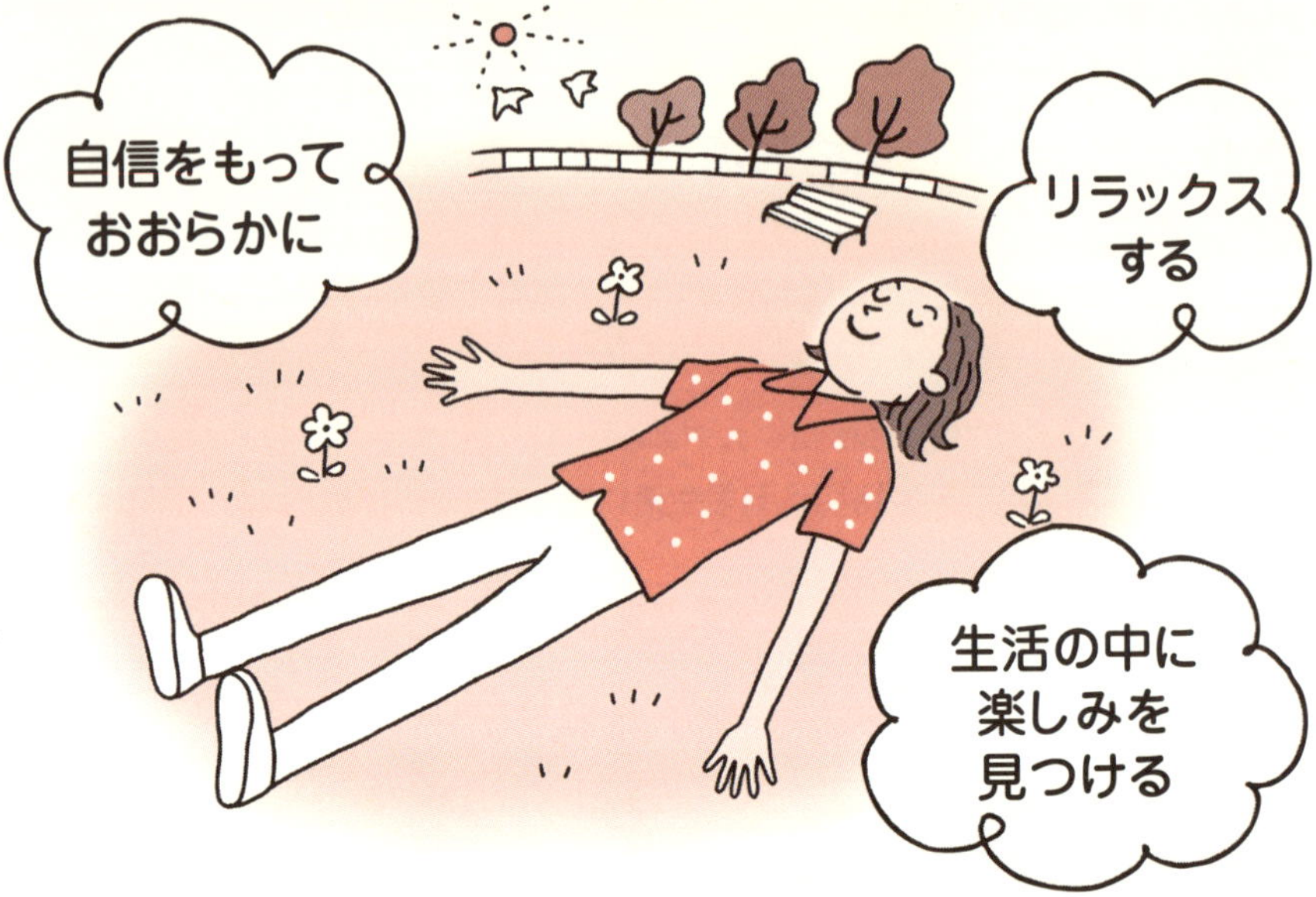
自信をもって
おおらかに
リラックス
する
生活の中に
楽しみを
見つける

です。無意識に存在している〝不安の根源〟を探り当て、それをコントロールすることを学ぶことで解決をはかります。同じ目的で「認知行動療法」もよく用いられています。

薬物療法では抗不安薬やSSRIなどの抗うつ剤、交感神経遮断剤であるβブロッカーなどが使われます。

家族にできること

慢性的な症状なだけに、発症の原因、つまり「何が不安やストレスになっているのか」が、本人にも家族にもわかりにくい場合が少なくありません。

したがって、できるだけ早く専門医に診てもらい、根本的な原因を見つけ出し、対応策を考えることが大事です。

本人は、はたからすると非現実なほど過度の心配や不安にさいなまれています。第三者から見るとその心配がばかげたものだったりしますが、「なぜそんなことで」「気のせいだよ」「取り越し苦労だ」などと一蹴するのではなく、一人で思い悩み、がまんしているうちに長引かせてしまうといったことがないようにしてあげてください。

本人へのアドバイス

治りは決して悪くない精神障害ですので、焦らず、治していきましょう。生活の中に楽しみを見つけることや、自律訓練法（346ページ）といったリラックスの仕方を学ぶことも効果的です。

また、もともと神経質で不安をもちやすい人が発症する場合も多いので、病気をきっかけに性格的なたくましさやおおらかさ、自信を身につけていくことも大切です。

関連する精神障害

全般性不安障害は、ほかの疾患と合併して起こることが多く、とくに**心身症**（54ページ）、**パニック障害**（78ページ）、**うつ病**（24ページ）などと同時に発症することも多いと言えます。

不登校（334ページ）の子どもがよく抱えている症状でもあります。

研究

生物学的な原因として大脳辺縁系や前頭葉、さらにノルアドレナリン、セロトニン、ギャバ（GABA）など神経伝達物質の仮説があります。

また心理的な原因として、ストレスから誘発されると主張する人もいます。

現実的にはリストラの不安によって発症したり、別居や離婚のあとで発症したりしていることを考えると、ストレッサー（ストレス因）と、ストレスに影響されやすい患者の体質の両方を考える必要があると言えるでしょう。

パニック障害

エレベーター、地下鉄、バスの中…
突然、苦しいパニック発作に襲われる

パニック障害って？

突然、めまいや発汗、窒息しそうな感覚、激しい動悸などの**「パニック発作」**に襲われる精神障害です。

いわゆる**「広場恐怖」**をともなって起こる場合が多いのも特徴です。

広場恐怖というのは、「簡単に逃げられない場所」にいると、激しい恐怖に襲われるというものです。

広場恐怖を起こしやすいのは**人混みや狭い場所**で、混雑した駅、電車やバスの中、エレベーターの中、地下鉄などが典型的です。

いずれも、本来はとくに恐れる必要のない場所ばかりで、本人たちも頭では「怖がるのはおかしい」とわかっているのですが、理屈よりも恐怖が勝ってしまうのです。

また、発作は突然起こるので、本人は「いつ、また、あのつらい発作に襲われるのか」と、外出さえままならなくなる場合もあります。

大体においては、**ちょっとしたきっかけ**で起きることも多く、たとえば電車で気持ち悪くなって途中で降りた、というような経験からその後ずっと電車に乗れなくなり、「広場恐怖をともなうパニック障害」に発展する例もあります。

原因となっているストレスに気がつかないまま、発症している例も多く見られますが、ちゃんと治る病気ですから、慢性化させてしまう前に、早めにきちんと受診することが大切です。

「簡単に逃げられない場所」で発作が起きる

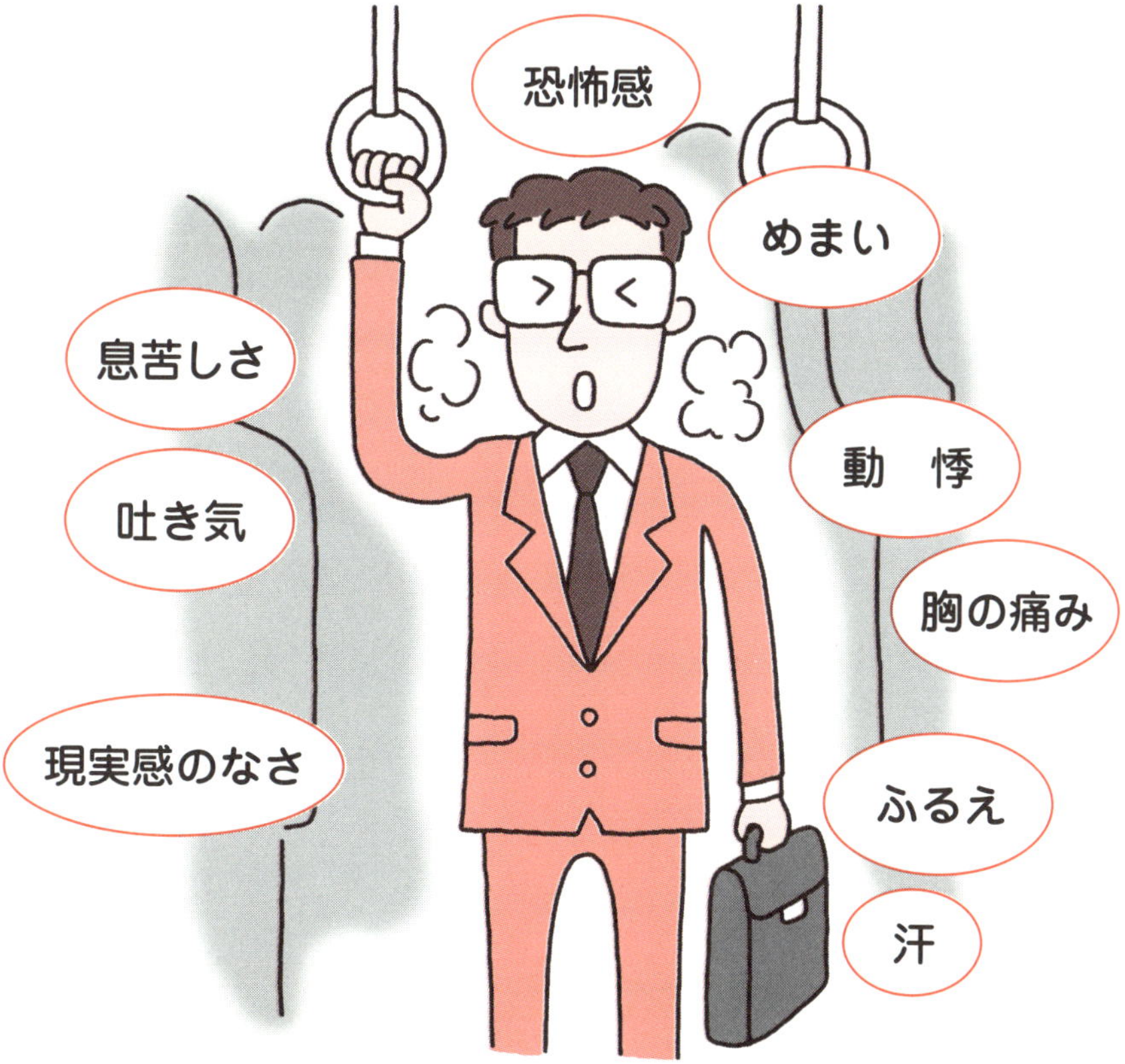
恐怖感
めまい
息苦しさ
吐き気
動　悸
胸の痛み
現実感のなさ
ふるえ
汗

広場恐怖

人がたくさんいる場所
=
「逃げられない場所」

● エレベーター
● 混雑した駅
● 地下鉄
● 電車やバスの中
● デパート
● 渋滞した道路

症例

会社をクビになり生活保護に

パニック発作のため外出できない

Hさん（45歳）は、妻に連れられて、私の外来にやって来ました。彼は10年ほど前から家の外に出られなくなり、そのために仕事まで失ってしまいました。

外へ出ると、激しい動悸、息切れ、胸の痛み、手のふるえ、めまいなどに襲われて皮膚が冷たくなり、「このまま自分は死ぬのではないか、気が狂うのではないか」とまで思うパニック発作に襲われるからです。

妻がいれば起こらないのですが、一人で外出すると必ず起こり、バスや電車に乗ることさえできません。

乗る前から、「乗ったらまた、あの苦しい発作に襲われるのではないか」と不安になり、実際に乗ったら最後、最悪のパニック発作にいたるのでした。

つまり病院に行けば、即座に「広場恐怖をともなうパニック障害」と診断されるような状態だったわけですが、それを治療しないまま一人で悶々とし、会社に行けないために解雇となり、それが10年間も続いて生活保護を受けるまでになっていたのです。

私はまず、Hさんに深呼吸を含む「自律訓練法」を教え、同時に「広場恐怖をともなうパニック障害」という診断名を伝えました。

別に心臓が悪いわけでもなければ、体のどこかが悪いわけでもなく、いわば精神障害の一つだと説明し、治らないわけではないことも伝えました。

彼はこれまでさんざん振りまわされてきた発作の理由がわかってホッとし、同時に元気も出てきたらしく、意欲的に自律訓練法に取り組み始めました。

このような場合には、薬による治療だけでは十分にうまくいくものではありませ

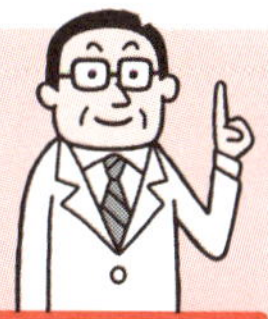

Dr's Advice
精神科医のワンポイントアドバイス

広場恐怖症の人は、外へ出るときに誰かが一緒にいないと、不安で出られないことが多いものです。そのため、治療に当たっては、家族や身近な人の理解と助けがとくに重要になってきます。

また、私は本人にはゆっくりと腹式呼吸して、体全体をリラックスさせるように教えています。簡単な方法ですが、これでかなり違うのです。

発作が起きたときにはとにかく静かに休み、深呼吸をして気持ちを静めるようにしましょう。

ん。まして10年も経っているとなれば、パニック発作がもはや本人の体のクセになっているのです。

したがって薬物療法と精神療法、とくに行動療法を使うことがとても重要になってきます。抗不安薬と、自律神経系の交感神経を緩和するβブロッカーなどの投薬を続け、発作はおよそ止めることができました。

しかし、パニックは家の周辺では起こらないのですが、新しいところへ行くとやはり起こってしまいます。そのため、「暴露療法」と呼ばれている行動療法を取り入れることにしました。

一人でも近所のスーパーマーケットに行けるようになった時点で、まずバスに乗る練習から始めたのです。

それには奥さんに協力してもらいました。「妻がバスの行き先で待っている」というところから始めたのです。それがうまくいくと、今度は電車に乗るトレーニングに入り、それも数カ月でうまくいくようになりました。

現在は電車に乗ることができますが、まだラッシュアワーには乗れない状態です。しかし、このように順序だてて慣れていくことは、単に薬だけ、単に精神療法だけよりもはるかに有効なものであり、この暴露療法というのは単純に見えますが、パニック障害や強迫性障害には欠かせないものなのです。

その後、Hさんは再び仕事にも就くことができ、生活保護を解除することもできました。

パニック障害について

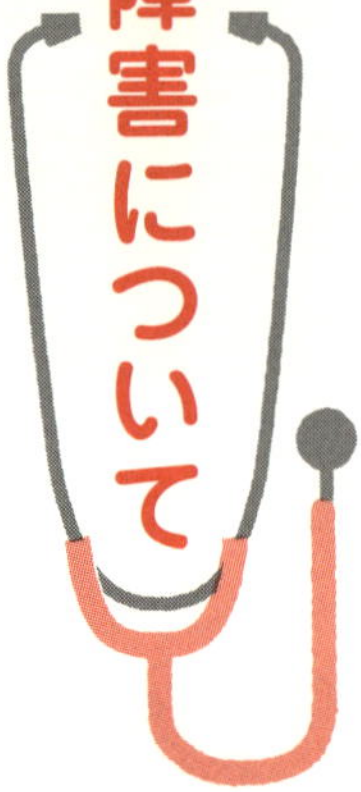

症状

最大の特徴は、予期できない、突然起こる**パニック発作**が繰り返し起こることです。

「パニック発作」というのは「短い時間で終わる、強い不安や恐怖が引き起こす症状」のことです。たいていは数分間でピークとなり、5～20分間続きます。

発作には**動悸**や**息苦しさ**がともなうので、最初は「心臓の病気ではないか」と考える患者が多く、発作が起きて内科の外来に緊急に運び込まれてくるケースも少なくありません。

ところが、病院に着いたとたんに症状が軽くなり、心電図や胸部のレントゲン写真を見ても、異常が見つかりません。そこで初めて精神障害ということになり、パニック障害と診断されるわけです。

パニック発作はきわめて不安が強く、自分が死ぬのではないか、気が狂うのではないかと思うほどのものですが、それを過ぎればまったく普通の状態であり、その人の人格全体まで影響力を及ぼすことはありません。

経過

いったん原因となっているストレスがはっきりすると、治りがよい病気で、私のデータでは**治癒率が80%以上**です。薬による治療もきわめて効果があります。

通常、**3～6カ月**ほどでよくなりますが、その後もしばらく様子を見ながら強い不安感が消えるまで治療を続けます。

なお、10年以上症状をもっていた人は、治癒に1～2年くらいはかかります。

なぜ発作が起こるのか

何らかのストレスが引き金となって自律神経系、とくに心臓や消化器、血管などを支配している**交感神経**

診断基準

次の13項目のうち、4つ以上が同時に起これば、「パニック発作」と呼びます。

- □ ① 動悸、心気こう進。
- □ ② 発汗。とくに手に汗をかくことが多い。
- □ ③ 体のふるえ。手のふるえが一番多い。
- □ ④ 息切れ、息苦しさ。
- □ ⑤ 窒息しそうな感覚。
- □ ⑥ 胸の痛み、または胸部の不快感。
- □ ⑦ 吐き気、または腹部の不快感。
- □ ⑧ めまい、または気が遠くなる感じ。
- □ ⑨ 現実感がなくなる、または「自分の手足が自分のもののように感じられない」離人症状。
- □ ⑩ 「このまま気が狂うのではないか」という恐怖感。
- □ ⑪ 「このまま死んでしまうのではないか」という恐怖感。
- □ ⑫ 皮膚の異常感覚がある。たとえば感覚麻痺、ズキズキする、違和感があるなど。
- □ ⑬ 体全体の皮膚が冷たいか、熱い感じがする。「冷たい感じ」という場合がやや多い。

パニック発作が起こるメカニズム

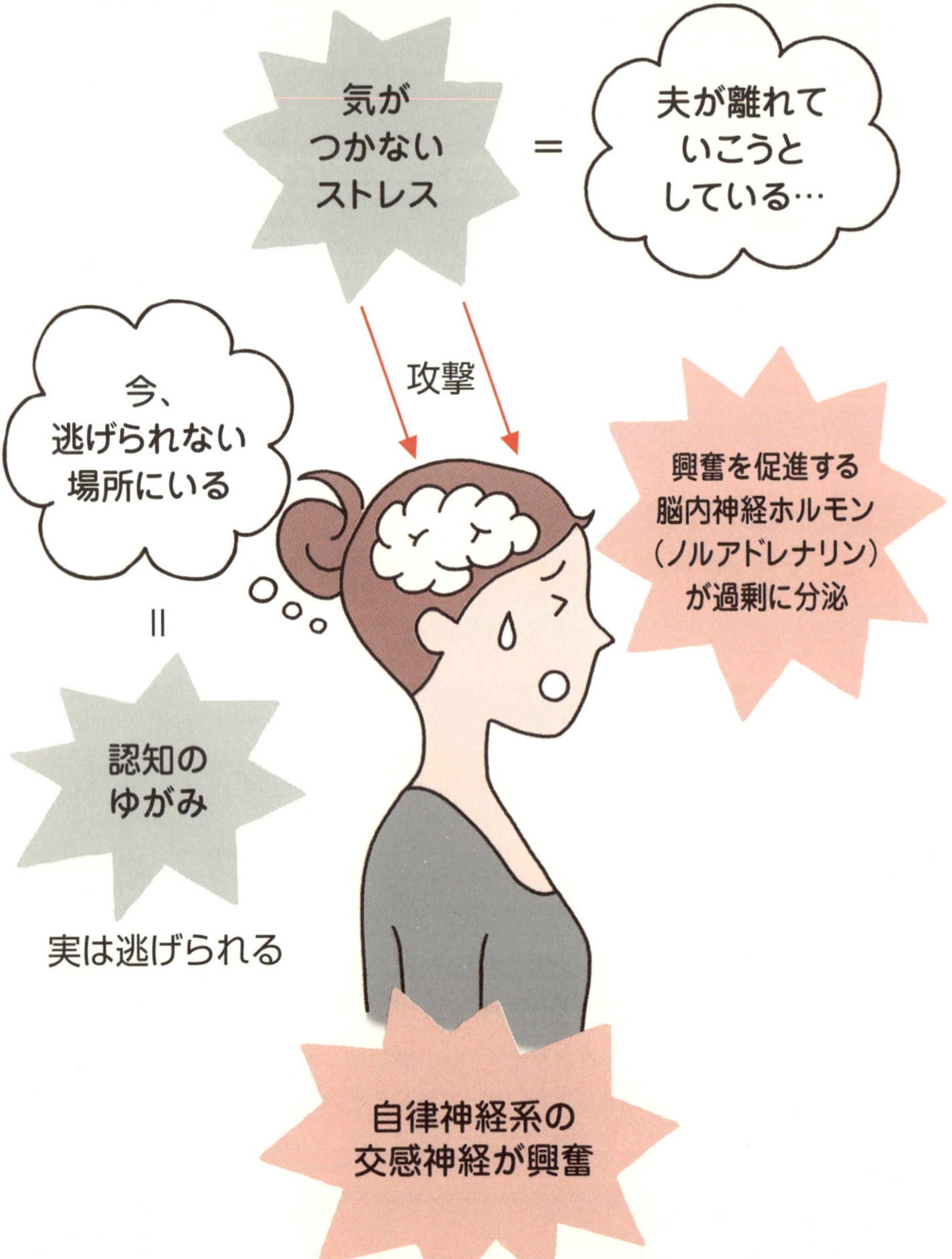

が興奮し、さらにはノルアドレナリンという興奮を促進する**脳内神経ホルモンが過剰に分泌**されて、パニック障害が起こるものと考えられます。

認知行動理論では、ストレスに対する**「認知のゆがみ」**によってパニック発作が生じると考えられています。

つまり、パニック発作は「逃げられない場所にいる」と考えたために起こるのですが、たとえば混雑した駅に行くと発作が起きてしまうという場合、ごく普通に考えれば、駅員さんもいるわけですし、実際には「逃げられない危険な場所」にいるとは言えません。

ところが、ある意味で「もののとらえ方」（認知）がゆがんでいるためにそう思うことができず、発作が起きてしまうのです。

また、パニック障害が起きるのは、**「分離不安」**があるから、とする精神分析の考え方もあります。

たとえば、「夫が自分から離れていこうとしている」という不安があるのに、「そんなことはない」と打ち消して抑圧している女性がいたとします。

こうして必死に自己防衛していても、何かの拍子に「いや、やっぱり夫は離れようとしている」という考えが浮かんできて、抑圧しきれなくなってしまうことがあります。

こうした心理状態のときに、本当の**不安が形を変えて**パニック発作となって現れてくるというのです。

治療

薬物療法は、日本ではまず抗不安薬が使われるのが一般的です。さらにSSRIやアナフラニールなどの抗うつ剤、βブロッカーなどを加えると、だいたいおさまることが多いと言えます。薬を飲み始めたら、半年から1年は続けるべきです。

心理療法では「認知療法」によって、ストレスの原因となるものに対していつの間にか身につけた〝ゆがんだ考え方〟を見つけ出し、修正することを目指します。

また、自律訓練法など、**リラクゼーション**の方法（344ページ）を学びます。ゆっくりと腹式呼吸するだけでも、体全体をリラックスさせる効果があります。

そして、ある程度、発作の回数が減ってきたら、あえて外へ出て行き、電車に乗ったりデパートへ行ったりといったトレーニングが必要です。

家族にできること

パニック障害の多くは「広場恐怖」をともないますから、どうしても外に出たときに発作が出やすくなります。そのため、家族や身近な人の理解と助けはとくに重要です。

また、この障害に対しては「気が弱い」「根性がない」などと批判するのは、何の意味もありません。むしろ逆効果になるだけです。

温かく見守り、発作が起きたときには、静かに休める場所を確保してあげてください。

本人へのアドバイス

まず、むやみに「発作が起きたらどうしよう」などとこわがって、自分を追い込んだりしないこと。もっと強いパニック障害が自己暗示的に起こってしまいかねません。

発作はたいへんつらいものですが、体の病気でもなければ、死にいたることも狂気にいたることもなく、必ずおさまるものです。

発作が起きたら、とにかく静かに休み、深呼吸をして気持ちを静めるようにしてください。

「大丈夫、おさまるから心配いらない」と自分に言い聞かせましょう。

また、パニック発作はカフェインやニコチンを過剰に摂取すると、悪化しやすくなります。コーヒーやタバコをとりすぎないように気をつけましょう。

関連する精神障害

うつ病（24ページ）との合併率がきわめて高く、30〜40％の割合で合併すると言われています。このことから、パニック障害がうつ病と似たメカニズムから生じることが想像されます。

Column-2

児童虐待

児童虐待は、虐待を受けた子どもが、後に多くの精神障害を発生させる原因になると見なければなりません。

PTSDやうつ病、パニック障害、全般性不安障害、ボーダーライン、多重人格といった、ほぼすべての精神障害に児童虐待が関与すると言われており、実際に臨床的にもそれが多く観察されています。

したがって児童虐待をどう減らすかが、精神障害を防ぐことに直接結びついているとも言えるのです。

最近は、実際に自分が子どもを虐待してしまって、それをやめることができないということで相談に来る母親が増えています。

子どもを虐待する母親は、自分でも「こんなことをしていてはダメだ」と思っていても、カッとして子どもを折檻し始めると、自分では止められなくなり、激しい暴力をふるってしまうのです。

なぜ彼女たちはわが子を虐待せずにはいられないのでしょうか。一つには母親のほうが精神的に成長していないために、子どもが泣いたり叫んだりするのをすぐにうるさいと感じてしまうことが挙げられます。

また、これまで自由に使ってきた時間が子育てに奪われるようになってしまい、やりたいことができなくなってしまったりすると、不満が高じるのです。

初めての子育てで心が不安定になっている「育児不安」、離婚などで一人で子育てをしているための「孤立感や孤独感」、「貧困や経済的不安定」なども主な理由です。

ただ一般的にはそうなのですが、児童虐待の場合、たしかに子どもに手がかかるケースも多いのです。

たとえば子どもに何らかの障害、とくにADHDのような情緒的な障害がある場合には、どうしても子育ては難しいものになります。また、神経質でいつまでも泣きやまない子どものように、育てにくい性格というのもあります。

いずれにせよ、虐待に走る母親に共通するのは、心が安定していないことです。

自分一人で悩みを抱えず、身近に相談できる人をつくったり、それが難しいようなら、同じ問題を抱える母親のネットワークを探してみたり、保健センターなど公的な機関に相談するといったことも必要でしょう。

社会不安障害(SAD)

10代半ば〜20代前半で発症
人前で話したり食事するのがつらい…

社会不安障害(SAD)って?

社会不安障害(SAD)は、人の目にさらされたり、注目を浴びたりすることに、非常に強い恐怖や恥ずかしさを感じてしまう、**社会恐怖**とも呼ばれている心の病です。

人前に出ると緊張のあまり、話をしたりいっしょに食事をしたりすることができません。無理強いすると、動悸がして息苦しくなったり、めまいや吐き気がしたり、汗がどっと噴き出したり、全身が震えたりといった症状が現れます。

誰でも初対面の人と会うときや、人前で話すときは緊張するものですが、単に「人見知り」とか「内気」という程度にとどまらず、**社会生活に支障をきたす**ほど強い不安があるのが特徴です。

人前で発言する、職場で電話をとる、同僚とランチを食べる……そんなささいなことがつらくてたまりません。

社会不安障害は昨今、日本でも多くなり、推定では300万人以上いるとも言われていますが、「自分はただ内気なだけだ」と考えて治療を受けずにいるケースも多く、中退や退社、ひきこもりにつながってしまっている場合もあります。

対人恐怖(95ページ)とよく似ていますが、違うのは、対人恐怖が「少し知っているけれど、深くは知らない」というあいまいな人間関係の相手に対して抱きやすいのに対し、SADは「相手が誰であれ、多くの人の前で話したり食事をしたりすることが緊張してつらい」という点でしょう。

SADといろいろな恐怖症

社会不安障害／社会恐怖

Social
Anxiety
Disorder

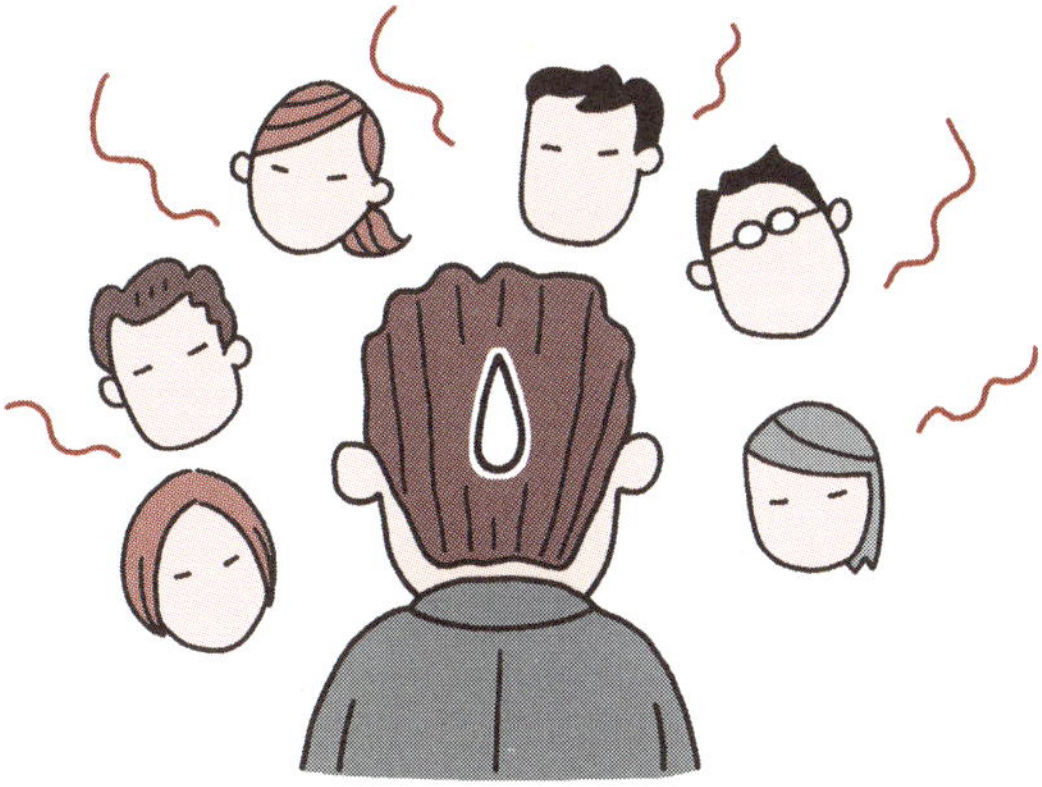

人の目が怖い

＜恐怖を感じる場面＞
- 人前で話す
- 職場で電話をとる
- 人と食事をする
- 人の注目を浴びる

対人恐怖

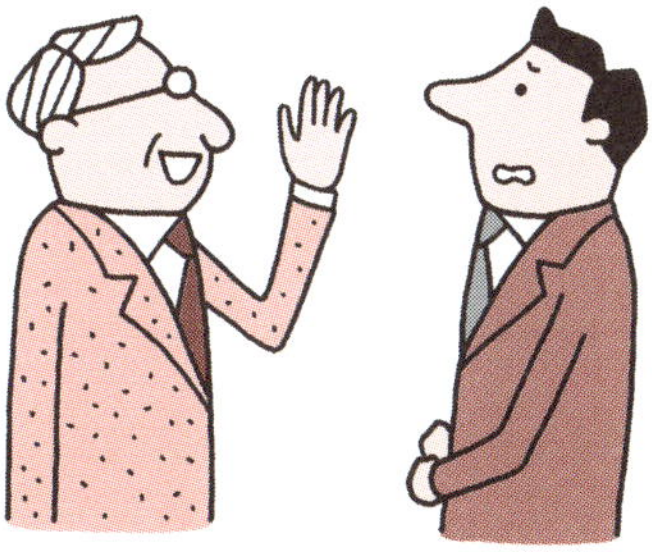

あいまいな
人間関係が怖い

＜恐怖を感じる関係＞
- 「少し知っているが、深くは知らない」相手
- 1対1の関係

特定の恐怖症

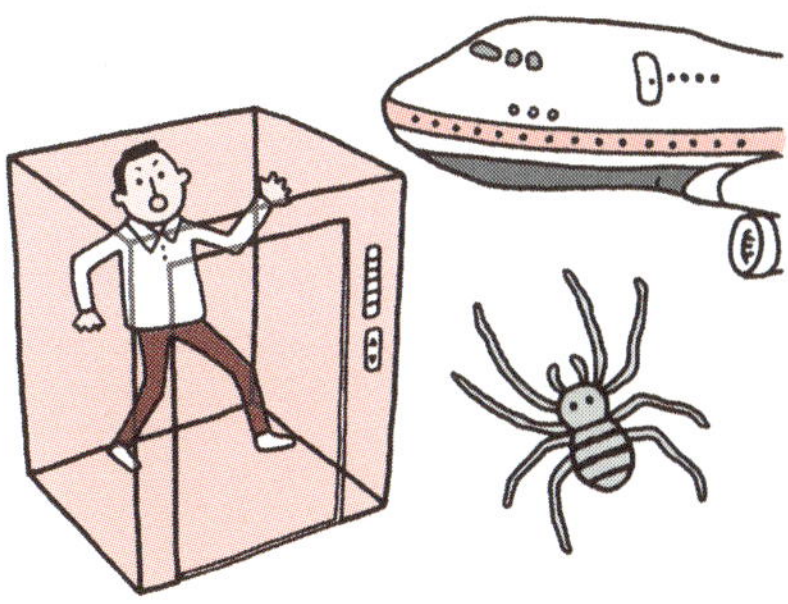

＜恐怖を感じる対象＞
- 高い所（高所恐怖症）
- せまい所（閉所恐怖症）
- 特定の動物（クモ、ヘビなど）
- 雷、血液など

症例

人前に出ると緊張して何も言えなくなってしまう

人目が怖くて仕事に行くのもつらい…

Sさんという25歳の男性は、「人前に出ると、声が出なくなってしまう。出たとしても、ひどく低い声になってしまう」ということで、私の外来にやってきました。

彼は思春期の頃から、人前で話すのがつらく、じっと下を向いていることが多かったと言います。授業中、先生に質問されるのも大変な苦痛でした。

大学を卒業し、会社に入ってからも、なんとかそれを克服しようと努力したのですが、どうにもなりません。

人前に出て話をしたり、後輩を指導しなければいけないことも多くなってきたのに、それがつらくてたまらず、大きな悩みとなっていました。

最近では、会議で発表をすることになっていたのですが、順番が来たとたん、真っ赤になり、汗がどっと噴き出して言葉が出なくなってしまったことがありました。見かねた上司がほかの社員に代わりに報告するよう促したそうです。

それ以来、ますます人前で話したり、何かをしたりすることが怖くなり、出社するのさえ怖くなってきたといいます。

「このままでは、会社をやめるしかありません……」

Sさんは思い詰めた様子で言います。

私は彼に抗不安薬を処方するとともに、ロールプレイ（会話する練習）を繰り返すことにしました。

ロールプレイというのは、たとえば、はじめて会った人と仲良くなるという場面を設定し、ほかの患者さんと会話を始めてもらうというものです。

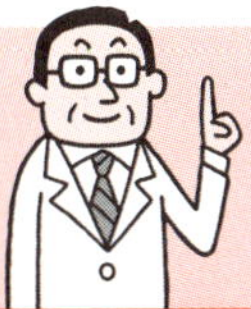

Dr's Advice
精神科医のワンポイントアドバイス

人前で極端に緊張してしまう人は、人目を気にしすぎる、人からよく思われたいと思う気持ちがある場合が多いのです。

「人が自分のことをどう見ようと、マイペースで自分らしく生きればいい」「仕事もできるだけのことをやって、どう思われるかは気にしても仕方がない」といった考え方に切り替えていくようにしていきましょう。あまりにプレッシャーを感じるときは無理せず休んだり、人前に出るのを避けることも必要ですが、だんだんと慣れていきましょう。

最初はなかなか言葉が出てきませんでしたが、私がそばについて、
「大丈夫。もっとリラックスして。そうすれば、自然と言葉が出てくるもんだよ」
「話すときは、相手の目をまっすぐ見ようよ」「はっきりと大きな声で話してごらん」
などと、タイミングを見計らいながら助言し、会話を進めさせていきました。

Sさんは体を硬くしたまま黙っているばかりで、「何か話しかけてごらん」と言っても、「何を話したらいいのか……」という感じでしたが、「趣味を聞いてみたら」などと具体的に指示をしていきました。

それでもSさんは、なかなか人の中に入っていけなかったのですが、ある一人の友人を見つけたことで急速に明るくなり、ほかの人とも交流できるようになっていったのです。

そのうち、冗談まで言えるようになり、今では元気に働いています。

治療に際しては、本人自身が勇気を出して「人前で話す、食事する」「人と交流する」といった体験を積み重ねることも大切なのです。

社会不安障害（SAD）について

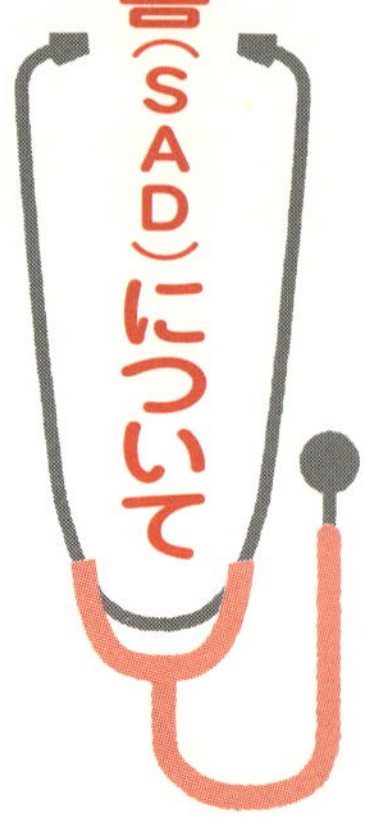

症状

社会不安障害では、次のような場面を避けたり、不安や恐怖を感じる度合いが高くなります。

1 人前で電話をかける
2 少人数のグループ活動に参加する
3 公共の場所（レストランなど）で食事をする
4 権威がある人（上司、先生など）と話す
5 観衆の前で何かしたり、話したりする
6 人に見られながら仕事や勉強をする
7 人に見られながら字を書く
8 あまりよく知らない人と話す
9 他の人たちがもう座っている部屋に入っていく
10 人々の注目を浴びる
11 会議で意見を言う

（Liebowitz Social Anxiety Scaleより）

経過

アメリカの調査では、10歳代半ばから20歳代前半と**若いうちに発症**し、そのままにしておくと長く続くことがわかっています。

日本でも同様で、もともと日本人は人の反応に敏感ですが、とくに自意識が強まる思春期から青年期には人に恐怖を抱きやすくなります。

治療を受けても、大なり小なり社会不安障害の傾向はその人につきまとうことになりますが、「生活に支障がなければよい」と割り切って考えましょう。

大半は**年齢とともに**よくなっていくと言えます。

治療

社会不安障害の治療には、まず**薬物療法**がとられます。抗不安薬やSSRIなどが一般的ですが、他の抗うつ剤なども使われています。パニック発作をともなう場合には、βブロッカーも加えられます。

心理療法として、もっとも効果が高いのは**暴露《ばくろ》療法**で

診 断 基 準

次の項目が当てはまる場合には、社会不安障害(SAD)が疑われます。

- □ ① 人の注目を浴びるような状況に激しい恐怖や恥ずかしさを感じるために、人前に出ることを極端に恐れる。
- □ ② 人が集まっているところに出ると強い不安に襲われ、パニック発作(78ページ)を起こすこともある。
- □ ③ 実際にはたいして危険でも脅威でもないと本人も頭ではわかっているのだが、激しい恐怖に打ち負かされてしまう。
- □ ④ 人が集まっている状況を避け、恐怖に襲われないようにしている。または強い不安や苦痛を感じながら、そういう状況に耐えている。
- □ ⑤ 人前に出るような状況を避けたり、苦痛に感じたり、あるいは「不安に襲われるのではないか」とおびえたりするために、日常生活や仕事、社会活動や対人関係に支障がある。

しょう。あえて少しずつ、恐怖を覚えるような場面に身を置いて慣れていくプログラムを作り、だんだんに恐怖を乗り越えていきます。

また、力動精神療法によって、「なぜ、そのような場面に恐怖するのか」というメカニズムを分析して、意識的に恐怖を乗り越えようとする場合もあります。ほかには、支持療法や家族療法などが一般的です。

家族にできること

治療のためには、本人が勇気を出して、できるだけおびえずに「人前で話す」「人前で食事をする」といった経験を少しでも多く繰り返すように心がけてください。

親は「人見知りでダメな子」「内気」「無気力」などと決めつけず、おおらかに見守ると同時に、あまり守りすぎることなく、人前に出られるように勇気づけるようにしたいものです。

本人へのアドバイス

人前で話したり、食事したりすることに対する恐怖心は、多かれ少なかれ誰もがもっているものです。ただやはり、「人前でうまく行動できるか」「他人からよい評価を得られるか」といったことに敏感な人のほうが社会不安障害になりやすいようです。

「人がどう思おうと、自分らしくやればいい」と思い切ることも大切です。

関連する精神障害

社会不安障害は、時に**パニック障害**（78ページ）をともなうことがあります。

また、歌手や俳優などが人前で歌ったり演技したりすることがこわくなり、人前に出られなくなってしまう例もあります。それが行きすぎると、**転換性障害**（120ページ）により声が出なくなったり、体がギクシャクして、うまく動作ができなくなるなどの症状が起きてくることがあります。

あいまいな人間関係を怖がる「対人恐怖」

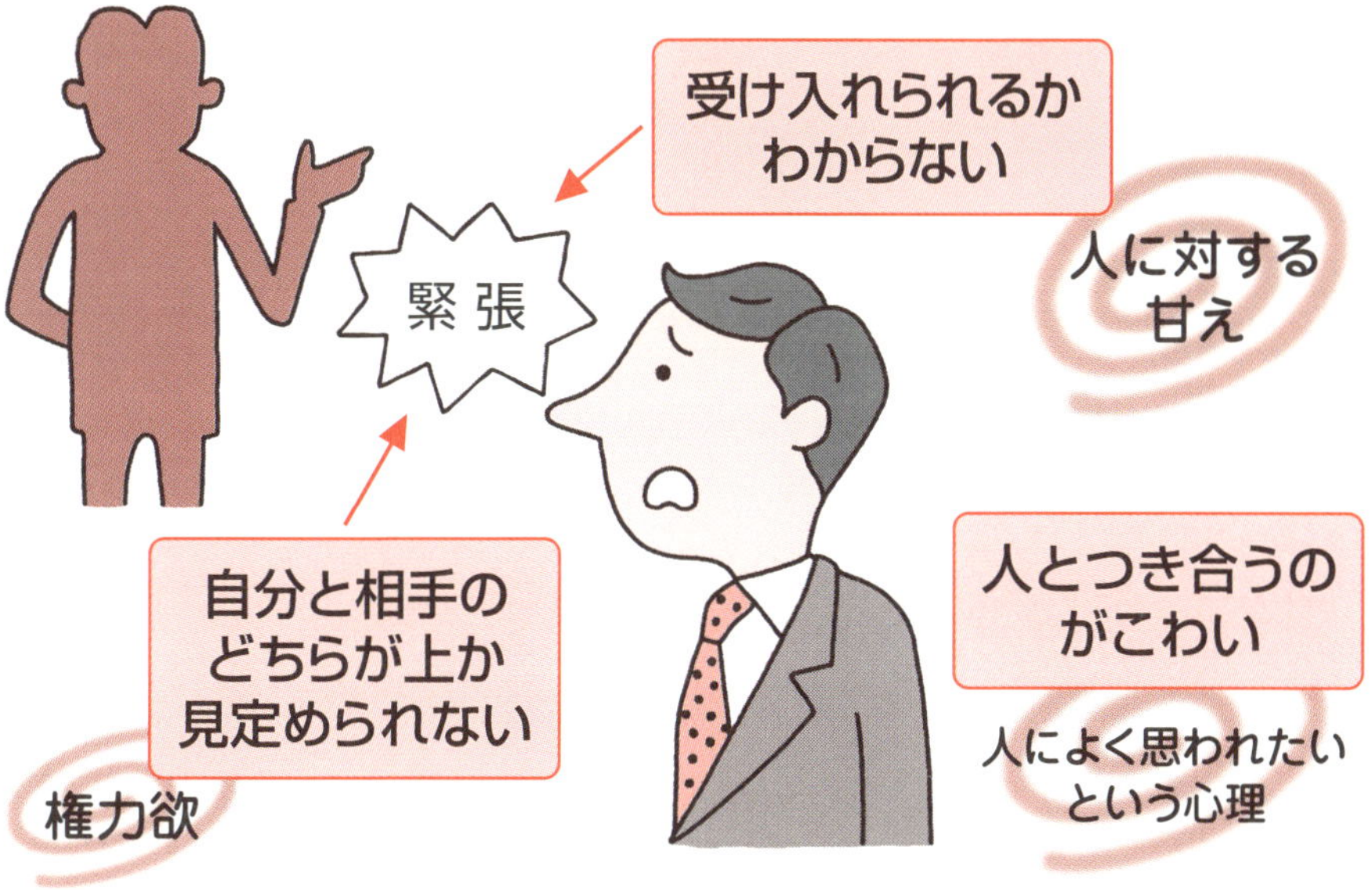

対人恐怖

「対人恐怖」という診断名は世界的には存在せず、日本人に特有のものと言っていいと思います。

社会不安障害が「相手が誰であれ人がこわい」のに対し、対人恐怖は**「少し知っているが、深くは知らない」**というあいまいな人間関係の相手に対して抱き、どちらかというと**「1対1の対面」**に緊張し、おびえる傾向があります。

相手が初対面であれば形式的な対応で終わることができますし、よく知っていればリラックスして対応することができますから、あまり問題ないのですが、その中間程度となるとどう対応していいかわからず、ひどく緊張してしまうのです。

そして、緊張のために相手の目を見ることができず、落ち着いていられません。せわしなく身体を揺すったりし、そのうちにいたたまれなくなって早々に切り上げようとしたり、そもそも最初から人と会うのを避けようとします。

日本人の場合一般に「対人関係のもち方に対して非常に甘えが強い」ため、対人関係がまだ確立しておらず、**甘えられるかどうかわからない**、自分を受け入れてくれるかはっきりしない相手に対してはひどく緊張してしまい、対人恐怖になりやすいのです。

とくに男性によく見られるのは、権力欲が強いために心の中に葛藤が生まれ、**「自分と相手のどちらのほうが上か」**が見定められないと、どう対応したらいいのかがわからなくなるというケースです。

対人恐怖は自意識が強まる思春期から青年期に生じやすく、だいたいは青年期を過ぎれば見られなくなるものの、時には中年期になってもおさまらないケースもあります。

治療には軽い抗精神病薬を使うこともありますが、むしろ集団生活に慣れること、グループでディスカッションをすることなどが、とても大きな役割を果たします。そして一人でも友達が得られれば、自然に対人恐怖は解消していくものです。

私は「ロールプレイ」といって、患者にいろいろな人と接してもらい、そのなかでアドバイスしていく治療を行っています。

そばで会話の様子を見ながら、「ちょっとジェスチャーが少ないかな」「そういう話題の出し方だと、会話がすぐ途切れちゃうよね」「ちょっと表情が硬いかな。多少笑ってごらんなさいよ」などと指導して、対人関係を学ばせていくのです。

患者はいろいろな人たちと話していくなかで「自分一人だけがそうじゃないんだ」と思って勇気づけられ、治そうという意欲も高まっていきます。

また、仕事など**一つの目標に集中する**ように助言することもあります。たとえば、「対人関係が下手だっていいじゃありませんか。何が困るって仕事ができずクビになるのが一番困るんですから、当面は仕事に夢中になりましょう」というように指導するのです。

目標を一つに絞って努力し、仕事が十分できるようになれば、心にも余裕が生まれ、**かえって人との接触が楽になる**ことも多いのです。

「人とつき合うのがこわい」という心の底には、人によく思われたいという気持ちが潜んでいる場合も少なくありません。**人と比較するのをやめ**、「人がどう見ようと、マイペースで自分らしく生きるんだ」と思い切ることで、自然に対人恐怖は消えていきます。

ある決まった対象をこわがる「特定の恐怖症」

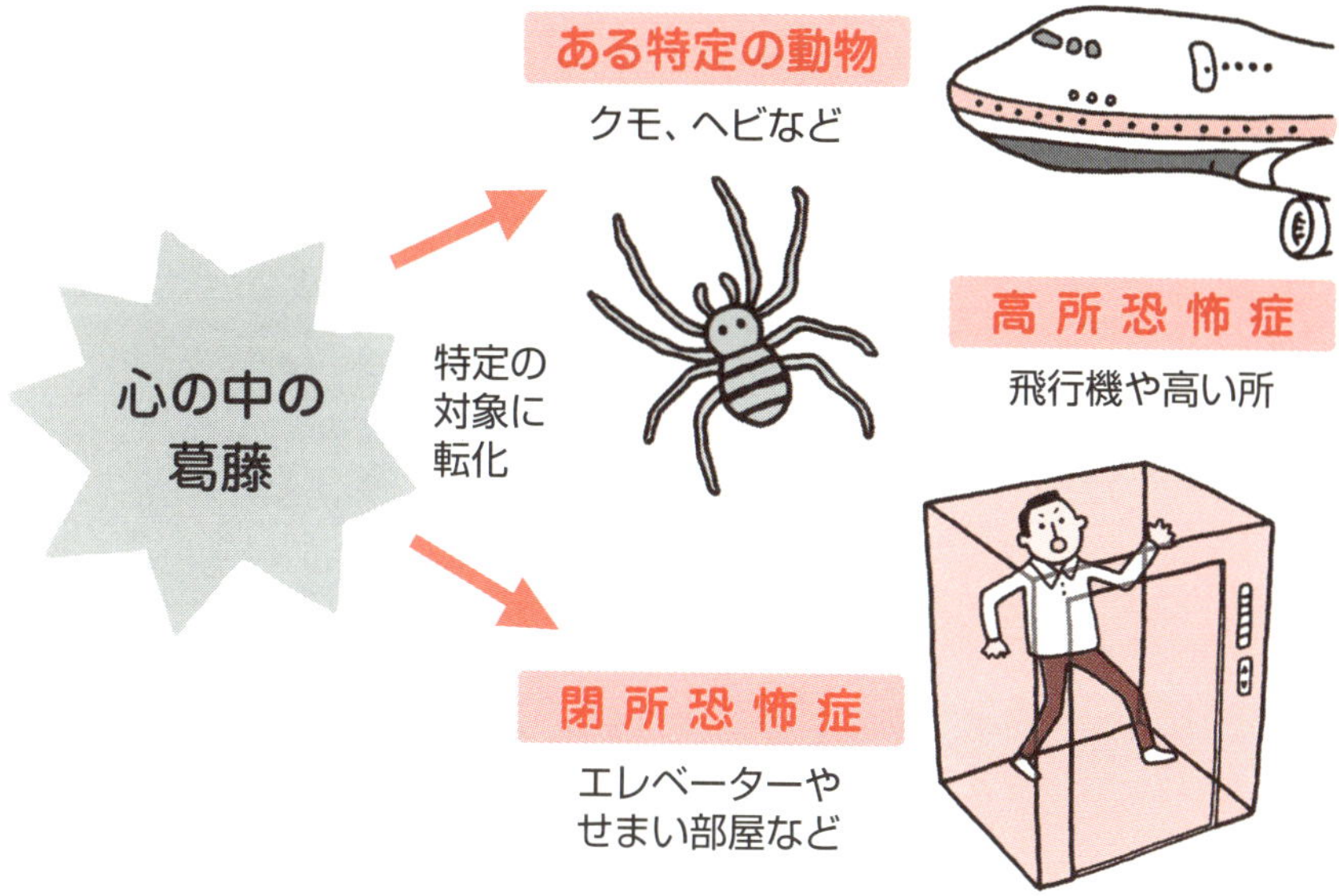

●特定の恐怖症

「特定の恐怖症」というのは、恐怖の対象がより具体的なもので、たとえば**高所恐怖**、**閉所恐怖**、**ある特定の動物**などに強い恐怖を感じます。

たとえば、高所恐怖症の人は遊園地に行っても、ジェットコースターなどには乗ることができず、乗らなくてはならない状況になると、**パニック発作**（78ページ）のような症状を呈することさえあります。

閉所恐怖症の人の場合も、会議をしようにも会議室のドアを閉めてしまうと不安でたまらなくなり、そっと自分で開けに行ったり、飛行機に乗ることができない、電車に乗ることができないなど、日常生活でさまざまな不便が生じてきます

これは単に特定の対象を恐れる場合と、**心の中の葛藤が特定の対象に転化されて**、過度の恐怖を表す場合とがありますが、私の治療経験では、たいがいは後者です。

いずれにせよ、社会不安障害と同じように、抗不安薬を使いながら、あえて恐怖を感じる状況に少しずつ身をおき、慣れていく**「暴露療法」**が効果的です。

強迫性障害（OCD）

何十分も手を洗い続けずにいられない
意味がないとわかっているのに、やめられない…

・・・強迫性障害（OCD）って？・・・

強迫性障害とは、**「強迫観念」**と**「強迫行動」**が見られる心の病で、それほど緊急性はないものの、〝生活の破壊〟という面では実にやっかいな精神障害の一つであると言えます。

- **強迫観念…ある一つの考えやイメージが繰り返し浮かんできて、止められない**
- **強迫行動…ある行為を延々と続けなければ気がすまない**

多くは、この両方が同時に見られ、たとえば〝不潔〟という強迫観念にとらわれている場合は、外から帰ると何十分も手を洗い続けたりします。

強迫観念の内容は、日本でも外国でもほぼ同じで、一番多いのは約4割を占める〝不潔〟〝汚れる〟です。

次に多いのが、「自分が誤って人に危害を加えてしまうのではないか」というものです。

強迫行動でもっとも多いのは、鍵をかけたか、ガスの元栓を閉めたかなどを何度も確認する〝確認強迫〟と、手を洗い続ける〝洗浄強迫〟です。

続いて「数を数える」、「質問せずにはいられない」、「左右対象を正確にしようとする」、「買いだめ」などがあります。

もちろん、本人自身もそんなことは「不合理だ」「意味がない」とわかっているのですが、どうしても強迫観念が浮かんできてしまい、それを打ち消すための強迫行動をしてしまいます。

「強迫観念」と「強迫行動」

強迫観念 ある考えやイメージが浮かんできて、止められない

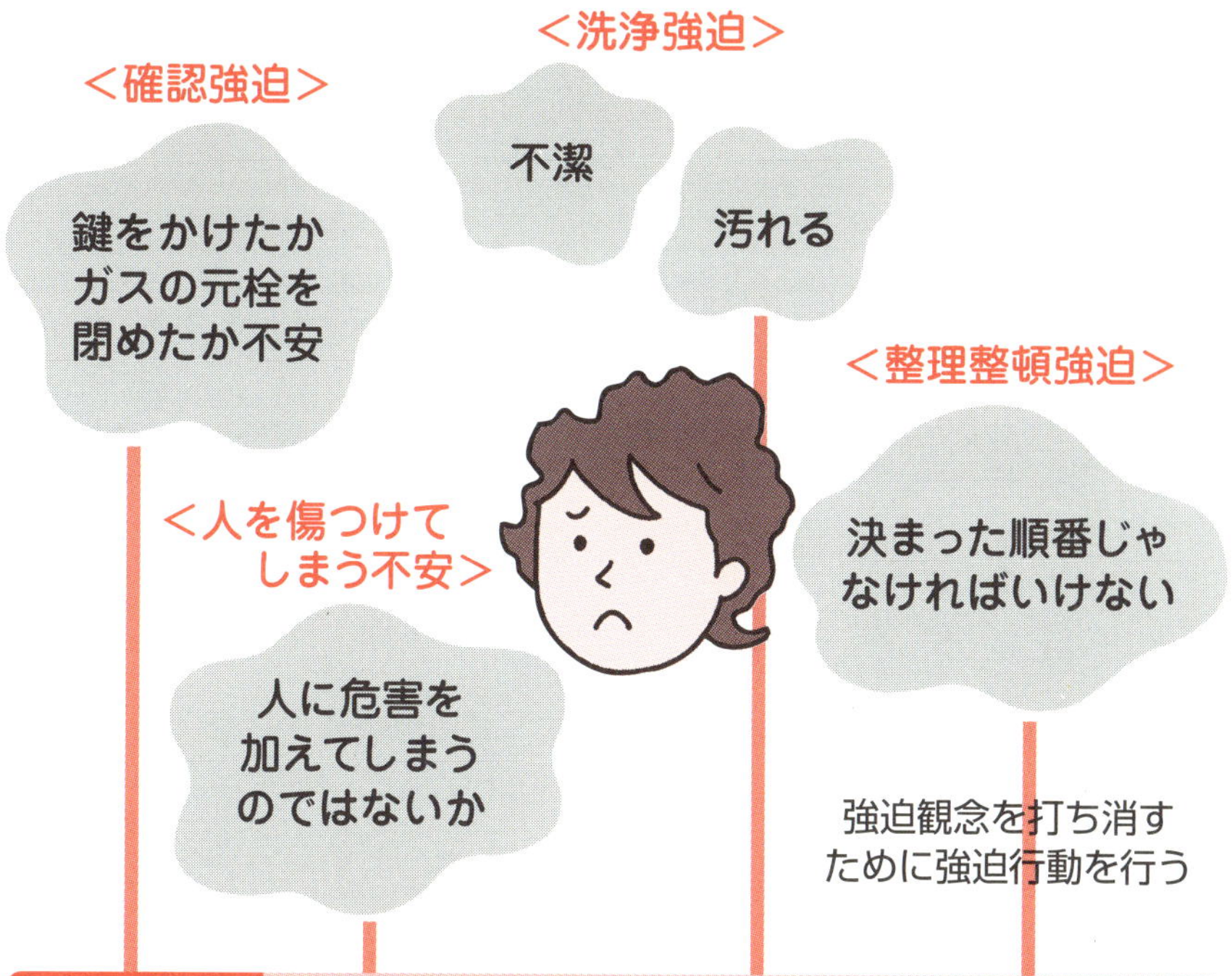

＜確認強迫＞
鍵をかけたか
ガスの元栓を
閉めたか不安
＜洗浄強迫＞
不潔
汚れる
＜整理整頓強迫＞
決まった順番じゃ
なければいけない
＜人を傷つけて
しまう不安＞
人に危害を
加えてしまう
のではないか
強迫観念を打ち消す
ために強迫行動を行う

強迫行動 ある行為を延々と続けなければ気がすまない

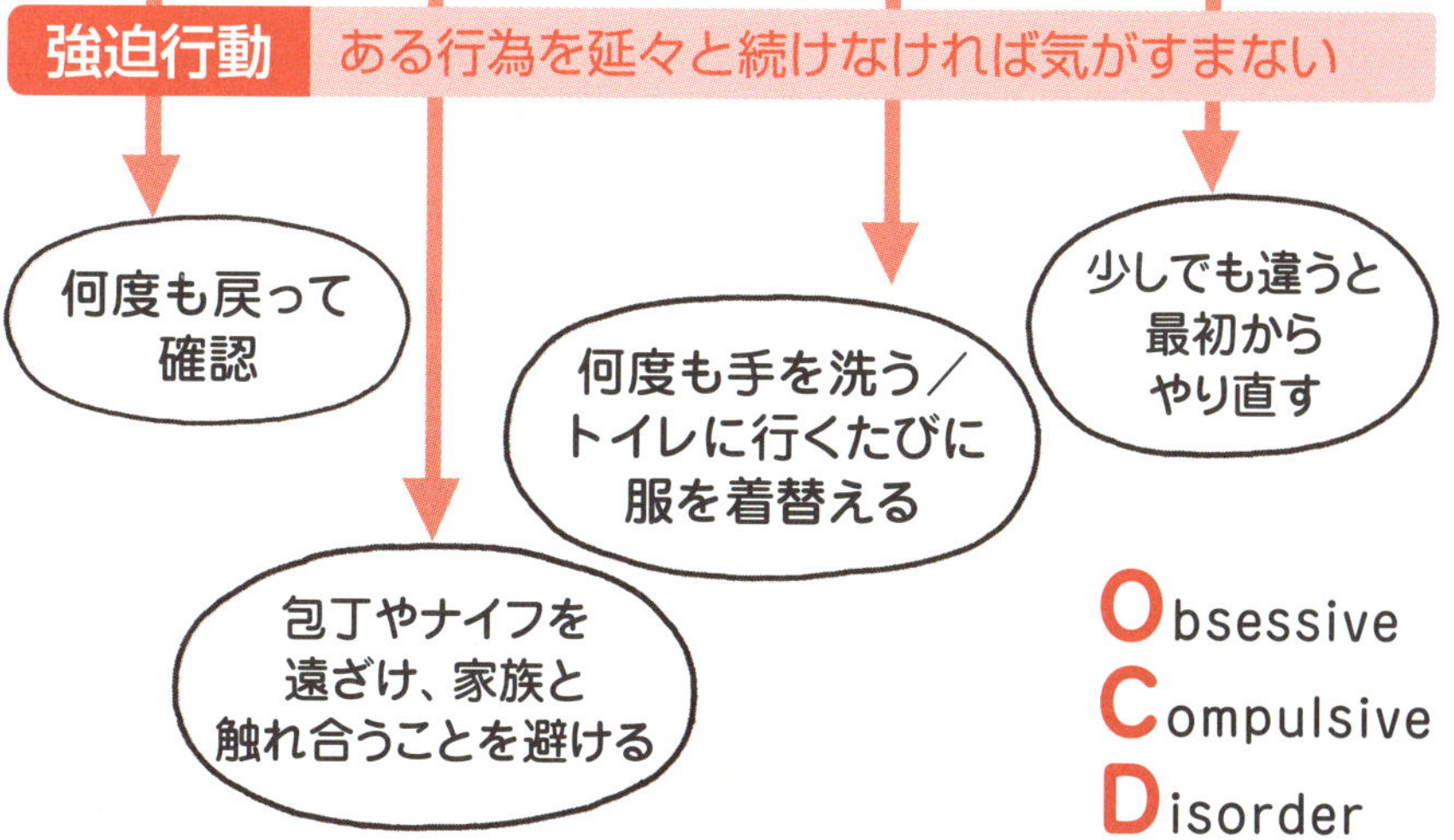

何度も戻って
確認
包丁やナイフを
遠ざけ、家族と
触れ合うことを避ける
何度も手を洗う／
トイレに行くたびに
服を着替える
少しでも違うと
最初から
やり直す

Obsessive
Compulsive
Disorder

症例

抜群の優等生が、高校では目立たない存在に

すべてが不潔に思えて、手を洗い続ける

高校1年生のT君は、中学校時代に仲間たちとひそかに見て部屋に隠しておいたアダルトビデオを、ある日掃除しているときに見つけて以来、自分がそのアダルトビデオに触ったことですべてが不潔と感じるようになりました。

机やドアの取っ手、トイレの便器、電車の手すりといったものすべてを触るのが怖くなり、手洗いに2時間、外から帰宅してシャワーを浴びるのにも2時間半かかるという状態でした。

このように自分の手で物に触ることができないために母親にいろいろと頼むのですが、あれを持ってこい、これを買ってこい、とほとんど奴隷のように母親に命令し、自分の思いどおりにならないと母親に対して暴力を振るうのでした。

暴力を振るうとき、母親に接して不潔恐怖を感じるかというと、決してそのようなことはありません。

T君の強迫観念は、単に昔のアダルトビデオが不潔というだけでなく、実は学校や勉強における緊張感がその背景にありました。

彼は中学までは抜群の優等生で通っていたのですが、進学校の高校に入ってみると、さして目立たない普通の存在になっていました。それは彼にとっては自分の存在が脅かされる恐怖であり、そのことによって強迫性障害が次第に形成されていったのです。

実際にT君に会ってみると、秀才と言ってもいいような、きりりとした顔をしている青年でした。しかし、どこかそわそわとし、いつも手をかまったり、周囲をきょろきょろ見回したりする落ち着きのなさが見られました。

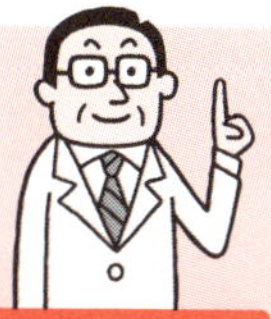

Dr's Advice
精神科医のワンポイントアドバイス

苦手なものにあえて慣れるようにしていく「暴露療法」や、手を洗うなどの強迫行動を我慢する「反応抑制（妨害）法」を中心とした行動療法は、自分一人でもできるものです。もちろん治療者がいれば、計画的に治療が進められるというメリットはありますが、治療者がいなくてもできるという点、積極的に自主訓練を取り入れることで症状の改善を促進できるという点には、ぜひ注目すべきでしょう。T君の場合も、薬物療法でSSRIと抗不安薬を使い、多少効いたようですが、むしろこれらの行動療法のほうが効果が大きかったようです。

「自分でもどうしてこんなにいろんなものが不潔に感じられるのか、よくわからないんです。手が真っ白になってふやけるまで洗うなんて、自分でもおかしいとは思いますが、どうにもならないのです」

と、切々と悩みを訴え、たまに学校に行っても、緊張して必死に我慢しているという感じで、授業に集中できないと言います。

私は、彼にしばらくの間アパートを借りて一人暮らしをすることを提案しました。そのことで自分で食事を作ったり、買い物に行ったりしなければならず、仕方なくさまざまな物に触れることで、慣れていくように仕向けたのです。

彼が外来に来ると、私は彼の手をとっさに取って、ぽんと机の上にその手を置きます。すると彼はびっくりしたように手を放そうとするのですが、

「さあさあ、もうちょっと我慢しよう。1分でいいから」

と、いろんな物に触れていく練習をしていきました。

やがて蛇口に触れる練習、トイレの便器に座る練習、ドアの取っ手に触れる練習などを続けていくうちに、次第に触れても恐怖を感じなくなっていきました。

T君にとってきわめてきつい訓練だったと思われますが、彼はそれを熱心に実行し、やがて普通の高校生に戻っていったのです。

また両親への家庭内暴力も、強迫性障害の症状が改善されていくにつれ消失していきました。

強迫性障害について

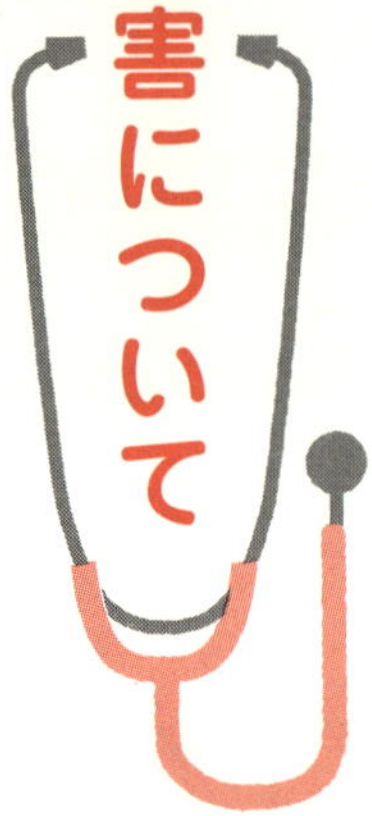

症状

一般的によく見られる強迫行動には、「汚いものに触ってしまう」「バイ菌がついているものに触れる」という恐怖から、トイレに入れない、何度も着替える、何十分も手を洗い続ける、シャワーを2時間も浴び続けるなどがあります。

また、**同じことを繰り返す**という儀式的な行動もよく見られます。たとえば、玄関の敷居をまたぐタイミングが決められず、玄関の前で何度も行ったり来たりを繰り返してしまいます。

強迫行動だけ、あるいは強迫観念だけがあるということはめずらしく、たいていは多かれ少なかれ両方もっているものです。

強迫観念や強迫行動は、統合失調症（184ページ）の妄想と似ていますが、**自分でもおかしいと思う**のだが、どうしても「ある考えが浮かんでくる」「ある行動を止められない」という**自我違和感**がある点で異なっています。

つまり、統合失調症とは違って、強迫性障害の人たちは「自分はおかしい。病的だ」と自覚しているのです。

ただし、どれくらい自覚しているかは個人差があります。

強迫性障害になるきっかけ

強迫性障害の大部分は、受験、アルコール依存症の父親とケンカしたこと、エイズの話を聞いて血が怖くなったなど、あるきっかけがあって突然発症します。

しかし、きっかけはあくまでもきっかけにすぎず、やはり**素質的なもの**がかなり関係しているようです。

強迫性障害は遺伝性が高く、たいていは両親のどちらかに強迫性障害の傾向が見られます。

「患者の一親等（親か子ども）には35％の割合で強迫性障害が見られる」というデータもあるほどです。

一方、精神分析の考え方では、自分では認めたくない**不安や葛藤**を、強迫観念や行動に振り向けることで、

よく見られる「強迫行動」

洗浄強迫

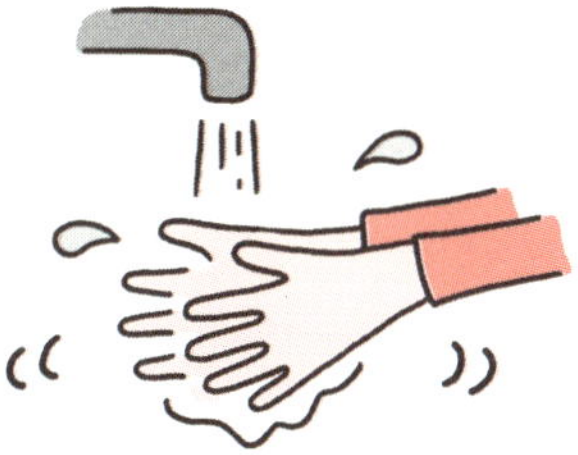

トイレに行った後などに、手がばい菌などで汚れていると感じ、何度も手を洗ってしまう。

確認強迫

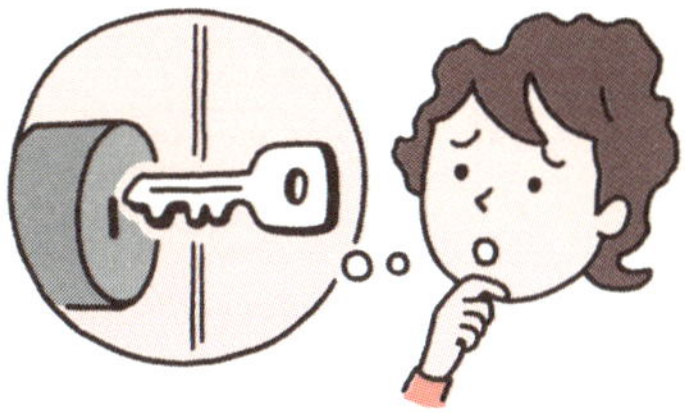

家を出るとき、ドアに鍵をかけたか不安になり、何度も戻って確認せずにいられない。

整理整頓強迫

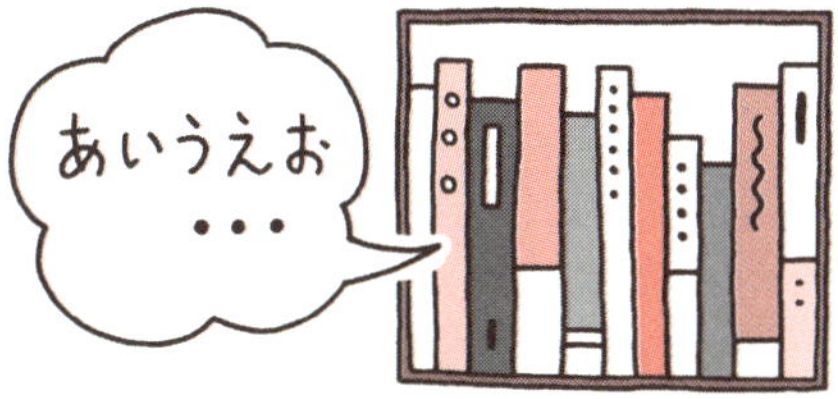

本などが「あいうえお」順に並んでいないと気がすまない、ものが必ず左右対称じゃないと気がすまない。

人を傷つけてしまうことへの不安

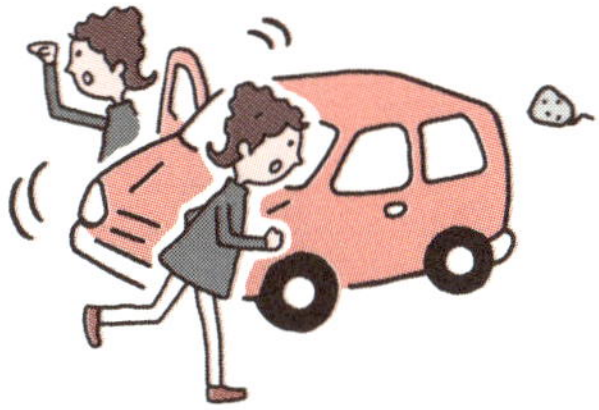

運転中にタイヤが盛り上がったものなどに当たると、誰かをひいたのではないかと不安に襲われ、その場所に戻って車を降り、人がいないかどうか何度も確認する。

捨てることへの不安

古新聞や使用済みのティッシュペーパーなど本当はもう不要だとわかっているゴミでも捨てられない。

診断基準

次の項目が当てはまる場合には、強迫性障害（OCD）が疑われます。

1　強迫観念、または強迫行為のどちらかが見られる。

〈強迫観念〉

□ ① ある考え、衝動、イメージが繰り返し浮かぶ。
自分でも理屈に合わないとわかっており、
やめたいが、どうしても浮かんできてしまう。
強い不安や苦痛を引き起こすときもある。

□ ② その考え、衝動、イメージは、
現実の生活について過剰な心配をしているものである。

□ ③ その考え、衝動、イメージを無視したり抑えようとしたり、
ほかの考えや行動によってやわらげようとする。

□ ④ 自分でもその考え、衝動、イメージは、
自分自身の心の産物にすぎないとわかっている。

〈強迫行為〉

□ ① 同じ行動を繰り返す、
(例/手を洗う、順番に並べる、確認する)
または「心の中の行為」を繰り返す。
(例/祈る、数を数える、声を出さずに言葉を繰り返す)
本人は決して望んでやっているわけではなく、強迫観念に
反応して、または厳密に適用しなくてはならないと思う
ルールに従うべく、駆り立てられている。

□ ② その行動や「心の中の行為」は、苦痛を防いだりやわらげたり、
または何か恐ろしい出来事や状況を避けることが目的である。
(例/今、自分が新聞を読めば、
明日起こるはずの大地震が防げる)
だが実際には、それで苦痛がやわらぐことも、ある状況が
避けられることもない。しかも、明らかにいきすぎている。

2 本人は強迫観念・行為がいきすぎたものであること、
理屈に合わないことがわかっている。

3 強迫観念・行為のために、本人は強い苦痛を感じており、
時間を浪費している。また日常生活、仕事など社会的な活動、
人間関係などで支障がある。

大脳生理学から見た強迫性障害

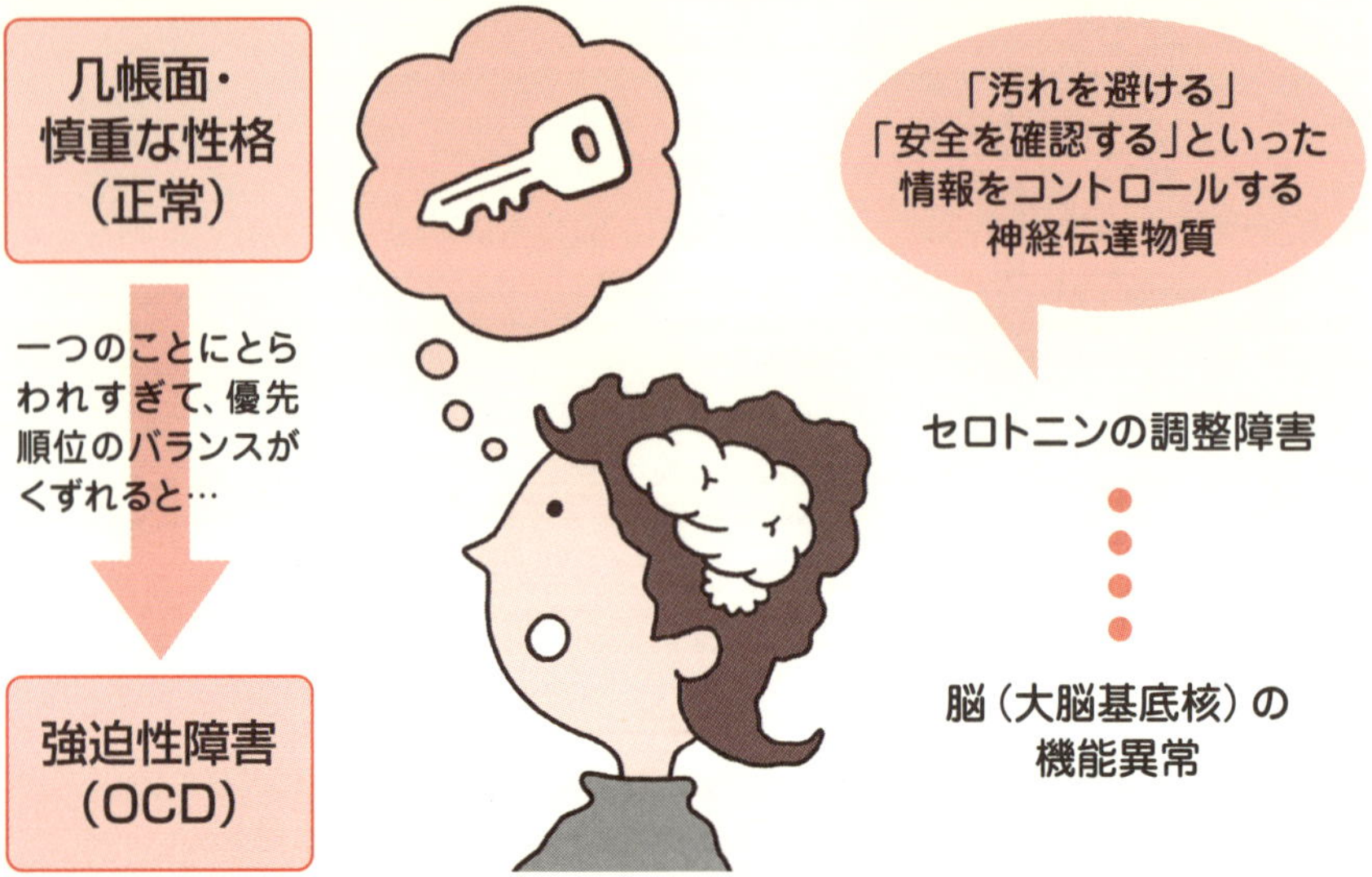
几帳面・
慎重な性格
（正常）
一つのことにとらわれすぎて、優先順位のバランスがくずれると…
強迫性障害
（OCD）
「汚れを避ける」
「安全を確認する」といった
情報をコントロールする
神経伝達物質
セロトニンの調整障害
脳（大脳基底核）の
機能異常

本当の不安や葛藤から自分を守ろうとしていると説明されています。

さらに比較行動学でも、**「転位行動」**といって、動物が敵と対面して緊張が過度に高まったときに、巣作りなど、まったく関係のない行動を起こすことで内面の緊張感を晴らし、不安から逃げようとすることが観察されています。

私の治療経験から言うと、確かにそういう面はあると思いますが、ただやはり生物学的な原因も強く、薬物療法が効果的なのです。

精神分析では15％にしか改善が認められなかったものの、神経伝達物質のセロトニンに作用するＳＳＲＩを使った薬物療法では、70％に改善が認められたという報告もあります。

このように強迫性障害は何らかのきっかけでその人の持っている素質的な脅迫的傾向が発動したと考えられますが、**原因がよくわからない**だけに、時間をかけてそれを追究するよりも、治すことに重点を置くべきです。なぜなら原因のほうが軽く、微々たるものであり、結果のほうが深刻だからです。

研究

大脳生理学的な研究では、セロトニンという神経伝達物質の調節障害が一番有力な説とされています。

また、尾状核《びじょうかく》を中心とした大脳基底核に障害があるために起こるとも言われています。脳の過剰な情報の流れを止める働きがある脳の尾状核、あるいは眼窩皮質に機能障害があるために、同じ考えや行動が繰り返されてしまうというわけです。

経過

強迫性障害は治りにくいと言われています。一般的には約30%は非常によくなり、約50%はある程度症状が改善して社会生活には困らないレベルに達するもの、約20%は日常生活に大きな支障をきたしながら慢性化すると言われています。

ただ現実には、強迫性障害が一生涯続いているという例はほとんど見られません。何らかのきっかけで、ある時点から**静かに治っていく**ものと考えていいと思います。

発症のしやすさは男女ともだいたい同じで、平均発症年齢は20歳前後と早めです。

ただ本人は強迫行動をとれば一応はホッとして気持ちがおさまりますし、よほど悪化しないかぎり、仕事や日常生活をこなすことができますから、病院に来るまでに時間がかなり経過していることが多く、**治療が遅れる**ことが多いのも特徴です。

治療

薬物療法ではSSRIという薬がきわめて効果が高いことがわかっています。抗精神病薬のハロペリドールも有効です。

心理療法では認知行動療法、とくに、あえて患者が苦痛や恐怖を感じる状況や対象にさらす**暴露《ばくろ》療法**がもっとも有効だと報告されています。

カリフォルニア大学では薬物を使わず、認知行動療法(暴露療法を含む)だけで治療して成果を上げているほどです。

また、**反応抑制（妨害）法**を暴露療法と組み合わせることでも、かなり効果が見られます。反応抑制（妨害）法とは、たとえば手荒いを我慢する、ガスの元栓の確認を我慢するというような、強迫行動を抑えるための訓練です。

家族にできること

強迫観念や強迫行動は、他人から見ると理解しにくいかもしれませんが、本人にはとても苦しく、時には人に暴力をふるってしまうこともあるほどイライラするものです。

自分でも「治したい」「こんな行動はもうやめたい」と思うのですが、なかなか強迫観念や行動から自由になることができません。

ですから、家族は安易に「自分でやっていることなのだから、さっさとやめればいい」「早く治しなさい」などと言うべきではありません。

専門家に相談し、温かく見守ることに終始してください。

本人へのアドバイス

強迫性障害は、**学習された行動のクセ**とも言えるものですから、治すためには、やはり現実の中で慣れて、怖がらなくなるようにする必要があります。

たとえば、汚いと思っているものにあえて触ってみる、手を洗わずに我慢してみるなど、少しずつでも慣れていくように、自分でも心がけてみてください。

また、強迫性障害の治療には薬が欠かせません。医師の指示に従って、きちんと服薬しましょう。

関連する精神障害

● うつ病

慢性的に強迫観念・行動に苦しめられ、また家族や周囲の人たちとの間にトラブルも起きてきますから、多くは**うつ病**（24ページ）を併発しています。

●ひきこもり

ものに触れると汚い、嫌だという思いから、外へ出られなくなり、**ひきこもり**（174ページ）になるケースが多く見られます。電車のつり革や手すりに触れない、トイレに入れない、人と接触するのが気になって電車に乗れない、というようになってしまうのです。

また、2時間も手を洗い続ける、4時間もシャワーを浴び続けるといった強迫行動はとても疲れるもので、外へ出るエネルギーを奪ってしまいます。

●心気症、醜形恐怖、摂食障害

自分が深刻な病気だと思い込む**心気症**（116ページ）、自分が醜いと思い込む**醜形恐怖**（128ページ）、拒食と過食を繰り返す**摂食障害**（160ページ）なども、**一種の強迫性障害**と考えていいでしょう。

摂食障害のうち、拒食症は「やせなければいけない」と思い込んで食事を拒否し、過食症は「体重がこれ以上、増えてはいけない」「食べたら、吐かなくてはいけない」と思い込み、実際に嘔吐を繰り返すものですが、どちらも**強迫行動**と言えます。

●強迫性パーソナリティ障害

強迫性パーソナリティ障害（284ページ）はかつて強迫性障害と同じものと考えていた時もありましたが、今は異なるものと考えられています。

一般に強迫性障害の場合は、自分でも「こんな考えや行為を繰り返すのはおかしい」と思う自我違和感があるのですが、強迫性パーソナリティ障害はそうではありません。

とはいえ、強迫性パーソナリティ障害と強迫性障害が共存する場合もあります。

身体表現性障害

突然声が出なくなったり、ズキズキする痛みがある…
「心の問題」が体に現れる病気

身体表現性障害って？

簡単に言うと、**ストレスが身体に現れ**、日常生活が大きく損なわれている心の障害の総称で、次の4つが代表的なものです。

・**心気症**…頭痛や胃痛など、ささいな体の変調から、「自分はガンなど重い病気にかかっているのではないか」と心配し、不安におびえる心の病です。

・**転換性障害**…突然、声が出なくなる、歩けなくなる、目が見えなくなるというように、明らかに身体的な症状があるものの、原因は体ではなく、心にあるというもの。強いストレスや不安がさまざまな症状に〝転換されて〟身体の障害となって現れます。

・**身体化障害**…頭痛や下痢、月経不順など、さまざまな体調不良を訴えるのですが、調べてみても、内科的には悪いところが見つかりません。転換性障害と同様、ストレスや不安が体の症状に置き換えられたと考えられます。

・**疼痛《とうつう》性障害**…体のある部分にズキズキとうずくような痛み（疼痛）がいつも感じられるのですが、内科的にも外科的にも異常はなく、明らかにストレスが関係していると認められるものです。

いずれも、症状はどうあれ、原因は体ではなく、ストレスなど心理的なものが大きく関わっています。

ほかに**醜形恐怖**（128ページ）も、身体表現性障害に含まれますが、本書では項目を分けて紹介しています。

心の不安が体に置き換えられる

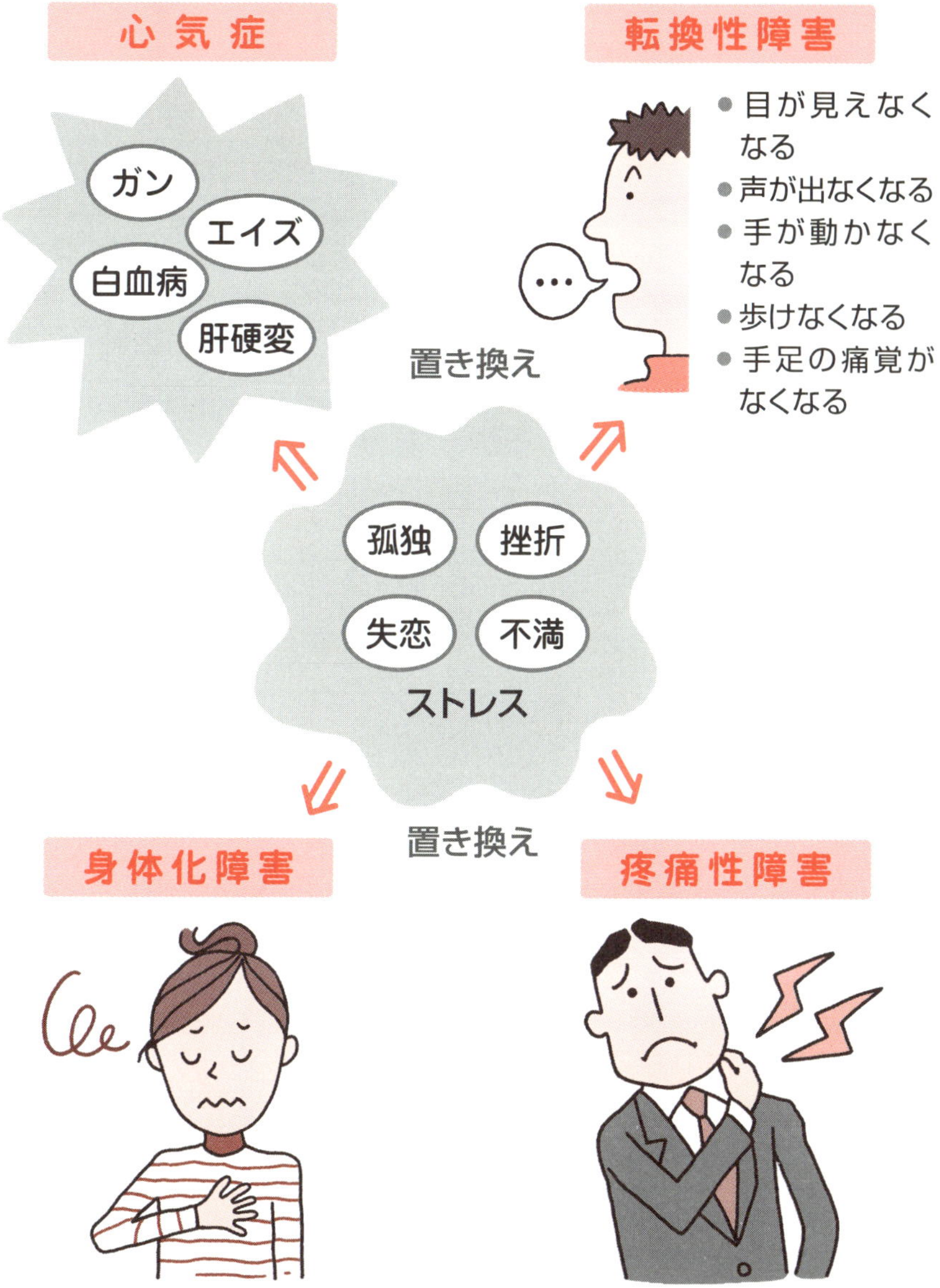

吐き気、腹痛、下痢、関節痛、息切れ、動悸などの体調不良

頭、首、背中、足、関節などの痛み

課長に昇進したことが体の違和感に

症例 1

身体化障害のサラリーマンの例

38歳のサラリーマンTさんは、内科から私のところへ紹介されてやって来ました。舌の違和感と痛み、目の痛み、腰痛、腹部の膨満感（お腹が張る感じ）を訴えるのですが、内科的にはまったく問題が見当たらなかったために、心因性のものではないかと考えられたのです。

Tさんは実にまじめなタイプで、これまで機械メーカーでコツコツと働いてきた結果、この不況下にリストラに遭うこともなく、課長に昇格しました。

ところが、それから1カ月も経たないうちに、このような症状が出てきたのです。

Tさん自身は、「課長になることができて、とてもうれしい」と言っているのですが、どうやら昇進に原因がありそうです。

私は思い切って彼に聞いてみました。

「実は、課長になったことが負担になっているのではありませんか。あなたは几帳面で完全主義的なところがあるでしょう？」

そして、さらに次のように続けました。

「自分で自分の仕事をきっちりやるのは得意だけれど、人の上に立って、人の仕事を見るとなると、落ち着いて見ていられないのではないですか」

すると、Tさんはとまどいながらも、うなずいたのです。

「人の仕事を見ていると、どこかうまくいっていないような気がして、不安になるんです。私に任せてくれればいいのだが……と、課長になっても、そんなことを考えてしまうんですよ」

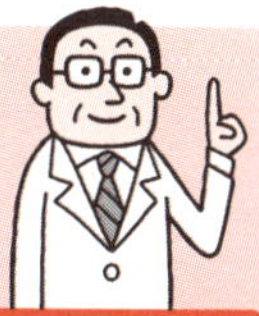

Dr's Advice
精神科医のワンポイントアドバイス

ほかの身体表現性障害と同じように、たいてい本人はストレスからきている症状だとは自覚していません。治療はまず、そのことを自覚するところから始まります。さまざまな症状を引き起こしているストレスを明らかにし、それを乗り越える対策を考え、成功すれば、症状は自然と消えていきます。

ただ、症状が消えるまでには長くかかることが多いので、焦らず、自分の生活を充実させることに注意を向けるようにしましょう。そのほうがかえって早くよくなりやすいのです。

そう本音をもらしたのでした。

昇格したために「人の仕事を見る」という責任が重くなった。ところが、これが自分の性格上、負担となり、さまざまな症状が出てきていたのです。

とくに「舌の違和感」については、Tさんも必死に「治してほしい」と私に頼むのですが、これは耳鼻咽喉科でも説明できないと言われたものですし、ある意味では、彼の「会社で置かれている状況に対する違和感」が「舌の違和感」に移ってきたもの、置き換えられたものと解釈できました。

このような症状があるものの、私はTさんに休まずに働くことを勧めました。

「症状があっても働き続け、それでも仕事がある程度できるという自信をもつこと。それがあなたの病気を治すことにつながるでしょう」と説明し、

「ひとまず、部下の上に立つという意識は置いておいて、自分の仕事をこなしましょう。部下は部下でやりますよ」

と、昔の、課長になる前の働く姿にいったん戻して、気持ちを楽にさせるようにしました。

Tさんはそれに従い、少しずつ身体的な訴えは少なくなっていきました。

今でも多少、舌の違和感は訴えますが、「まあ、我慢できるくらいですね」というところで落ち着いています。

ここまで半年以上かかりましたが、最近では部下の面倒をみる余裕も少しずつ出てきています。

痛みに隠されたのは“孤独”だった

症例 2

疼痛性障害の主婦の例

45歳の主婦、Yさんが「性器のあたりが痛む」ということで病院にやって来ました。初めは婦人科に行き、「10年前に卵巣のう腫の手術をした後遺症で、痛むのに違いない」と訴えたのですが、「それはあり得ない」と主張した婦人科医とケンカして、私のところへやって来たのでした。

「精神的なものが原因だというものですから、じゃあ、精神科へ行ってみましょう、ということで、ここに来たんですよ」

と彼女は言い放ち、きわめて攻撃性の強い雰囲気がありました。

彼女を見るかぎり、痛みのあるときの表情はとても演技とは思えないもので、「痛む」という現実は確かなものでした。

しかし他方で、夫とうまくいっていないこと、子どもが自立して彼女から離れていこうとしていることなどが背景にあり、さびしさも感じられたのです。

結局のところ、たしかに軽い疼痛があるところに、夫との不仲や娘の自立による孤独感からうつ病のような症状が出て、疼痛をいっそう強く感じているのだろうと思われました。

私は抗うつ剤と抗不安薬を投与する一方で、精神科的な治療としては、あまり痛みには触れず、言ってみれば痛みから注意をそらす形で世間話をして、Yさんの健康な側面をより成長させるように心がけました。

そして、治療者である私に対する信頼感が厚くなっていくにつれて、彼女は精神的に安定し、痛みの訴えも少なくなっていったのです。

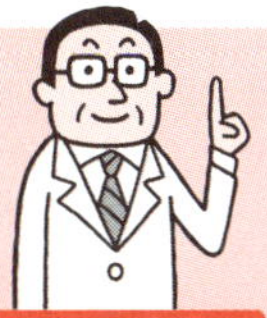

Dr's Advice
精神科医のワンポイントアドバイス

疼痛性障害は孤独な人、とくに老人に多く見られます。そうした人たちに向かって、最初から「痛みの原因はストレスや孤独です」と指摘しても、相手は激しく反論するだけです。

まずは治療者がその症状を認めて、そのうえで治療を楽しいものにしていくことが大事です。それだけで治っていく人もいるほどです。家族も「そんな痛みはないんだよ」などと直接的に否定したりせず、「痛いと感じるなら、それは苦痛だね」という形で、一応の理解を示してあげてください。

もちろん、聞けば「痛みはまだありますよ」と言います。ですが、もう生活に支障をきたすレベルではなくなっていました。

また、水泳やテニスなどのスポーツや、仲間と旅行を楽しむというように、夫や子どもとは関係ない、自分自身の楽しみを見つけるようになりました。

それと同時に夫にも病院に来てもらい、夫婦療法（カップル・セラピー）という形で、夫の関心をもう一度妻のほうへ向け、妻の孤独を理解してあげるように説得しました。

夫は私の話を聞くと、驚いたように、

「私が無関心だからといって、妻にそんな痛みが出るのですか……」

と、不思議そうな顔をしていましたが、ともあれ私が、

「この年齢の女性はとてもさびしいものなんですよ。ヒリヒリするほどの孤独を味わうものなんです。ご主人の協力がないと、なかなか精神的にも立ち直れないし、痛みも軽くならないかもしれません」

と説明すると、素直に応じ、その後は妻と行動を共にすることが多くなりました。

この面でも彼女の孤独は薄らぎ、約半年後にはほぼ症状もなくなり、通院の必要もなくなりました。

心気症について

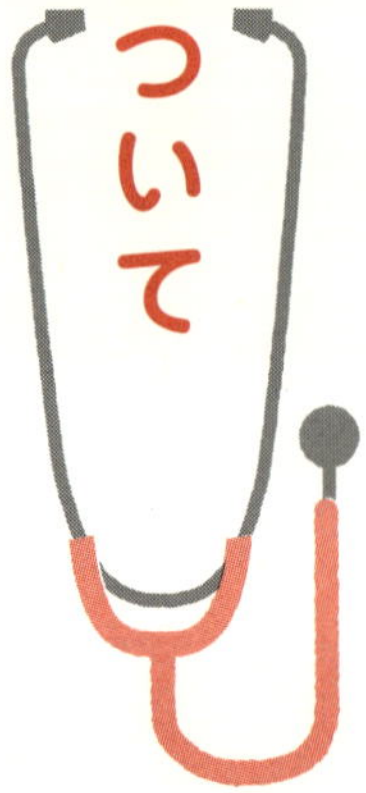

症状

一番多いのはやはり、「自分はガンではないか」という不安です。

何度、医師が内科的な検査をして異常がないことを示しても信じず、なおも「あの医者はそう言うが、やはりガンなのではないか」と疑って、病院を転々とする**「ドクターショッピング」**をする人も少なくありません。

自分でも完全に信じきっているわけではなく、疑問を感じてもいるのですが、だからといって、その考えを払いのけることができません。

いくら医師が検査結果を示したりしながら否定しても譲らず、その意味では**強迫性障害**（98ページ）の強迫観念とよく似ています。

また、そのときにマスコミで話題になっている病気に影響されやすいのも特徴で、一時は慢性疲労性症候群やエイズを心配して来院する人が多くいました。

心気症は若い人にも高齢者にも見られ、男女比にもとくに差はありません。

本人は体の病気だと思っていますが、実際には**孤独**や**挫折**、**失恋**のストレスなど、本人を取り巻く環境によって引き起こされるケースが多いものです。

本当は別のところに不安があり、その不安が体の不安に置き換えられたものと考えられています。

本人は「たぶん、ガンではないだろう」「やはり、ガンではないか」という**両方の考えの間**をブランコのように揺れ動いています。

経過

慢性化していることが多いのですが、数年単位で見れば、半分以上は治ります。

ただ本人は**体の病気**だという考えにこだわっていますから、内科や外科に延々と通い、「異常ありません」と診断されるたびに、あるいは症状がよくならないこ

慢性化させやすいドクターショッピング

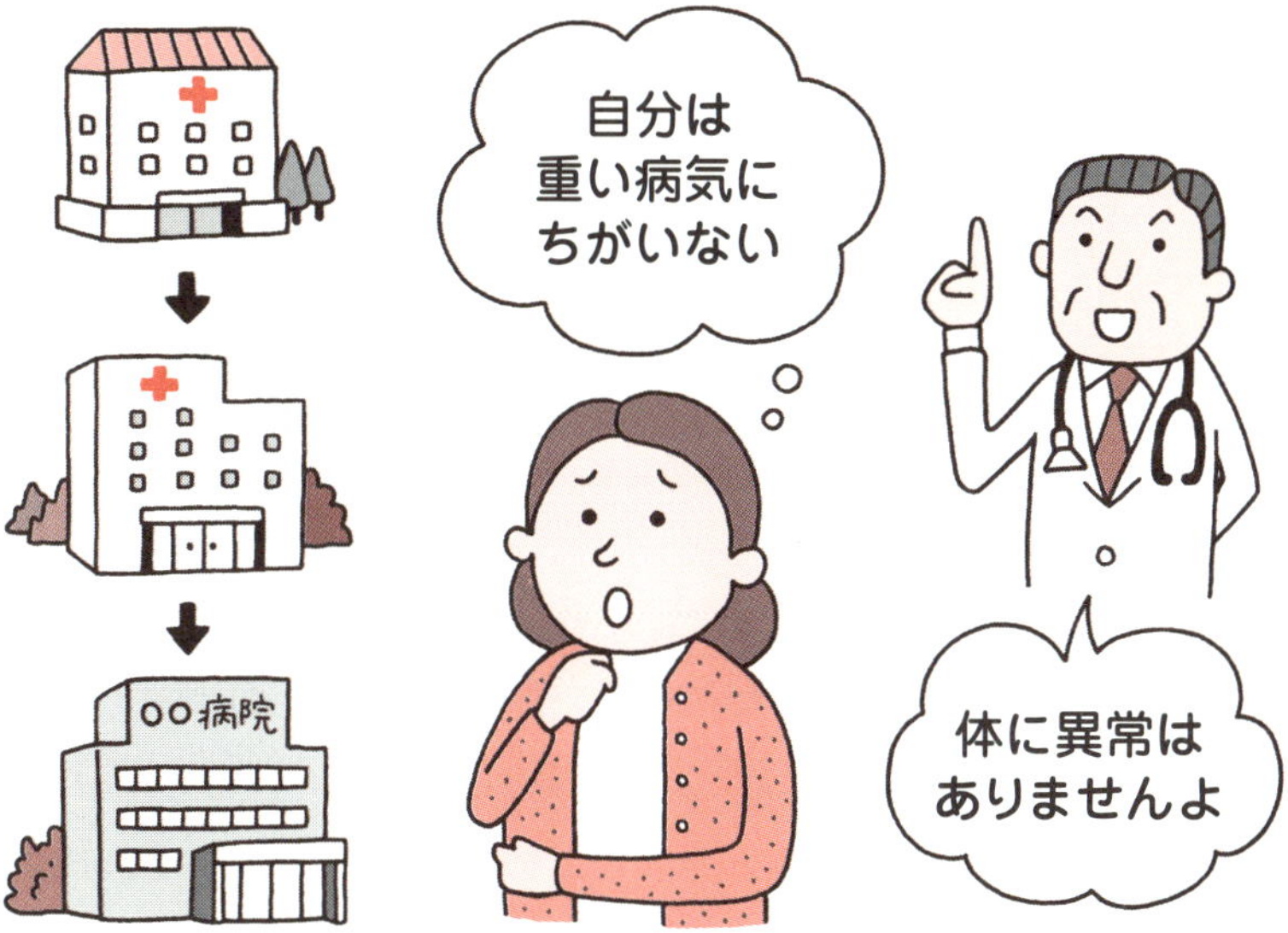
○○病院
自分は
重い病気に
ちがいない
体に異常は
ありませんよ

とを理由にして、次々と医師を変えることが多く、さらに慢性化させやすいと言えます。

内科や外科で「体には異常ありません。精神的なものが理由でしょう」と言われたら、速やかに専門家のところに足を運ぶことが望ましいものです。

治療

自分は病気だと固く信じている患者に向かって、最初から「それは医学的には体の病気ではありませんよ」と主張するのはきわめて困難です。

表向きはある程度、「内科的な病気の可能性もある」ということにしておいて、とりあえずは患者の心配を受け入れてあげないと、治療が続いていかないのです。

とはいえ、「内科の病気だ」と断定してしまったら、治療にはなりません。心気症の患者はしつこいほど内科の検査を要求するものですが、ある程度それを受け入れつつ、「内科的にも外科的にも異常はない」という検査結果を再三示します。

それとともに患者を取り巻く**環境やストレス**を静か

診断基準

次の項目が当てはまる場合には、心気症が疑われます。

□① 頭痛や胃痛といった、ささいな心身の不調を誤って解釈し、「重い病気にかかるのではないか」、または「重い病気にかかっている」と思い込んでいる。

□② 検査などで医学的に違うことが明らかになっても、考えを変えられない。

□③ ①の確信は妄想のような頑固さはない。また、醜形恐怖（128ページ）のように、外見についての心配とはかぎらない。

□④ ①のように確信しているために強い苦痛を感じていたり、社会的、職業的、そのほか重要な場面で支障がある。

□⑤ この状態が6カ月以上、続いている。

に探り、それへの洞察を深めるようにもっていきます。

原因は不安にありますから、薬物療法では抗不安薬を使います。

家族にできること

家族にしてみれば、頻繁に「ガンではないか」「糖尿病ではないか」などと訴えてくるものの、どうしてあげることもできませんから、対応するのはつらいものだと思います。ですが、本人はもっとつらいのですから、一応は話を聞いてやり、そのうえで「でも、医者は大丈夫と言っているんだから」などという言葉をかけ、繰り返し慰めを与えるようにすることが大切です。

とくに高齢者の訴えは執拗なので、それを配慮し、トラブルにならないようにしてあげてください。根底には老人の**孤独**や**さびしさ**が見え隠れしていることが多いものです。

本人へのアドバイス

内科や外科の医師から、「体には異常ありません。精神的なものが理由でしょう」と言われたら、早めに精神科にかかることが大切です。

身体的な症状はつらいものですが、一気になくそうと焦らず、症状とうまくつき合いながら、仕事や勉強を頑張るようにしてみてください。それらの中に未来を見ることができるようになり、張り合いや楽しさが出てくれば、自然とストレスや体へのとらわれから自由になっていき、症状が軽くなることも多いものです。

関連する精神障害

一般に**うつ病**（24ページ）や**不安障害**（349ページ）の人は、心気症を生じやすくなります。

転換性障害について

症状

よく見られるのは声が出なくなる**「失声」**、突然歩けなくなる、手が動かなくなるといった**「運動麻痺」**、手足や顔の痛覚がなくなる**「感覚麻痺」**、そして目が見えなくなる**「視力麻痺」**です。

運動麻痺は、自分の意志で動かしたり止めたりできる筋肉（随意筋）の麻痺である点が特徴です。

また、転換性障害の患者には、20世紀前半のフランスの精神医学者ジャネが名づけた**「よき無関心」**と呼ばれる状態が見受けられるのも特徴です。

たとえば脳梗塞などで実際に麻痺が起こり、手足が不自由になってしまった場合、普通は大変なショックを受けて苦しみ、嘆かずにはいられないものです。ところが、転換性障害の場合は自分の障害について、あまり**深刻に悩まない**ことが多いのです。

また、なかには全身けいれん発作や失神など、てんかんのような発作を起こす人もいます。てんかん発作と区別がつかないこともあるのですが、これは運動感覚麻痺に含めてもよいと思われます。

ただし、転換性障害と診断されたものの、後に**本当に神経疾患**だったことが判明するケースも見られますので、十分に注意すべきです。

転換性障害の疾病利得

転換性障害には「疾病《しっぺい》利得《りとく》」といって、いわば「病気になることで得られるメリット」がつきものです。これには2つあります。

1つめは、病気になることで、自分の内的な葛藤を意識の外に置けること。つまり、病気に気を取られる分、当面はストレスに直面せずにいられるのです。

2つめは、病気になることで、人の援助や愛情を受けられること。

転換性障害は、この疾病利得があるかぎり、なかなか治りません。

診 断 基 準

次の項目が当てはまる場合には、転換性障害が疑われます。

- □ ① 運動機能や感覚機能を損なう症状が1つ以上あり、神経の病気や身体の病気であるかのように見える。
- □ ② その症状が始まる前や悪化する前に、本人にとってストレスになるようなことがあり、原因には心理的なものが関係していると判断できる。
- □ ③ その症状は本人がわざとつくりだしているわけでもなければ、症状があるようなふりをしているわけでもない。
- □ ④ 検査など適切な方法で調べた結果、原因は身体疾患でもなければ薬物などでもない。
- □ ⑤ 症状のために強い苦痛を感じていたり、社会的、職業的、そのほか重要な場面で支障がある。

ただ、この疾病利得は本人さえ自覚していないのが普通ですから、家族は専門家の治療に任せるようにしたほうがいいでしょう。

経過

だいたいは、治療を受ければ治っていきます。ある調査では、83%の患者が4～6年で改善するとしています。「声が出ない」「目が見えない」といったような症状は自然治癒もかなり期待でき、多くは時間が経てば**自然に消えて**いきます。

ただし、手足の麻痺などは注意が必要です。原因をストレスと考えず適切な治療を受けずにいると、本当に体に障害が出てきてしまう場合もあります。たとえば、手足の麻痺状態を放っておいたために筋肉が萎縮し、本当に歩けなくなってしまうこともあるのです。

治療

軽い抗不安薬を使いつつ、心理療法によって、転換性障害を引き起こす原因となったストレスや心の中の葛藤を明らかにしていくという方法が一般的です。

時には睡眠作用のある薬を点滴で投与して話を聞いたり、催眠療法によって原因を知る方法も使われます。

家族にできること

原因は何らかのストレスなのですが、本人はそれに気がついていないことが多いうえ、指摘されたとしてもあまり認めたがりません。そういう隠れた原因を探し出すには、やはり専門家の心理療法が必要です。

ところが家族も、医師から原因が実はストレスであると言われてもなかなか信じられず、「内科や外科で治療すべきだ」と主張することがよくあります。

しかし、病院では通常そのような精神科以外の科を経たうえで「精神的な原因」と診断されているのですから、治療の障害にならないよう専門家に任せてください。

転換性障害の「疾《しっ》病《ぺい》利《り》得《とく》」

ストレス

よき無関心

＝

自分の障害について、あまり深刻に悩まない

不　安

心の葛藤

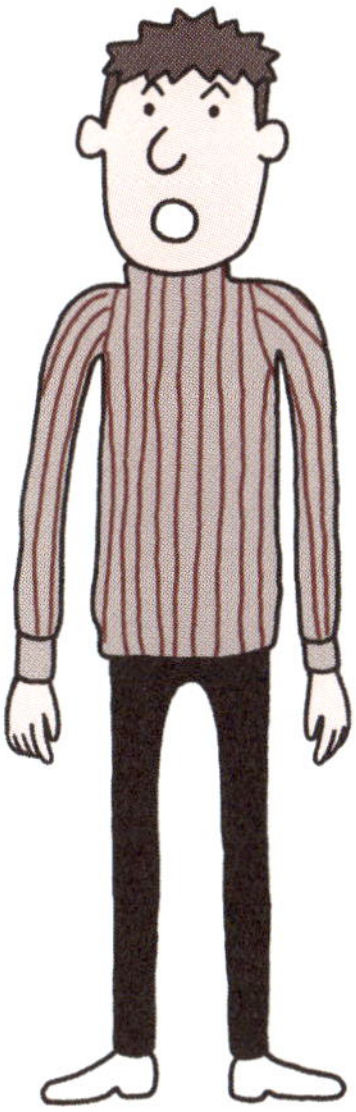

視力麻痺

- 目が見えなくなる

失　声

- 声が出なくなる

運動麻痺

- 歩けなくなる
- 手が動かなくなる

感覚麻痺

- 手足や顔の痛覚がなくなる

疾病利得

＝

病気になることで得られるメリット

疾病利得 その1

内的な葛藤を意識の外に置ける

↓

ストレスから逃げていられる

疾病利得 その2

人の援助や愛情を受けられる

身体化障害について

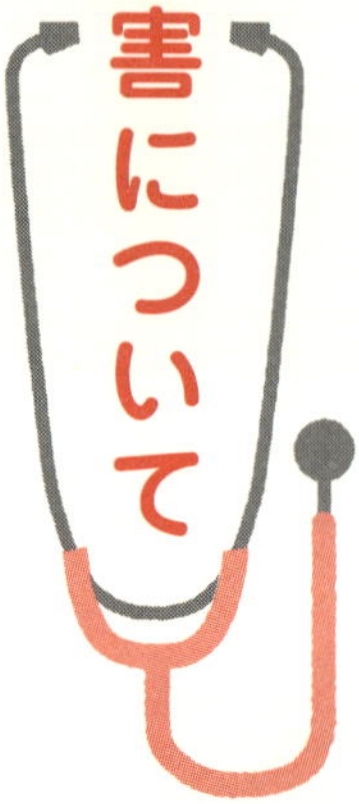

症状

吐き気や腹痛、下痢などの胃腸障害、関節痛や頭痛など複数の箇所にまたがる痛みなど、症状は実にさまざまです。

随意筋（自分の意志で動かしたり止めたりできる筋肉）や感覚の麻痺をともなうこともあります。

診断基準について

DSM－Ⅳ－TRの診断基準には、4つの疼痛や2つの胃腸症状、性的症状、非神経学的症状など、実にさまざまな症状が示されていますが、日本ではこれらすべてを満たしている患者はほとんどいません。

日本人にあっては、身体化障害の診断基準はもっとゆるやかに考えられるべきで、「身体のあちこちに**痛みや違和感**などがあるもの」と考えるのが現実的です。

経過

多くの場合、治るまでに多少時間がかかり、慢性的に持続しますので、「症状はあっても、生活に支障がなければいい」と考えるようにしてください。

逆にそう考えて毎日を送り、普通に生活できるほどに力がついてくると、相対的に症状も軽減していくものです。とにかく焦らないことが大切です。

治療

ほかの身体表現性障害と同じように、たいてい本人はストレスからくるものとは思っていませんから、そのあたりの納得が大きなポイントとなります。

さまざまな症状を体に引き起こしている**ストレスを明らかにし**、それを乗り越えていければ、症状はだんだん消えていきます。

薬物療法では、抗うつ剤を主として、抗不安薬をあ

身体表現性障害と心身症の違い

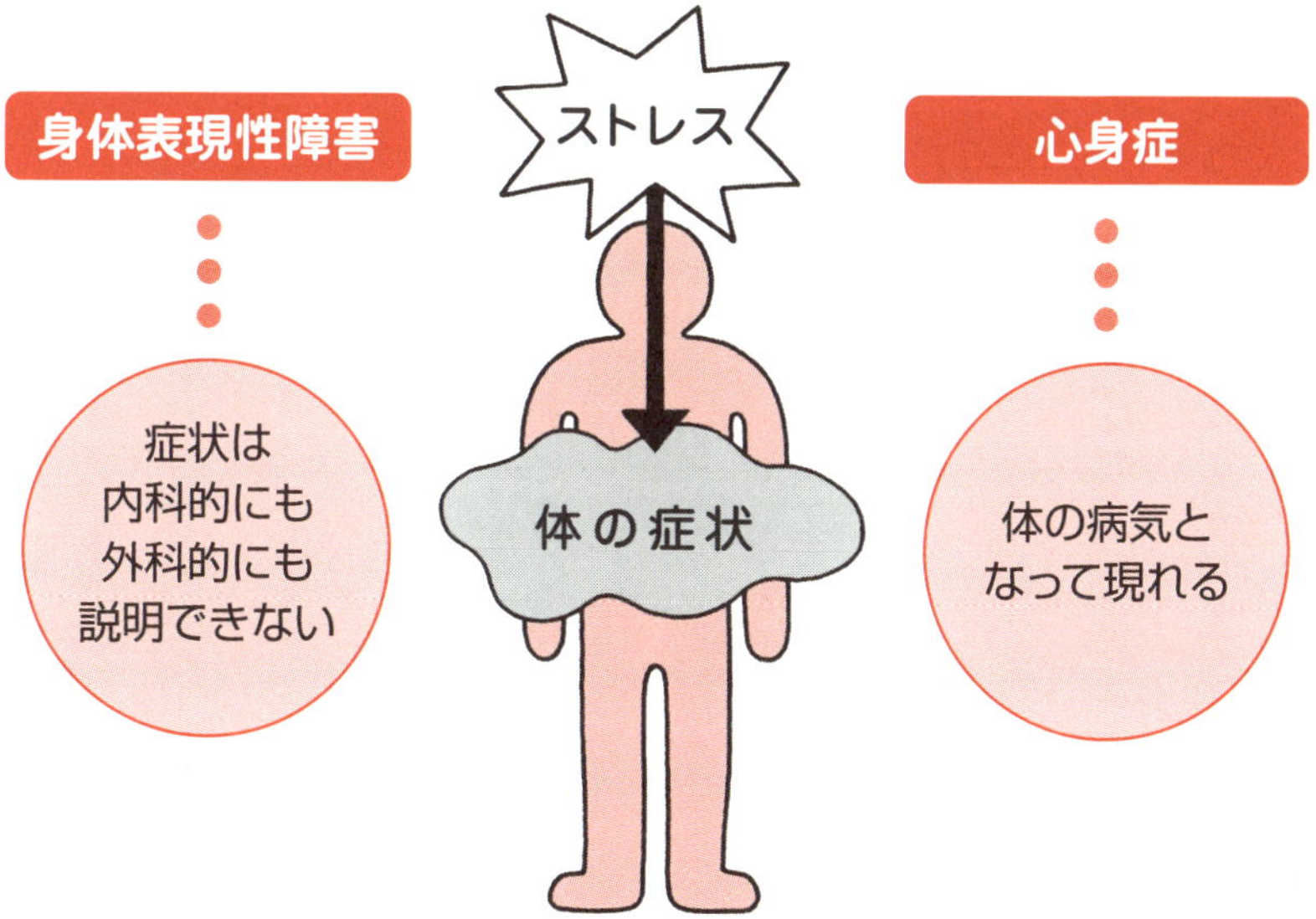

わせて使います。

家族にできること

ストレスからきているものだとわかると、本人を軽視したり、「気の弱い人」といった批判をする人がいますが、これは控えなくてはなりません。

多くの場合、症状はそれほどつらくはありませんが長く続くことが多いものです。

本人が気長に構えられるように、家族も体の症状から気をそらしてあげるように心がけてください。

また身体化障害の場合、精神科に来るまでに内科を転々とすることが多く、診てもらうたびに「原因は精神的なものでしょう」などと言われ、「この医者はわかっていない」などと、不満をつのらせるものです。

ですが、病院をはしごする「ドクター・ショッピング」はいたずらに時間を浪費させ、症状を長引かせてしまうものです。

きちんと医学的に説明してくれる医師のところで、ある程度腰を据えて治療にかかる必要があるでしょう。

疼痛性障害について

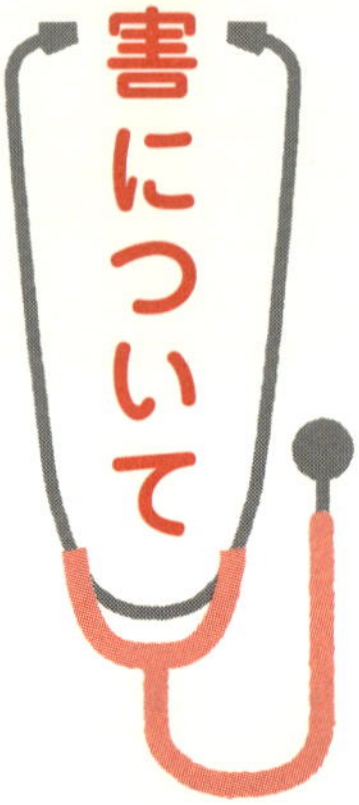

症状

名前のとおり、体のどこかに**疼《とう》痛《つう》**（ずきずきとした痛み）がいつも感じられるものの、内科的にも外科的にも異常はなく、明らかに**ストレスが関係**していると認められるものを疼痛性障害と呼びます。

ですが、本人はそう思っていないことがほとんどで、実際、一般の内科では疼痛性障害の患者さんがきわめて多いのです。

そして、内科から心療内科や精神科にまわされてくると、「自分は内科の病気なのに、なぜ精神科などにまわされたのだ」といって抗議することもよくあり、そのあたりの対応がなかなか難しかったりします。

原因となる内容は人それぞれです。会社でのストレス、主婦であれば子育てのストレス、あるいは子どもが大きくなって進学や独立で離れていき、一人取り残されたと感じるストレスもあります。

痛む場所は、頭、首、のど、背中、足、関節など、人それぞれです。

発症は男性よりも女性のほうが約2倍と多く、ピークは40～50代です。

経過

ほかの身体表現性障害と同じように、たいていは自然に治っていきます。多少時間がかかるにしても、治らないことはないのですから、本人も家族も焦らないようにしてください。

きちんと治療を受ければ、抗うつ剤などによって治りが早まります。

治療

心理療法でストレスの原因を明らかにし、その解決をはかるとともに、抗不安薬や抗うつ剤などの薬の助けを借りて改善を目指します。

診断基準

次の項目が当てはまる場合には、疼痛性障害が疑われます。

- □ ① 深刻な疼痛が身体の1カ所以上にある。
- □ ② 痛みのために強い苦痛を感じていたり、仕事や社会的な面で支障がある。
- □ ③ 心理的な要因が、疼痛の原因やその深刻さ、再発などに大きく関わっている。
- □ ④ 疼痛は本人がわざとつくりだしているわけでも、痛むふりをしているわけでもない。

家族にできること

家族は、「そういう症状はないんだよ」「痛みはないはずなんだよ」などと直接的に否定したりせず、「痛いと感じるなら、それはあなたにとっては苦痛だね」という形で、一応の理解を示してあげてください。

ただし、患者と一緒になって、「本当に痛い」という態度をとってしまうと、ますます治りにくくなってしまいます。

温かく接しながらも、患者と一定の距離をおくことが望ましいものです。

醜形恐怖（身体醜形障害）

自分は醜い、汚い…と思い込んで、外出さえままならないことも

醜形恐怖って？

自分の顔や体などの**外見が醜い**と思い込み、もし実際に小さい身体的欠陥がある場合には、それに対する心配が著しく過剰になる心の病です。そのため、現在では「身体醜形障害」と呼ばれています。日本では１９８０年代から増え始め、最近では小学校低学年の患者さんもめずらしくありません。

たとえば、本人は「あごがとがりすぎていて自分は醜い。恥ずかしくて大学に行けない」と主張するものの、実際にはごく普通の丸いあごであったりします。

しかし、人がどんなに説得しても信じず、自分が醜いとか汚いという思いを変えられません。その意味では、これも**一種の強迫観念**と言えます。

醜形恐怖が増えている背景には日本が豊かになり、衣食が足りて、自分の顔や体を美しくすることを重視するようになったことがあります。

また、実は本人の対人関係能力に問題があって人とうまくいかないのですが、それを「自分の性格や人とのつき合い方に原因がある」とは考えず、「顔が醜いからだ」というように、**問題をすり替えて**しまうケースも多く見られます。

醜形恐怖の人は、人に自分の悩みを訴えず、ひそかに外へ出なくなることも多く、**「ひきこもり」になりやすい**と言えます。

正直なところ、患者さんの多くはかなりの美人で体型も整っています。彼らはまったく主観的なイメージの世界で、自分の醜さを呪っているのです。

醜形恐怖の原因と"すり替え"

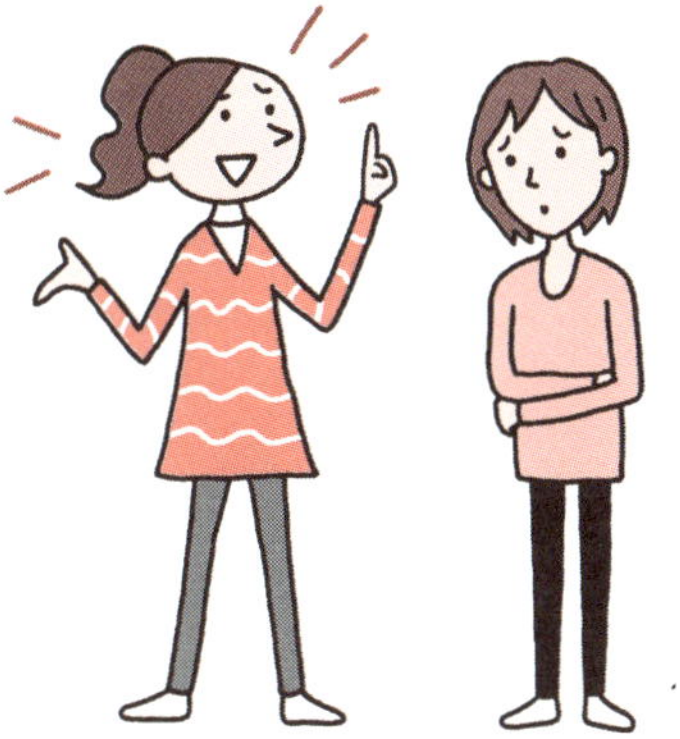

人とうまくいかない

本当の原因

対人関係の問題

- 性格や人とのつき合い方
- 劣等感

↓ すり替え

自分の顔（体）が醜いから

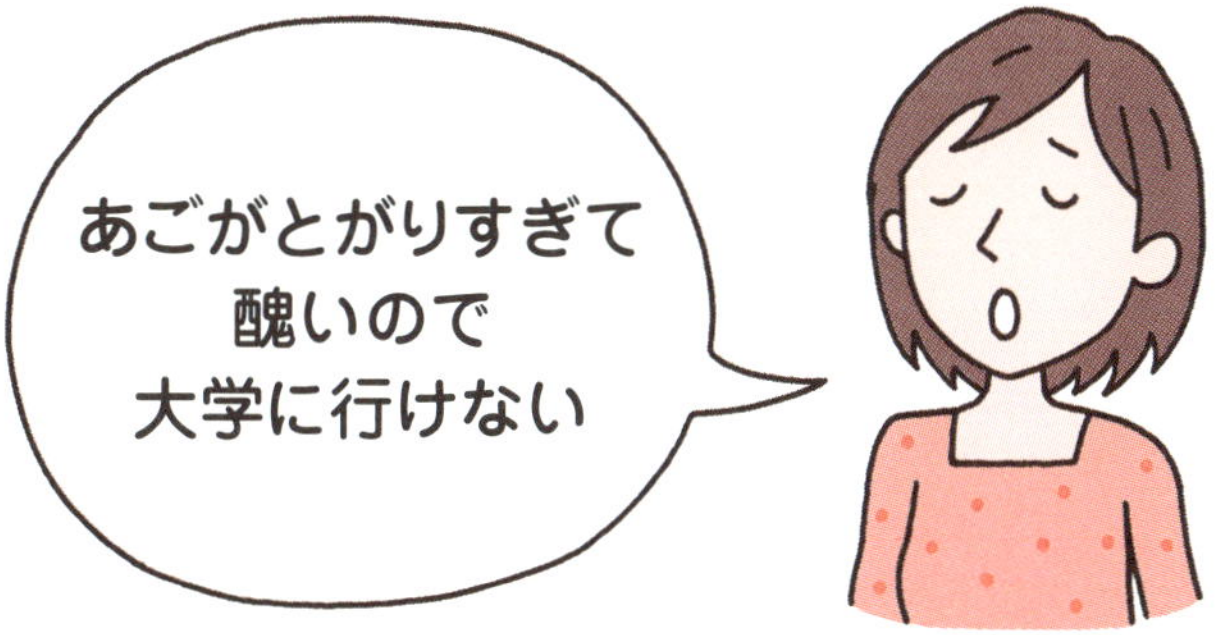
あごがとがりすぎて
醜いので
大学に行けない

醜形恐怖の3段階と治療

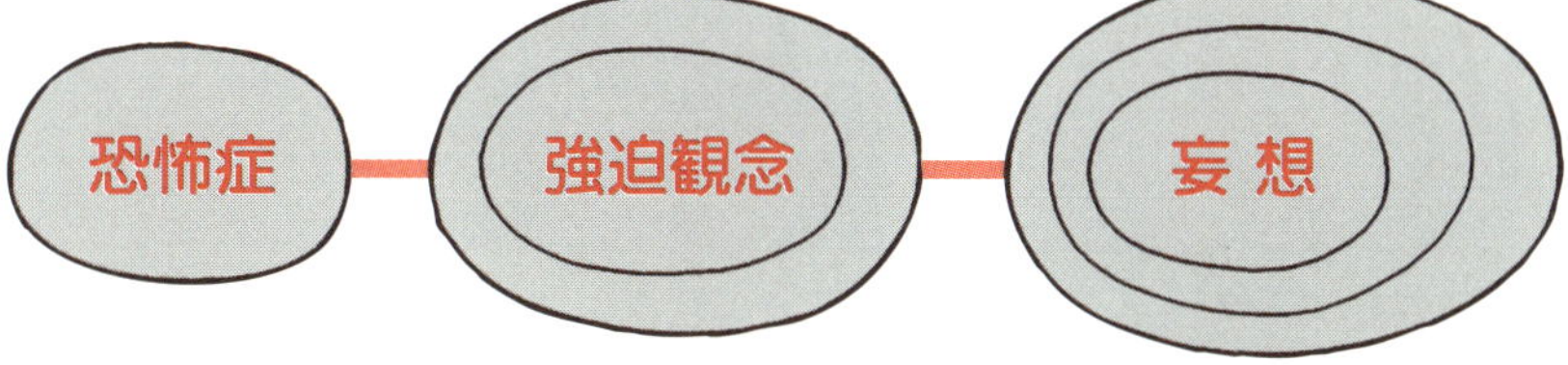

恐怖症	強迫観念	妄想
心理療法が中心	心理療法＋抗うつ剤や抗精神病薬などの薬物療法	抗精神病薬による薬物療法が中心

症例

見られるのが怖くて外に出られない！

原因は、妹への隠れたコンプレックスだった

21歳の女子大生、Sさんは「自分の顔が醜い。とくに目の下にあるクマが醜くくて外にも出られない」と言って外来にやって来ました。

彼女は学校に出かけられないため、とうとう留年までしてしまったと言います。

容貌に自信がなくなったのは高校2年生のころからだと言いますが、私が見るかぎり、目がパッチリしているために、目の下のくぼみが人よりもわずかに目立つくらいのものです。

ところが、いくらそう説明しても「いいえ、よく見ると黒いんです」と言って、断固として譲りません。

彼女の話を聞いていくうちに、私は「対人関係が苦手なことが問題なのではないか」と考え始め、対人関係の問題に焦点を当てて、心理療法を進めていきました。

すると、ある日、彼女は涙を浮かべて、次のように打ち明けたのです。

「実は私、妹にすごく嫉妬しているんです。妹は美人で、どこへ行っても華やかで目立ちます。家の中でも妹がいると、とても明るくなるんです。それにくらべて、私は醜いし暗いし……人を不愉快にするだけ。母も父も妹のほうがかわいいんです」

彼女の場合、対人関係よりも、妹への隠れたコンプレックスが大きな問題となっていたのでした。

こうして原因が明らかになったものの、それだけでは症状は十分によくならなかったので、私はまず「暴露療法」として、毎日2回は外に出ること、他人に醜いと思われようが気にせず、〝義務〟として家の近所にできれば電車に乗って出かけること

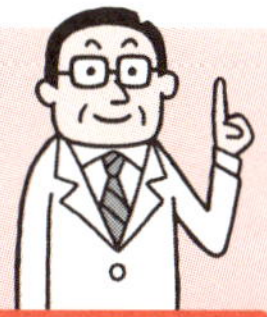

Dr's Advice
精神科医のワンポイントアドバイス

一種の強迫性障害（98ページ）と言ってもいいものですから、他人が何度言葉で「醜くない」と説得しても治りません。精神科で治療を受けながら、やはりあえて人前に出ていって、体験的に「誰もおかしい」とは思っていないことを知ることが大切です。

家族は、趣味など、容姿以外の面で人生を楽しむように本人を導いてあげましょう。ただし、家族の美醜の判断は他人の判断よりももっと信じようとしませんから、治療はあくまで専門家に任せるべきです。

を課題にしました。

それまでは母親が車で連れてきて、診療の間は待合室で待っていたのですが、彼女は「治るためなら」ときちんと約束を守り、次の面接には電車でやって来ました。

「先生、私、もう電車に乗ってもこわくなくなりました。電車に乗ったら、みんなが私を見て『なんて醜いんだろう』と、すぐに目をそらしてしまうだろうと思っていたけど、実際には無関心な人も多いんですね」と話してくれたのです。

一方で、私は「クマがあるというのはSさんの思い込みで、強迫観念といってもいいものなんだよ。あなたは確信しているけど、誰もあなたの考えに賛成しない。多数意見を尊重して『クマはない』とするべきではないかな」と話してみました。

「そうかもしれません。でも……、どうしてもそう思えないんです」と彼女は言います。そこで私は、

「『クマがある、これが醜いんだ』という考えがわいてきたら、すぐに打ち消して『違う。これは病的な考えで、私の役には立たない』とその考えを遠くに押しのけてしまいましょう。そう、イメージの中で『クマがある』という考えを白いペンキで塗りつぶして消してしまうんですよ」

というように、「目の下にクマがある」という考えを〝強迫観念〟と名づけ、それを「病的なもの」と位置づけることで排除することを積極的に進めたのです。

彼女は真剣に練習し、1カ月ほどでずいぶん成長しました。

「先生、私、あまり『目の下にクマがある』という考えがわかなくなってきました。

わいても、気にならなくなってきました」

と、うれしそうに語ってくれるようになりました。

そうした面接が続いたある日、私はわざと「おや、あなたの目の下のクマ、目立つね」と言ってみたのです。

すると彼女は「えっ、やっぱり……」と狼狽して、言葉を失ってしまいました。

私はすかさず、「…と、もしも言われたら、あなたはどう答えるかな?」と言ったところ、Sさんはホッとした表情で、

「えーっと、『クマなんてないです』かな」と答えました。

「そう答えてもいいけど、何だか余裕がないねえ」

「クマがあるように見えるのは、私の目が大きいからです。ただそれだけ」

「そうだね、そのほうがさっきよりいいね」

人から「クマがある」と言われたら、どう答えるか。この心の用意ができてこそ、本当の意味で強迫観念を追い払うことができる、という考えからしかけた「ロールプレイ」でした。認知行動療法と言ってもよいでしょう。

こうしてSさんはどこへでも行けるようになっていきました。そしてボーイフレンドとデートができるほどになったのです。

最後に彼女は、「先生、私は自分の顔が醜いなんて言っていたけれど、本当は劣等感なんだよね。なんだかバカな時間を過ごしたという気もするけど、先生と会っていた時間はとても楽しかった。長い間ありがとう」と言って、去っていきました。

醜形恐怖について

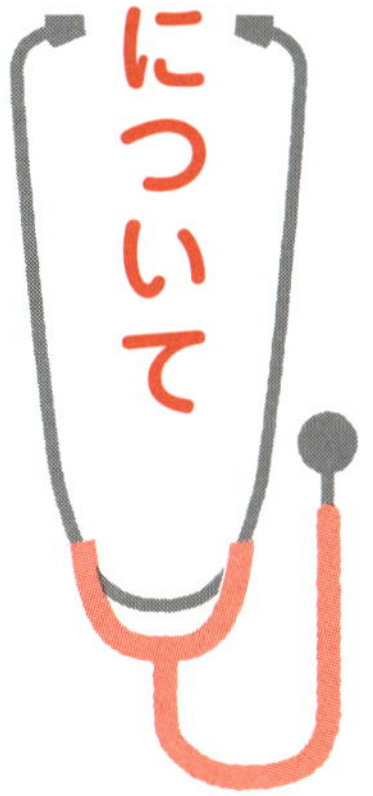

症状

自分の顔や体が醜いと思い込み、まわりの人が何度否定しても、考えを改めることができません。その意味では、一種の**「強迫観念」**（98ページ）と言えます。

「自分は醜い」という考えが浮かぶのを自分の意志ではどうしても止められず、本人は苦しみます。なかには妄想的な人もいます。

また、頻繁に鏡で自分の顔や体を見ないと気がすまないケースが多く、これは**「強迫行動」**（98ページ）と言えます。逆に自分の顔や体を見ることを極端に恐れ、まったく鏡を見ようとしない人もいますが、これも強迫行動と同じことです。

主にこだわるのは、顔の美醜です。たとえば眉毛が濃すぎる、唇が厚い、目が鋭い、鼻が曲がっている、顔全体が醜い、というようにこだわりはさまざまです。

最近では、顔だけでなく体全体の美醜、たとえば太りすぎているから、胸が平らだから、脚が太いから恥ずかしい、外に出られない、などの例も見られます。

人間は誰しも多かれ少なかれ、自分の姿形にコンプレックスを感じているものだと思いますが、それが病的かどうかは、客観的に見て納得できるかどうかが一つの分かれ目になります。

経過

突然発症するというよりも、異性を意識する思春期になって次第に気にし始めるように思われます。強迫性障害と同じように治りにくく、**慢性的な経過**をたどることが多いものです。

また、人に自分の悩みを訴えず、ひそかに外出しなくなることが多いのですが、これもまた治療をいっそう困難なものにしています。**ひきこもり**になってしまう人も少なくありません。そのため母親が相談に来て薬をもらっていく人が圧倒的に多いのです。

専門医にかかるのが早ければ早いほど治癒率は高

診断基準

次の項目が当てはまる場合には、醜形恐怖が疑われます。

- □① 外見について「自分は醜い」と思い込む。小さい身体的な異常がある場合には、過剰に心配する。
- □② その思い込みのために、実際に強い苦痛を感じていたり、社会的な面や仕事の面などで、支障がある。
- □③ そう思い込むのは、何かほかに精神障害をわずらっているからではない。

く、1年、半年、3カ月で治ることもあります。しかし放置すれば何年も続いてしまい、ひどい場合には10年以上続くケースも見られます。

発症年齢は10代の思春期が多く、これまではやや女性に多かったのですが、最近では男性もきわめて多くなってきています。

治療

薬物療法では強迫性障害にも効果が高いSSRIなどの抗うつ剤や抗精神病薬などが使われます。

一方、**心理療法**は、まだ試行錯誤の段階と言えます。というのも、醜形恐怖の患者さんたちは強迫性障害と同じかそれ以上に強い強迫観念をもっているうえ、非常に頑固でなかなか心理療法にのってこようとしないからです。

私の治療経験では、**認知行動療法**が効果的です。まず「これは一種の病気です。あなたが支配されている〝自分は醜い〟という考えは事実ではなく、強迫観念にすぎません」とはっきり伝えて、病気であることを認識させます。

次に「だから、打ち勝とう」と、強迫観念との闘いをすすめるのです。

そして、人前に出ていく**「暴露《ばくろ》療法」**や集団療法で他人の意見を聞き、自分の考えていることが妥当かどうか確かめてもらう必要があります。

さらに人と接触するトレーニング、**「ロールプレイ」**などの行動療法で誤った思い込みを正していきます。

人間は慣れることに巧妙な動物です。それを治療にもち込むのです。**「習うより慣れろ」**ということでしょうか。

また、彼らは家庭で自由に生活している間は自分の醜い部分にこだわり続けていますが、強制的に人との交わりを持つことによって、その適応に追われてしまい、醜形恐怖が和らぐことはよくあります。そして、そこで対人関係がいったんできると、軽くなっていくことが多いというのが私の経験でも言えることです。

時には分析的な治療をほどこし、「自分は醜い」と思い込むようになった**本当の原因**、心の奥に潜んでいる本当の不安や恐怖を明らかにするのが効果的な場合もあります。

醜形恐怖の心理療法

認知行動療法

病気であることを認識させて、強迫観念に打ち勝つように導く。

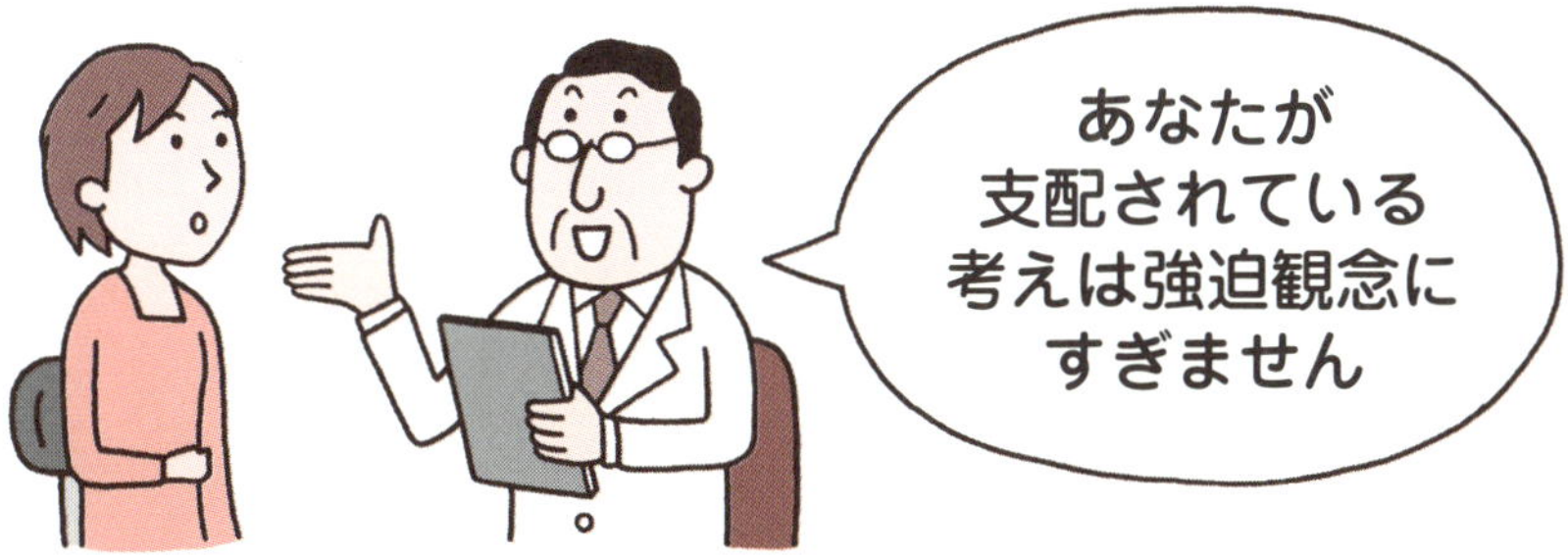
あなたが
支配されている
考えは強迫観念に
すぎません

集団療法

他人の意見を聞き、自分の思い込みが間違っていることを確かめる。

暴露療法

人前に出ることに慣れていく。

力動精神療法

分析的な治療により、心の奥に潜んでいる本当の不安や恐怖を明らかにする。

醜形恐怖に隠されたもの

醜形恐怖になる原因としては、人にちょっとしたことを言われたのがきっかけで、「自分の顔（体）は醜い」という強迫観念をもつようになる場合が多いのですが、往々にして裏には**対人関係能力の問題**が潜んでいます。

対人関係の能力が低いために、人とうまくいかない、そのときに「自分の性格や人とのつき合い方に原因がある」とは考えず、「自分の顔（体）が醜いから」というように、問題を〝すり替えて〟しまうのです。

また、130ページの症例のように、ある劣等感が醜形恐怖にすり替わっていることもあります。

家族にできること

家族やまわりの人が、本人の思い込みを激しく避難することが多々あります。しかし、醜形恐怖は明らかに精神障害であり、説得は不可能なのです。

ですから、家族やまわりの人がまずなすべきことは、叱ったり説得するのではなく、医療の場に導くことだと考えてください。

家族が何度、「決して醜くなんかないのだから、心配することはない」と言ったとしても、むしろ誘導するかのように、「でも、実は醜いんでしょう?」などと聞いてくるものです。

そういうときは、素朴に「私はそうは思わない」とかわしながら、強迫観念から遠ざかって、もっと生活の質（QOL）を高める、つまり生活を楽しむように示唆することがとても重要です。

たとえば仕事の楽しさを教えてやったり、趣味をもつ、友人をつくるなど、別の領域でも人生を楽しむように勧めてあげてください。

ただし治療については、あくまで専門家に頼るべきです。家族の美醜の判断は他人の判断よりももっと信じようとしませんから、家族が介入するのは一般にとても困難です。

関連する精神障害

醜形恐怖の人は、人に自分の悩みを訴えず、ひそかに外へ出なくなることも多く、**ひきこもり**（174ページ）になりやすいと言えます。

また、およそ90%は**うつ病**（24ページ）を経験しています。うつ病があるからこだわりに固執し、逆に過度のこだわりからうつ病を発症し、より一層美醜にこだわってしまう、という悪循環になっているのかもしれません。

そのほか不安障害、とくに**社会不安障害**（88ページ）が多く見られます。また**強迫性障害**（98ページ）も加わっていることも多く、時に**統合失調症**（184ページ）との併発もよく見られます。

性格は、傷つきやすい**回避性パーソナリティ障害**（272ページ）がもっとも多く、自分の思い通りでなければ気がすまないという**強迫性パーソナリティ障害**（284ページ）も多く見られます。

研究

醜形恐怖の原因については、あまりよく知られていません。しかし、**うつ病との関係**、あるいは**強迫性障害との関係**が強いということは、これらの病気との類似性を示唆しています。

醜形恐怖を強迫性障害の仲間に入るとする学者もいます。また実際、醜形恐怖の人たちは脳内の神経伝達物質であるセロトニンを増加させる薬に反応するという報告があり、それは強迫神経症との薬理学的な類似性を示し、またうつ病との近縁性をもうかがわせます。

醜形恐怖は古くから見られ、すでにヨーロッパでは百年以上も前から報告されています。精神医学の父とも言えるクレペリンの時代にも認められ、彼もこれを強迫神経症の一種と考えていました。

しかし、十分な研究がなされていたわけではありません。なぜなら、醜形恐怖の人たちは多くの場合、皮膚科や内科、形成外科などを経てから精神科に来るからです。

解離性健忘

つらい体験がきっかけで記憶を失う
自分の名前さえ、忘れてしまうことも

解離性健忘って？

解離性健忘は、ある一定の期間、自分がどこにいたのか、何をしていたのかを突然忘れてしまう、俗に「記憶喪失」と呼ばれるものです。

忘れてしまうのは、**自分にとって不都合なこと**（借金や、家族・友人から強い非難を受けた出来事など）、思い出したくもない**嫌なこと**（レイプなど）だからです。嫌な記憶にふたをして、何も感じないですむようにしているわけです。

時には**「全生活史健忘」**といって、自分の名前や出身地、親など、すべてを忘れてしまうケースもあります。ただし、これはかなりめずらしく、1人の精神科医が一生の間に2、3人しか出会わないくらいのものでしょう。

また、突然、家庭や職場から逃げ出して放浪し、過去を思い出せなくなってしまう**「解離性遁走《とんそう》」**のケースでは、自分が誰かわからなくなっていて、時には別の場所で別の人格になって暮らしていることもあります。

なお、「解離」とは、心に深い傷を負うつらい体験（トラウマ）やストレスによって、意識・記憶・同一性（アイデンティティ）などがまとまりを失ってしまう（＝解離する）というものです。同一性というのは、いわば「自分のイメージ」「自分の目標」ととらえればいいでしょう。

解離性障害に含まれる精神障害にはほかに、いくつもの人格が生まれる「多重人格」（152ページ）などがあります。

つらい体験により、自分がまとまりを失ってしまう

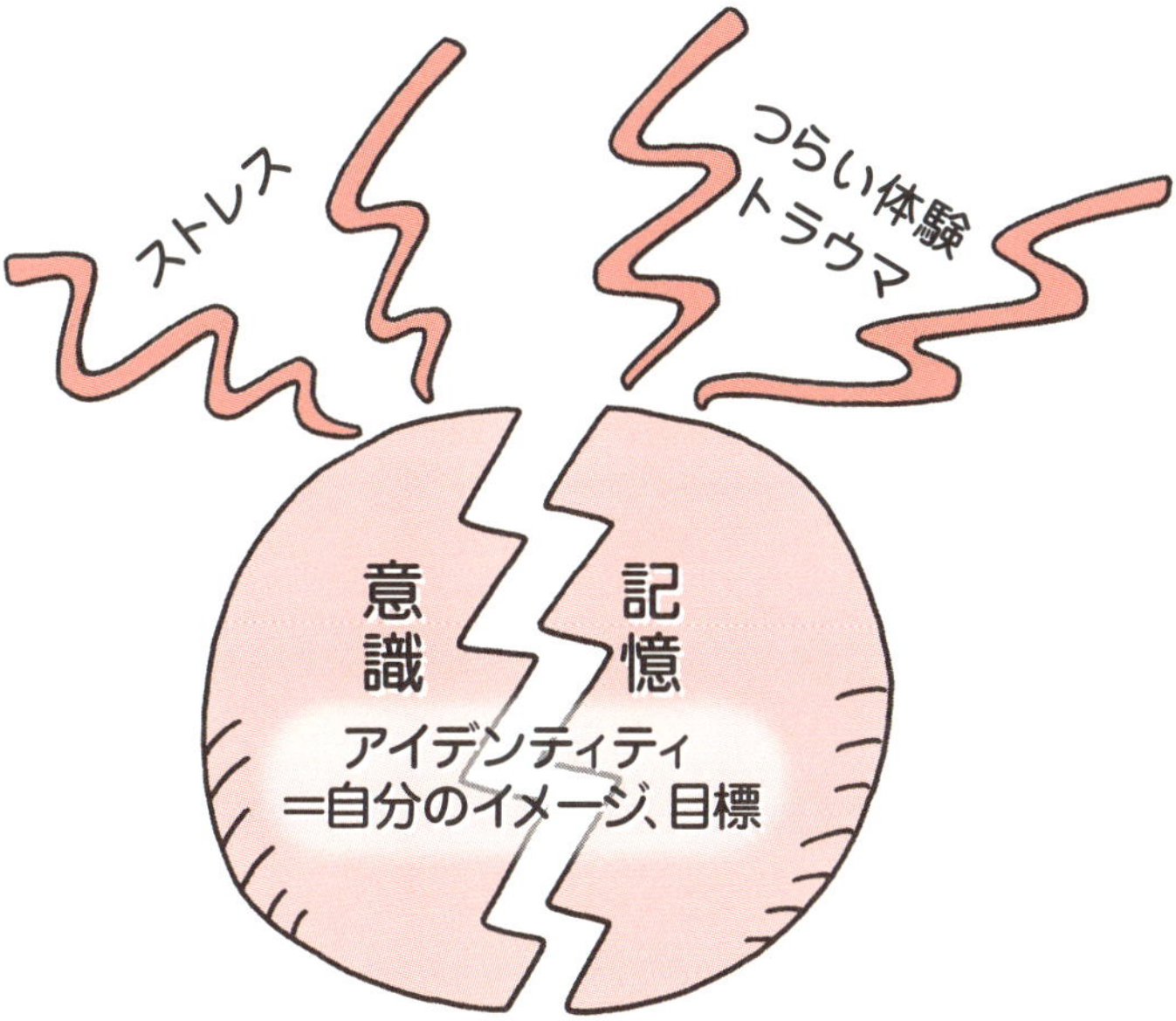

解離性健忘と解離性遁《とん》走《そう》

解離性健忘

自分にとって不都合なこと、思い出したくない嫌なことを忘れてしまう

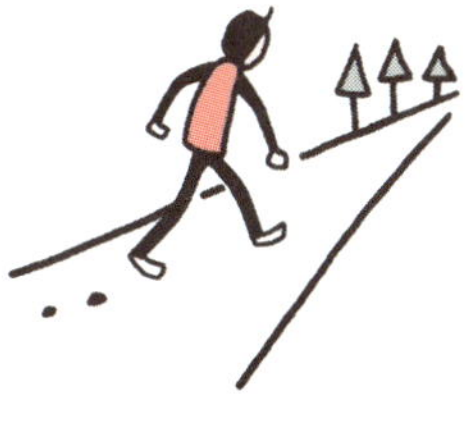

解離性遁走

家や職場から逃げ出して放浪し、記憶を失う

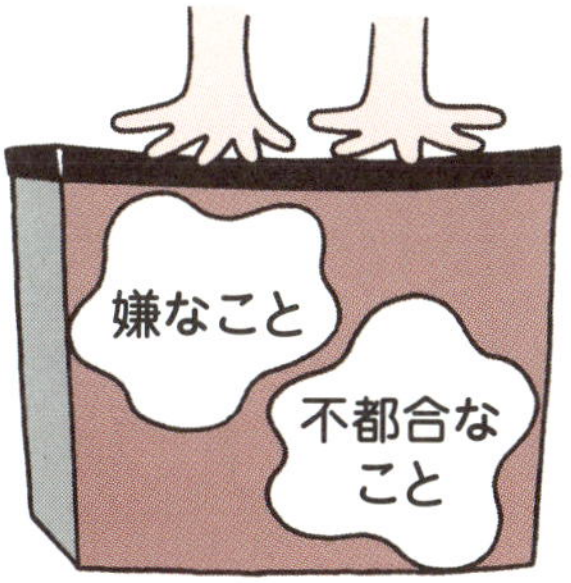

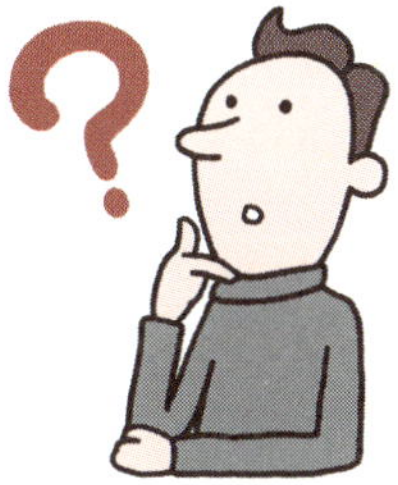

全生活史健忘

自分の名前や出身地、親などすべてを忘れてしまう

名前も住所も思い出せない…

症例

ショッキングな体験の後、記憶をすべて失って放浪…

ある20代半ばの男性が警察官に連れられて、病院にやって来ました。コンビニでパンを盗んで警察に捕まったのが事の発端でしたが、自分の名前も出身も家族もすべて忘れてしまっているということで、しばらく入院させて調べてもらえないかということで連れてこられたのでした。

男性は精悍で、いかにも好感のもてる素直な青年でした。

しかし、自分の名前も家族もまったく思い出せないのに、怒りや不安、うつのような表情を見せることもなく、平然としていられること自体が異常と言え、解離性健忘の特徴である「よき無関心」（123ページ）と言えました。

病院での生活が始まると、皆と仲良くつき合い、明るく、スポーツもでき、彼自身も楽しんでいる様子です。

私が「名前を思い出せなくても、不安はないのかい」と聞くと、

「そりゃあ先生、不安ですよ。自分が誰だかわからないのですから」

とは言うものの、やはり毎日をとても健康的に楽しんでいるように見えました。

しかし、1カ月を経過してもなんら進展がないので、私は彼に催眠療法を試すことにしました。

はたして催眠をかけて数回目に、彼がある地方都市の出身であること、川の土手で知らない中年男性に無理やり同性愛行為を要求され、それから記憶をすべて失ったことがわかったのです。

再び記憶にあるのは、東京駅構内の長椅子に座っている自分でした。

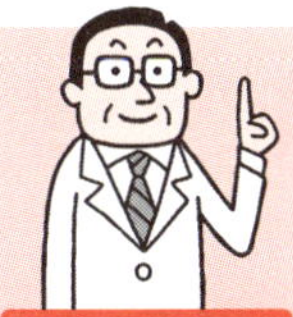

Dr's Advice
精神科医のワンポイントアドバイス

このケースでは、中年男性とのショッキングな出来事がなければ全健忘などという症状には至らなかったと思われます。

しかしながら、彼の会社に対する不満や生きがいの喪失のほうが心因として大きい可能性があり、こうした背景なしには、おそらく同性愛も生じなかったのではないかと私は考えています。

このような理由から、心理療法でもこの生きがいの回復が中心となりました。

しかし、どうして自分がそこにいるのかわからず、自分の名前さえ忘れてしまっていました。持ち物はなく、ポケットにはキャッシュカードが入っていましたが、自分の物ではないような気がして捨ててしまいました。

それから放浪の日がしばらく続き、夜は公園で寝て、食べ物は盗むかたちで生活していました。そんなある日、警察に捕まり、病院に収容されることになったのでした。

催眠を重ねるうちに、彼が次男であること、大学を卒業後、大手企業に勤務する新人サラリーマンだったことなど、次々にいろいろなことがわかってきました。

中でも注目に値するのは、彼が希望して入った大会社での出世の見通しがきびしかったこと、さらに自分が組織の一部となって個性が生かせないという不満をもっていたことです。

最終的には彼の名前と住所もおぼろげながらわかり、その地方都市の警察を通じて身元が判明しました。彼は自分の名前と住所を知り、きょとんとしていましたが、急に力が抜けてうつ的になっていた様子でした。

そして病院を訪れた家族と対面することになったのですが、彼は恐怖に近い表情を浮かべてびっくりしていました。一方、彼が失踪して殺されたのではないかと案じていた家族は大喜びでした。

その後の心理療法では、彼の感じていた生きがいの喪失感を回復することが中心となり、やがて彼は少しずつ記憶を回復していき、警備会社に仕事を見つけることができました。

解離性健忘について

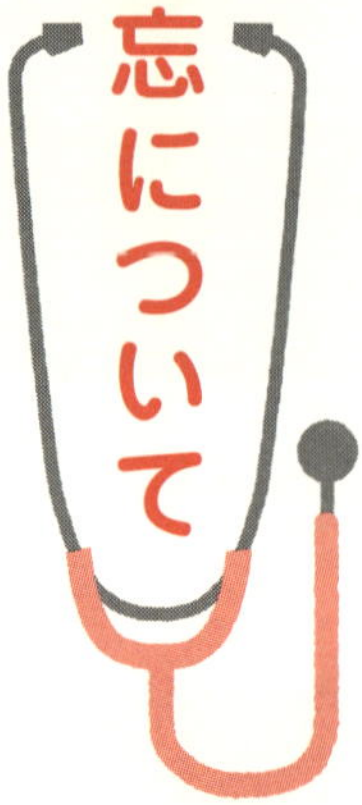

症状

きわめて強い**ストレス**や**トラウマ**（心に深い傷を残す体験）にぶつかったために、記憶を失ってしまいます。記憶を失うといっても、普通の物忘れで説明できるレベルでもなければ、外傷など、何か脳に障害があるために起こったわけでもありません。

また**解離性遁走**《とんそう》といって、突然、職場や自宅から逃げ出してしまうケースもあります。家に戻って我に返ることもありますが、記憶を失ったまま家から離れた場所で生活していたりすることもあります。

解離性遁走は、本人にとくに強いストレスを感じさせるようなこと——たとえば、借金、レイプ、友達や家族から強い非難を受けたことなど——がきっかけで起こる場合が多く、よりまとまった一つの行動、**無意識的な目的をもった行動**と見ることができます。

経過

健忘は突然生じ、数分から数日、さらに数カ月以上続く場合もあります。とくに解離性遁走は数カ月以上続きます。

解離性健忘も遁走も、転換性障害（120ページ）のように、疾病利得《しっぺいりとく》、つまり「病気になることで得られるメリット」があります。

症状は、心の底で疾病利得を期待しているために現れているわけですから、それらのプラス面がなくならないかぎり、ずっと続きます。

疾病利得は専門家でなければ、見つけるのはきわめて困難ですから、できるだけ早い段階で専門医にかかることが望まれます。経過は、その治療いかんによって決まってきます。

治療

自然に思い出すこともありますが、だいたいにおいて「覚えていたくないから、忘れてしまった」わけです。

診　断　基　準

次のそれぞれの項目が当てはまる場合には、
解離性健忘・遁走が疑われます。

〈解離性健忘〉

1　きわめて強いストレスやトラウマによって記憶を失ってしまう、しかも普通の物忘れで説明できるレベルではなく、広範囲な健忘がある。

〈解離性遁走〉

1　突然、家庭や職場から離れて放浪し、過去を思い出せない。

2　「自分は誰か」ということがわからない。

忘れるにはそれなりの意味があると考えられ、一般に自然に思い出すことはあまりありません。

そこで、治療にあたっては催眠療法によって、あるいは薬物で抑圧を弱めて自由に話せるような状況をつくり、抑圧された記憶を回復します。

家族にできること

家族にとっては、なぜ思い出せないのか、きわめて理解し難いものだと思います。ですから、必ず医師の説明に従って行動するようにしてください。

また、自分たち自身で思い出させようとするなど、積極的に治療にかかわろうとするのはいささか危険です。あくまでも、専門家に任せることが大切です。

というのは、患者の記憶にふたをしているのは、レイプのように忘れてしまいたいほど嫌な体験だからです。たとえ家族であっても、絶対に知られたくない場合も多いのです。むしろデリケートな問題であるだけに、「親にだけは知られたくない」とも言えるでしょう。

離人症

自分が自分ではない気がする…
まわりの出来事が遠く非現実的に感じられる

離人症って？

離人症の症状には、次の「離人感」と「非現実感」があります。

- **離人感…自分の意識や体が現実感を失う**
- **非現実感…まわりのものすべてに現実感がなくなり、奇妙な異物のように感じる**

具体的に言うと、自分が自分のように感じられず、まるで機械かロボットのように感じます。自分の体を動かしているのに実感がともなわなかったり、自分の存在感さえ感じられなかったりします。

また、周囲の人や物が模型のように人工的に見えたり、まわりの風景が「映画のスクリーンやガラス越しに見えるように感じられる」と表現される場合もあります。

そのほか、喜怒哀楽が感じられない、感動しなくなるなどの症状が見られることもあります。

決して多い精神障害ではありませんが、思春期から青年期にかけて生じやすく、男女比では女性のほうが多く、発症率は男性の約2倍です。

本人は淡々と症状を訴えるものの、現実にはきわめて苦しんでいる場合が多く、自殺を図ることさえあります。

うつ病や**統合失調症**の初期、時には**PTSD**（心的外傷後ストレス障害）や**パニック障害**の症状として起こることもありますが、だいたいは特別な理由もなく襲ってくるもので、原因がわからない場合も多いのです。

「離人感」と「非現実感」

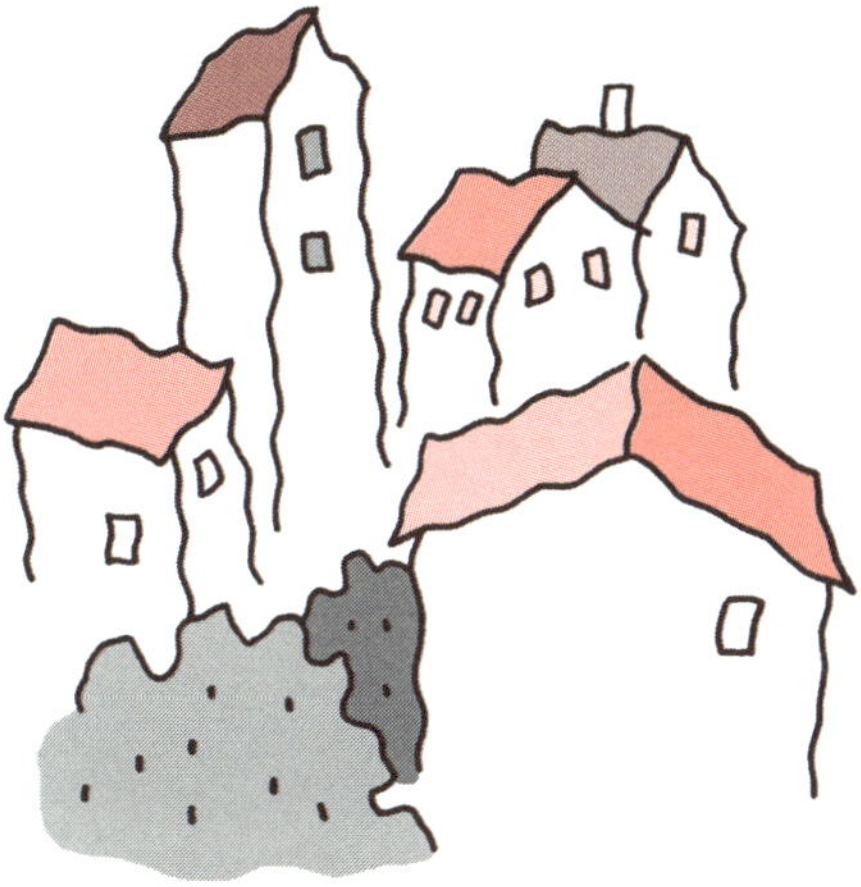

- 遠いところから自分を眺めている感じがする
- 周囲の人や物が模型のように人工的なものに見える
- まわりの風景が映画のスクリーンやガラス越しに見えるように感じる

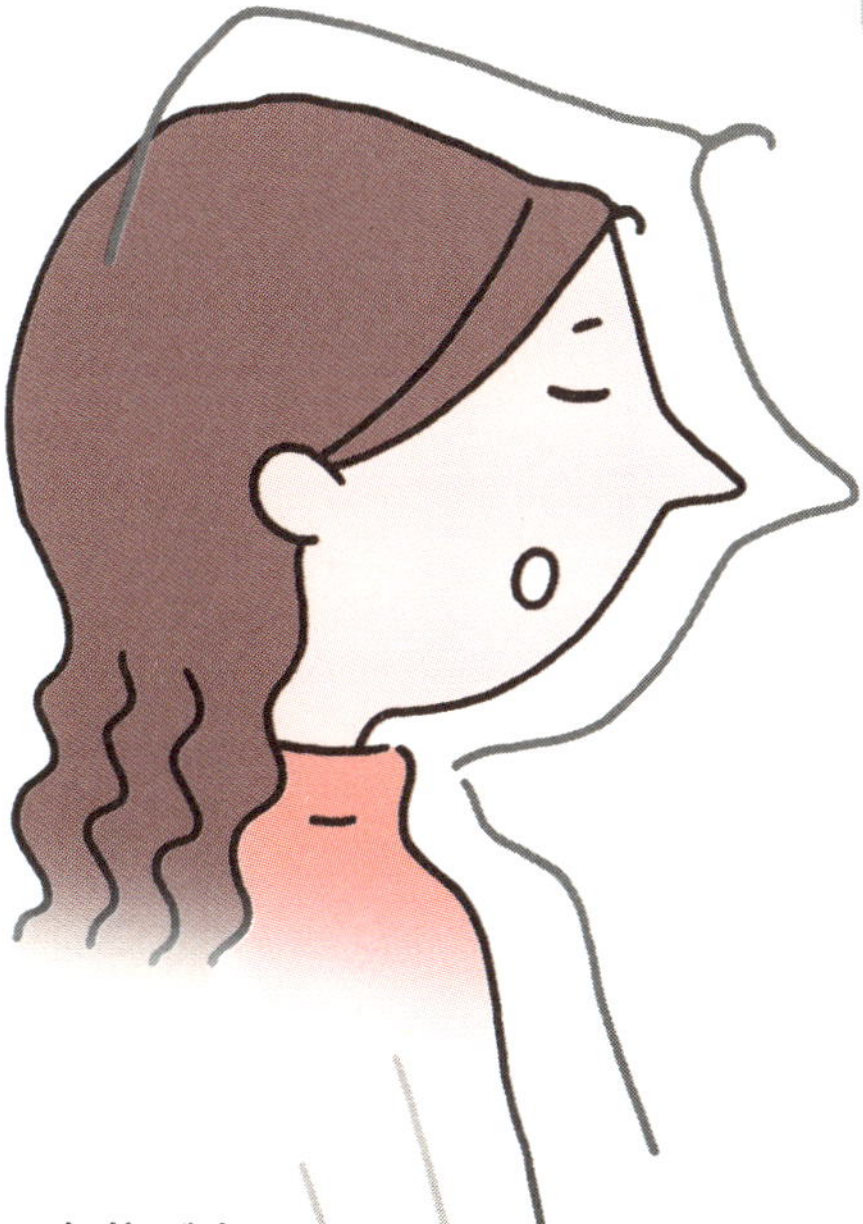

- 自分の体の実感がなくロボットのように感じる
- 歩いても、自分が動いているような感じがしない
- 体が宙に浮いているように感じる
- 自分の体が大きく感じる、小さく感じる

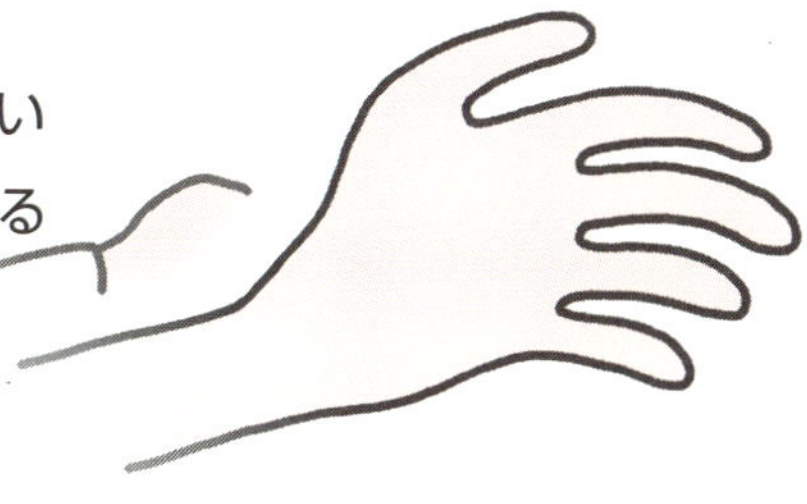

- 自分が生きているという実感がない
- 物事を考えても、自分が考えているような気がしない
- 喜怒哀楽が感じられない
- 感動しない

症例

すべてが人工的に感じられて苦しい…！

原因がわからないだけに、治療も困難に

女子大生のNさん（20歳）は、次のような訴えで私のところにやって来ました。

「自分だけがみんなと違っていて、いつも浮いているように感じる。いつも、どこか社会からはずれている気がして苦しいんです」

彼女は同時に、「まわりの風景も現実的に感じられない。ガラス越しに見ている感じで、すべてが人工的に感じられて、まったくなじめない」という「非現実感」も訴えていました。何もかもが生き生きと感じられず、違和感があるというのです。

Nさんは一見、ごく普通の、静かな雰囲気の女の子です。

離人症の場合、本人には非現実感があって、とても苦しんでいても、はたから見ると普通に会話でき、日常生活もできているので、周囲は気づきにくいという特徴があります。

彼女の場合もそうで、そのことがいっそう、本人の孤立感を強めているのでした。

私は心理療法を行うにあたり、最初は「親子関係に問題があるのでは」と、母親との関係が主な問題ではないかと考えたのですが、結局のところ、どうも原因はそこにはないらしいことがわかりました。

また薬物療法では、抗不安薬をはじめ、抗うつ剤、抗精神薬などを使ってみたのですが、Nさんの場合は決定的に有効なものは見つかりませんでした。

なかなか症状がよくならないので、次第に彼女は焦りだし、

「先生、早く治してください。もう毎日が苦しくて、死んだほうがましです」

と、言い始めました。

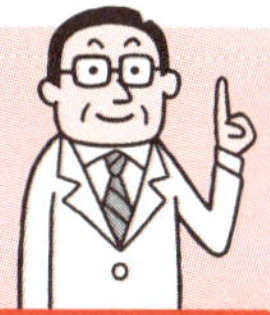

Dr's Advice
精神科医のワンポイントアドバイス

離人症は治療が難しく、長引くことが多いのですが、離人感を持ちながらも、ちゃんと自立した生活ができることに誇りを持つこと、人生を楽しめる側面を見つけていくことも、治癒に向かわせる大切なポイントになります。

周囲はなかなかこの病気を理解しにくいものですが、本人が孤独感にさいなまれないよう、温かく支えてあげてください。

治療は一般に長くかかりますが、必ず効果は現れるものですから、根気よく取り組んでください。

そう言いながらも、彼女にはどこか「甘え」が感じられ、「話を聞いてほしい」「何とかしてほしい」とすがってくるようなところがありました。

結局はこれが治療の手がかりになり、また治療を持続させてくれる力ともなって、少しずつ離人感が軽くなっていきました。

そして、そのうち、

「私、アルバイトをしてみようと思うんです。実社会に入っていくほうが、自分の感覚がより現実的になる気がします」

と言って、自分でアルバイトを見つけてやり始めました。

最初のいくつかはうまくいかなかったものの、やがて彼女は順調に勤められるようになっていきました。

そして、離人感が完全に消失したわけではありませんが、次第にあまり苦にならなくなるという形で解決していきました。

離人症について

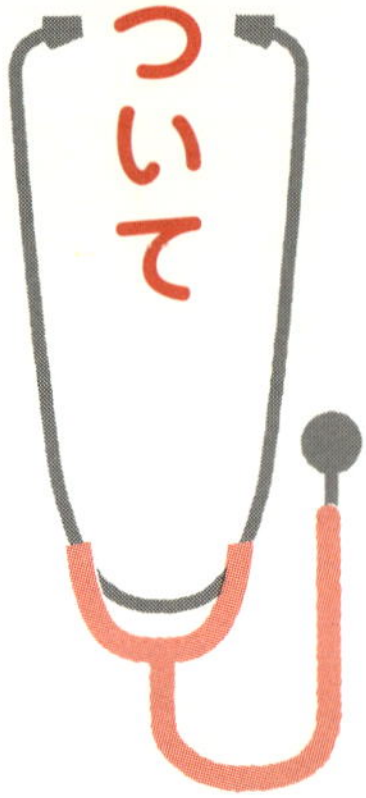

症状

自分の意識や体の感覚が**現実感を失い**、異物のように感じます。そして生気や自然さを失い、まるで機械かロボットにでもなったかのように感じるのです。

時には、体の大きさまで変わったように感じたり、自分が体から引き離されて、遠いところから自分を眺めているかのように感じてしまいます。

これが典型的な離人症の症状**「離人感」**ですが、もう一つ、**「現実感の喪失」**を症状に含める学者もいます。これは外界のものすべてが見知らぬ非現実的なもののように感じられるというものです。

つまり、症状には「自分の意識や体が現実感を失う」という離人感と、「自分のまわりのものすべてに現実感がなくなり、奇妙な異物のように感じる」という非現実感があるということです。実際には2つが重なって起こることが多く、厳密には区別できないのが一般的です。

ただ、本人はこういう症状があっても、外界を客観的に評価できるため、ふつうに会話でき、日常生活をこなすこともできます。そのため、まわりには気づかれにくく、内心はとても苦しいうえに、理解されない孤独感が加わりやすくなります。

経過

思春期後期から成人初期を中心として15〜30歳の間にもっとも発症しやすく、一般に長く続きますが、一過性の場合もあります。

ただ、たいていはいずれ20〜30代のどこかで治癒します。

本人は淡々とこの症状を訴えるものの、現実にはきわめて苦しいことが多く、自殺を図ることさえあります。

予後を予測するのは難しいですが、一般にトラウマが見られる場合は**自然治癒**することが多く、逆に原因

診断基準

次の項目が当てはまる場合には、離人症が疑われます。

- □ ① 自分の心や身体から離れて、あたかも自分が外部の傍観者であるかのように感じる。
  たとえば、夢の中にいるように感じる。
- □ ② 離人体験の間も、外界を客観的に評価できる。
- □ ③ ①のために強い苦痛を感じていたり、社会的な面や仕事の面などで支障がある。

がわからないケースでは**慢性化しやすい**と言えるでしょう。

治療

薬物療法では、うつ病の初期の場合には抗うつ剤を、統合失調症の初期症状の場合には抗精神病薬を投与します。

しかし、このように理由がはっきりしている場合はたいへん少ないため、どうしても決定的に効く薬というのは見つかりにくいのです。

多くは患者の様子を見ながら、抗不安薬や抗うつ剤、抗精神病薬を組み合わせて使います。

心理療法では、だいたいにおいて精神科医と患者が1対1で向き合う個人療法の形をとり、「力動精神療法」や「認知行動療法」を用います。

一般に離人症の場合、精神分析的に原因を探ろうとしても、なかなかうまくいきません。

本当の原因が親子関係など、本人が育ってきた環境にあれば、精神分析的な手法は効果を発揮しますが、離人症の場合、あまりそういうケースは見られないのです。

ですから、むしろ因果的な追究は避けて、「今現在の状態を改善するには、どうしたらいいか」という実利的な観点から、患者の気持ちに共感し、受け入れるようにしながら話を聞き、支持療法的に治療していくほうが効果があります。

家族にできること

「自分がロボットのようだ」「感情がなくなってしまった」などと感じる離人症の症状は、周囲にはなかなかわかりにくいものです。

そのため、本人にとってはきわめて苦しい症状であるにもかかわらず、一般に家族の理解はほとんど望めません。

ですが、どれほど本人が淡々としていたとしても、内面は苦しいということを家族はわかっておいてあげてほしいと思います。

本人へのアドバイス

治療は長くかかることもあり、我慢強さが要求されるかもしれませんが、必ずそれに応じた治療効果が出てくるものです。

苦しさから「もう治らないに違いない」などと絶望したりせずに、焦らず根気よく治療を進めていってください。

関連する精神障害

うつ病（24ページ）、**統合失調症**（184ページ）の初期、時には**PTSD**（226ページ）や**パニック障害**（78ページ）の症状として起こることもあります。

研究

離人症はつらい不快感情を選択的に抑制することで生じると考えられています。また、脳の生理学的な障害を主張する人もいます。

Column-3

ヒステリーと神経症

「神経症」という言葉を現代的な意味で初めて使ったのは、精神分析の創始者として名高いフロイトです。

ドイツ語では「ノイローゼ」と言いますが、これは神経の病気、つまり「末梢神経の病気」という意味です。末梢神経とは、脊髄から出て手足の各所に指令を伝えたり、反対に手足の痛みやいろいろな感覚を脊髄に伝える役目をもつ神経です。

たしかに、フロイトが活躍した19世紀末から20世紀初めの時代には、精神障害と言えばノイローゼの代表的なものである、いわゆる「ヒステリー」のことだったと言ってもいいでしょう。

ヒステリー（転換性障害）は「突然、歩けなくなる」「手の感覚がおかしくなり、しびれたようになる」というように、手足の麻痺が症状となることが多く、フロイトはこれを「末梢神経が麻痺したため」と考えたため、神経症という名前が生み出されたのです。

しかし実際には、本当の原因は〝心の中の不安〟であり、末梢神経とは関係がありません。

なぜなら、ヒステリー性の麻痺は「神経分布の走行にそった麻痺」ではなく、手なら手という機能そのものに麻痺が起こる、つまり手全体（グローブ状）に麻痺が起こるからです。

手は内側と外側の両方に神経が走っているのですが、その両方の神経が同時に障害を受けるのはきわめてまれなことです。まして、〝グローブ状麻痺〟のように、手首から指の先まで、手全体に麻痺が生じるというのは、神経学的には考えられません。

足も同じです。ヒステリー性の場合、麻痺は神経走行にそってではなく、むしろ大腿部のつけ根から指の先まで、全体的に広がるのです。

こうしたことから、今では「ノイローゼ」や「神経症」という名称は使われなくなりました。

「ヒステリー」という言葉も、使われなくなっています。これは欧米では差別用語のようになっていること、また子宮（ヒステリア）という意味のギリシャ語に由来しているのですが、女性特有というわけではないことなどが理由です。

ただ、「神経症」という名称はこれまで長く使われてきましたし、病院などで耳にすることも多いでしょう。

多重人格（解離性同一性障害）

つらい体験が「もうひとりの自分」を生み出す。時には10以上の人格が混在することも

多重人格って？

ひとりの人間の中に2つ以上の人格が存在し、行動をコントロールするというものですが、発症のきっかけの多くは、その人にとって耐えられないほどの**つらい体験**です。子ども時代に受けた親からの暴力や性的虐待など、普通のままでいたのではとうてい耐えられないために、自分の心を防衛しようとして別人格が生まれると考えられています。

ショッキングな体験によるトラウマから自分を守るために発症するので、そのトラウマに応じて「凶暴な人格」、あるいは「きわめて我慢強い人格」「人をとりなすのが上手な人格」というように、**「本体の人格」を守る**ための人格が生じます。**交代人格**と呼ばれるこの別の人格は、男性だったり女性だったり、幼い子どもの場合もあれば、本人よりも年上の場合もあります。

交代人格が表に出ている間は、本体の人格は意識を失っていて、その間の自分の言動について覚えていないこともあれば、頭の中に複数の人格がいて、そのとき表に現れている人格に命令をくだす場合もあります。

治療では、**人格を統合していく**のが目標になりますが、本体の人格がより強くなり、自己主張ができるようになっていくように本人が努力することも大切です。

日本の場合、原因となるトラウマは、**性的虐待**が約5割、**いじめ**が2割を超えているのも注目するべき点でしょう。

ストレスに弱い「主人格」が「交代人格」をつくりだす

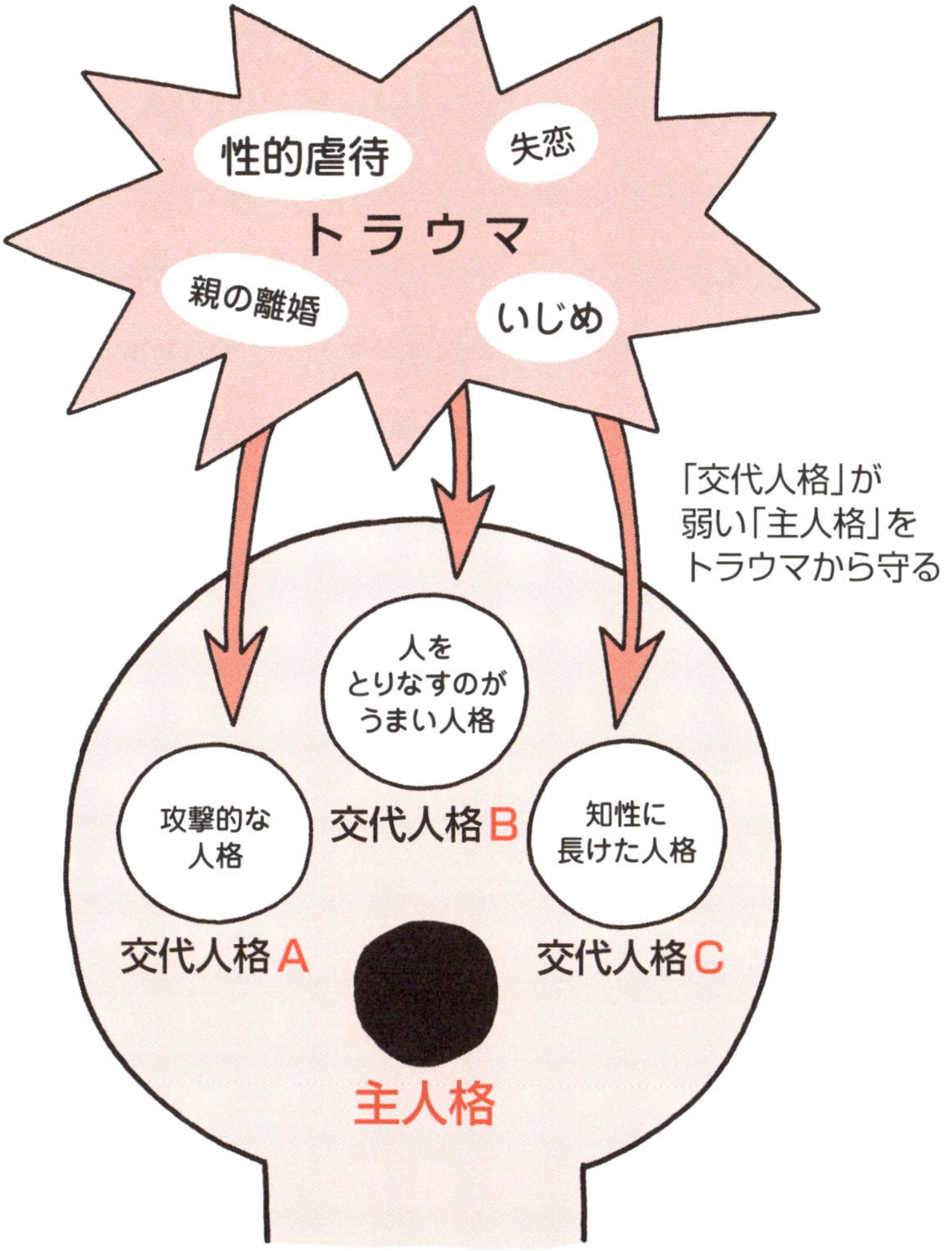

多重人格の治療

主人格の力を
強くする
人格を1つに
統合していく

症例

8つの人格をもつ女性

本当の自分は6歳の女の子のまま…

20歳の若い女性が突然、手首を切って自殺をはかり、驚いた母親に外来に連れてこられました。

幸い傷は浅く、大事には至りませんでしたが、聞けば、前にも死のうとして車に飛び込んだことがあったと言います。そのとき頭蓋内出血があったにもかかわらず、彼女は突然医者に罵詈雑言を浴びせたあげく、「治療は受けない」と言って、勝手に家に帰ってしまったそうです。

そのことについて私がたずねると、

「実は私……あのときは別の人格が出ていたんです」

と答えたのをきっかけに、彼女が多重人格であることがわかりました。

その後、凶暴な人格、おとなしい人格、料理や家事といった主婦のような仕事が好きで穏やかな人格、きわめて知的で人を操作し、人の心を見抜くことに長けている人格、そしてまだ一度も外へ出ていないが、すべてを統括している人格……など合計8つもの人格があることを説明してくれたのです。

そして治療が進むにつれて、本体の人格は6歳のときのまま、眠っていることがわかりました。

彼女が6歳の頃、近所の2人の青年から性的虐待を受け、その頃からさまざま交代人格が現れたというのです。

ほかの人格は、だいたい年齢相応の人格として外に出てくるのですが、本体の人格は眠らされていること、6歳のままであることが問題でした。

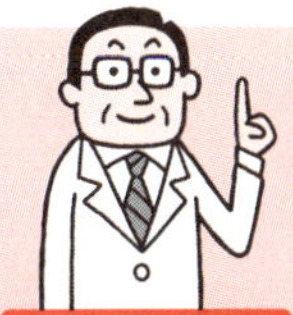
Dr's Advice
精神科医の
ワンポイント
アドバイス

人格の統一を果たすには、治療とともに主人格、つまり「本体の人格」がより強くなり、自己主張ができるようになる努力をすることも必要です。主人格が弱いと、交代人格に引きずられて、主人格の主体性が失われてしまうことがあるからです。

主人格の思考力や集中力を高めること、治療への意欲をもたせること、そして治療の目的を確認していくことなどが非常に大切になってきます。

しかし、1年あまり治療を続けるうちに、だんだんと「本体の人格」が成長し、実際の年齢に近いところまでやってくると、8重人格はやがて4重人格にまで減少しました。

そして残り4つの人格も、「〝本体の人格〟が成長して十分に信頼できるようになれば、統合されてもよい」と同意し、次第に一つひとつ消え、多重人格は治っていったのです。

彼女は別人格に変わるときには、頭痛を訴えたあとに意識を失い、その後で変わることが多かったのですが、治療者である私との間に信頼関係ができると、「さあ、変わりなさい。Aという人格に変わってごらんなさい」と言うだけで変わることもありました。あるいは、ポンと背中を叩いたり、手を叩くだけで別人格に変わることも見られたのです。

彼女自身、別の人格に変わろうと思えば変われるときもあるのですが、だいたいは操作しにくいものでした。

また頭の中にいろいろな人格がいて、そこから外に現れている人格に話しかけてくるので、「うるさい」と思うこともあったと言います。

もちろん、彼女をはじめ、多重人格者はそういう状態を決して受け入れているわけではありません。非常に強い苦痛を感じており、しばしば「なぜ、私だけが多重人格なのか」と嘆いて、彼女のように自殺を考えるケースもめずらしくないのです。

ですから、時には抗うつ剤の使用も考えなくてはなりません。

多重人格について

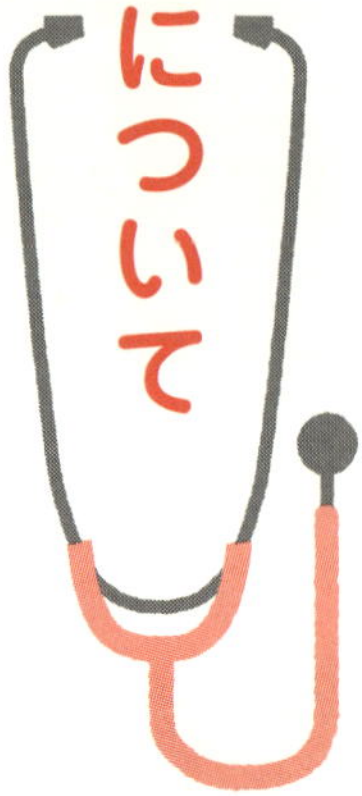

症状

2重人格が多いのですが、ときには3重、4重というように、多くの人格数の報告も見られます。

一般に**ストレスが多い**と交代人格は多くなり、かつ出やすくなります。

たいてい、本人はすでに自分がいくつかの人格をもっていることを自覚していますが、多重人格は本人にとってはごく自然に生じていくので、最初は特別なことではないと思っています。

ところが、まわりの人の反応を見て次第に普通のことではないと気づき、その後は自分が多重人格であることを隠すようになります。

また、交代人格を全く知らず、自分が多重人格だと**自覚していない**ケースもあります。交代人格が表に出ている間は、本人はその間の自分の言動を覚えていないのです。これは**解離性健忘**（138ページ）と同じです。

人格が入れ替わるときには、だいたい頭痛を訴えたり、頭痛のために多少意識がなくなったりします。そして意識が回復したときには、まったく別の人格になっているのです。

時には頭痛などがなくても、トイレに行って帰ってきたら、もう人格が替わっていたり、あるいは「これを買おう」と決めて、お金を払おうとしたときにはすでに人格が替わっており、「こんな物は買わない」などと騒ぎ出すこともあります。

また本人は、頭の中に複数の人格がいて、その人格たちがいろいろな命令を、そのとき表に現れている人格にくだしたり、頭の中で人格同士がまるでテーブルを囲むようにして話し合うことがあることもわかっています。

多重人格の初期のプロセスはだいたい似通っており、まず頭の中でざわざわといった音がして、次第にそれが声になっていくということが多く見られます。

そして、ある日、自分にはまるで似合わない服を着ていたり、買った覚えのない物を持っていたりする事態

診断基準

次の項目が当てはまる場合には、多重人格が疑われます。

- □① 2つ以上の人格をもっている。
- □② このうち、2つ以上の人格が入れ替わりながら、本人の行動をコントロールしている。
- □③ 何時から何時まで、いつどこで何をしていたかなど、個人的な記憶が抜け落ちている。普通の物忘れで説明できるレベルではない。

が起こるというプロセスを経るのです。

なぜ多重人格になるのか

一般的には**トラウマから自分を守る**ために発症し、トラウマに応じて「凶暴な人格」、あるいは「きわめて我慢強い人格」「人をとりなすのが上手な人格」というように、本体の人格を守るための人格が生じます。

症例はとくにアメリカに多く、原因は90％以上が子ども時代のトラウマ、とくに親からの暴力や性的虐待であると報告されています。

ですが、日本では私が治療した107症例を見ると、親による**身体的虐待**は36％、**性的虐待**は30・8％と、アメリカの学者パトナムがもつ症例の身体的虐待75％、性的虐待83％にくらべてかなり少ないのが特徴です。

そのかわり、**家族外からの性的トラウマ**は22％に上り、たとえば小学校の先生や近所の学生、大人の男性から性的いたずらをされたり、あるいはレイプを受けたりしたというケースが目立ちます。

さらに、アメリカでは原因として報告されていない**い**

じめが23％を占めることも特筆すべき点です。

経過

10歳前に発症した場合はきわめて治療が難しいのですが、10歳以降であれば、自然に解消されていくこともあります。

また、トラウマが性的なものである場合、そして人格の数が多ければ多いほど、治りにくいという臨床的印象があります。

治療

アメリカでは、催眠療法や薬物で意識を低下させて抑圧を取り除くことで、トラウマを思い出させたり、別の人格を引き出して思い出すように働きかけ、人格の統一にもっていくのが普通です。

しかし、日本における私の治療経験では、催眠をかける場合、タイミングが悪いと、かえって思い出したトラウマにおびえて、さらに多くの人格を発生させることがあるうえ、危険な事態になることさえあります。時には自殺未遂を起こしたり、他人を殺そうとすることさえ、あり得ます。

ですから、催眠療法は慎重にすべきですが、多重人格であるかどうかがはっきりしない場合には、催眠をかけてみて、診断的な確かめを行うことも時には必要になります。

またトラウマについては、**交代人格のほうが**よく知っている場合が多いため、やはり軽い催眠によって交代人格と話をすることが必要になってくる場合もあります。

心理療法では患者の自尊心を守り、相手の気持ちに共感して、受け入れるようにしながら、本人がだんだんとトラウマを思い出し、自分から話していくように仕向けていきます。

このとき十分に保護的な態度で受け止めていくことが大切で、それによって**人格の統一**が可能になります。

人格の統一は、患者自身に「治ろう」という強い気持ちがありさえすれば、果たされる場合もあります。

患者自身がほかの人格たちに一つにまとまるように呼びかけると同時に、「主体となる人格」がいっそう現実への適応力を増して、頼りがいのある人格となれば、ほかの人格がその人格に融合されていき、最後には一つのまとまった人格になっていくのです。

主人格が弱いからこそ、交代人格が生じたのですから、治療では**主人格の力を強くする**ことが必要です。

また、当面の人格群の安定を目指す適応的方法もとくに日本人には重要です。

薬物療法としては、とくに使う薬は決まっていませんが、不安の強い人格には抗不安薬を、うつ気分の強い人格には抗うつ剤をというように、人格の状態を見きわめながら臨機応変に処方します。

本人・家族へのアドバイス

本人は本当の自分、つまり「本体の人格」がより強くなり、より判断力をもち、より自己主張できるようになることに集中してください。

また家族も、多重人格にいたるからには「本体の人格が弱いのだ」ということを認識し、「できるだけ本体の人格を育てて強くする」という心構えで接することが必要です。

関連する精神障害

患者の基本的な性格で多いのは、**ボーダーライン**（236ページ）、次いで**演技性パーソナリティ障害**（260ページ）が圧倒的です。

演技性パーソナリティ障害の人は、暗示にかかりやすい素質をもっているために、いっそう人格の発生が誘導されやすいと言えます。

また、交代人格が出ているときの記憶がまったくなくなるのは、**解離性健忘**（138ページ）です。

研究

多重人格の大脳生理学的な根拠は明らかにされていません。脳波異常は確かに多く、側頭葉、とくに海馬に問題があるとも言われていますが、現段階では解明されていません。

摂食障害

過食症と拒食症
症状は反対でも、根っこは同じ

摂食障害って？

「食べる」という行為に異常が見られる「摂食障害」には、食べすぎてしまう**過食症**と、食べなくなってしまう**拒食症**があります。

一見すると正反対の症状ですが、どちらも根っこには**やせたいという強烈な願望**がある点で共通しています。

一般には別のものとして扱われていますが、実はきわめて近い関係にあり、時には拒食症から過食症へ移行したり、その逆の場合もあり得ます。また、拒食症にも**過食発作がある**ことなどは知っておくべきでしょう。

このようなことから、どちらの症状が表に出ているにせよ、拒食症も過食症も同じように「食行動異常」として見るべきです。

拒食症は18世紀頃からフランスで報告されていましたが、とくに一世を風靡したモデル、トゥイッギーが１９６０年代に出現してからは、「やせていることは美しい」という価値観が急速に一般化し、拒食症も一気に増えていきました。

日本では80年代から90年代にかけて次第に増え、今ではきわめて一般的な精神障害になっています。

この病理の背景には痩身を美とする社会の風潮があることのほかに、もう一つ大きな共通点があります。それは多くの場合、本当の原因が**母親への愛情飢餓**など、心の中の葛藤であることなのです。

「拒食症」と「過食症」の根っこは同じ

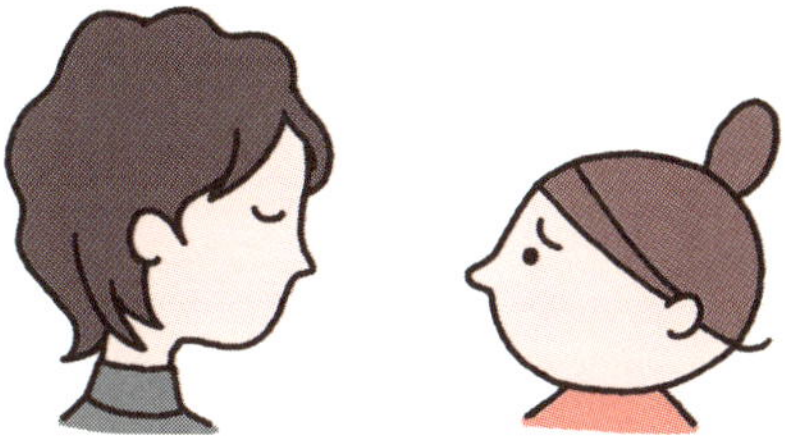

母親との問題

自立できない

↓

大人になりたくない（成熟拒否）

↓

やせたいという強烈な願望

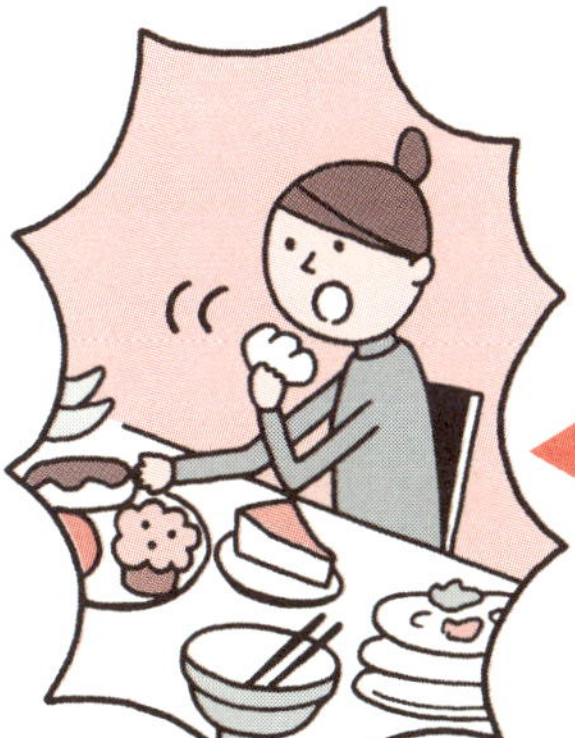

過食によって感情を埋め合わせようとする

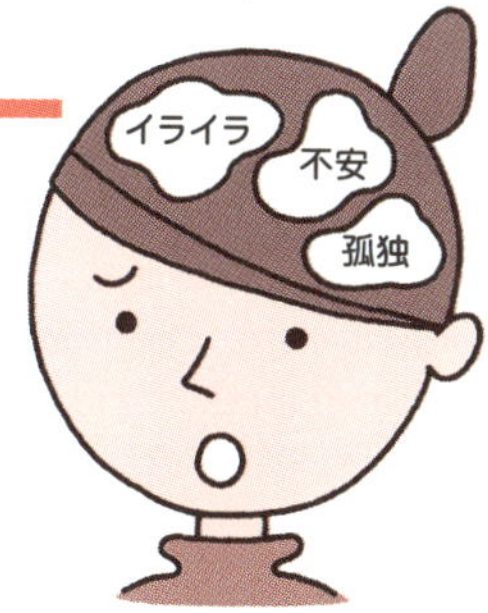

感情がうまくコントロールできない

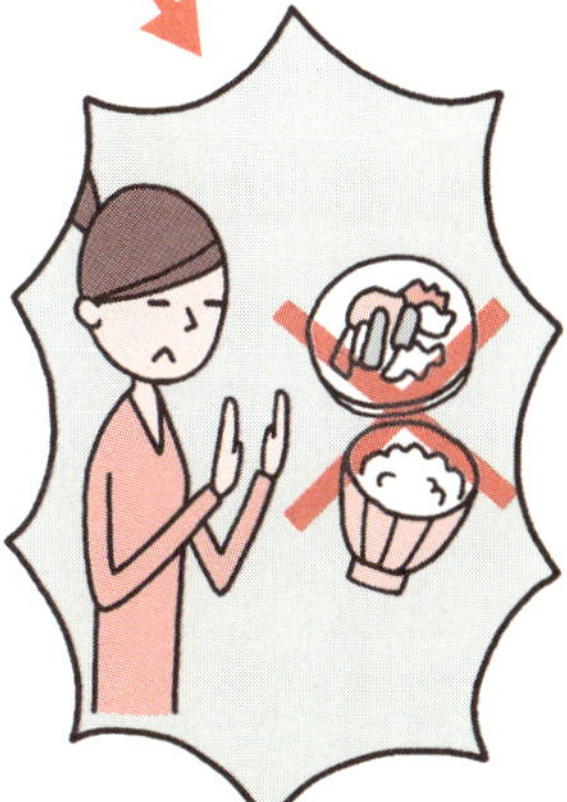

太ることを極端に恐れ、やみくもにやせようとする

症例 1

少女のままでいたい…

母親の愛情を求めて拒食症に

ある母親が22歳の娘、Mさんを連れて私の外来にやって来ました。

父親はずいぶん前に交通事故で亡くなり、母娘2人で暮らしてきたと言います。

Mさんは顔がげっそりとやせ、手足は文字どおり、骨に皮がついているような状態で、静脈はほとんど見えません。

「体重は何キロなの?」と聞くと、「32キロです」と小さな声で答えるのですが、私はそれを信じることができませんでした。

拒食症の患者さんは、自分の体重について嘘をつくことがほとんどです。

彼女に体重を量るように言っても、頑として拒否していましたが、説得してようやくしぶしぶながら体重計に乗ることに応じてくれました。

Mさんの本当の体重は28キロでした。急いで血液検査をすると、低タンパク血症、低カリウム血症、低ナトリウム血症、貧血などの栄養障害が見られました。

これは非常に危険な状態ですから、すぐに入院して栄養補給のための点滴を始めなければなりません。

「すごい体重だなあ。これじゃあ、もう命にかかわる問題だよ」

「そんなに私はやせていますか?」

私は彼女を鏡の前に連れていきました。

「さあ、自分の体をよく見てごらん。これでやせていないって言えるかい?」

「まだまだ脂肪はこんなにあるじゃないですか。私はやせてなんかいません」

と、彼女は自分の肉というよりも、皮膚をつまみあげるのでした。

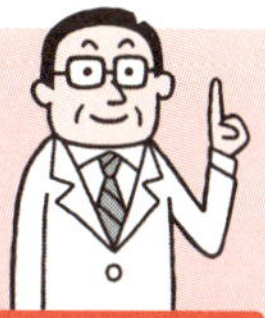

Dr's Advice
精神科医のワンポイントアドバイス

やせたいという気持ちの裏には、母親との葛藤など心理的な問題が潜んでいます。

拒食症に陥る背景には、母親への愛情飢餓感が隠れているケースが多いのですが、Mさんの場合もそうでした。彼女はうつ病の症状もあったので、抗うつ剤や抗精神病薬によって治療しながら、じっくりと心の問題を整理、分析していき、最終的に母親からの自立を進めていきました。

「まあ、君はそう感じるのかもしれないけど、一応人の意見も参考にするのは重要なことだよ」

体重が28キロともなると、歩いてもフラフラし、階段を上ろうとしても上れず、しゃがみ込んでしまいます。すぐに入院しなければ命に危険があると説得し、彼女はいやいやながら入院することになりました。

彼女は入院するとやや朗らかになり、やがて友達ができると少し明るくなってきました。点滴による治療で少しずつ体重も増えていき、そして30キロまで体重が戻ったとき、初めて本人も「先生、私は無謀にやせていましたね」と認めたのです。

心理療法で明らかになったのは、彼女が亡くなった父親をとても慕っていたこと、そして母親が再婚しようとしていたことでした。

彼女は母親の愛情を失ってしまうことに怯え、いわば子ども返りすることで、母親の関心を取り戻そうとしていたのです。「お母さんの胎内に戻りたい」といったことさえ話していました。

「先生、私のしていることっておかしいですよね。子どものままでいれば、お母さんがずっと私のそばにいてくれると思った。でも、どんなにやせたって、何のメリットもないじゃないですか。それも死ぬかもしれないほどやせるなんて、ほんとバカみたいですよね」

自分の行為の矛盾に気づいたMさんは、食事の量を少しずつ増やしていきました。体重を量ることも拒否しなくなり、やがて42キロまで増えて退院していきました。

症例 2

親への不信感が怒りに

拒食症から過食症へ移行した女子高校生の例

高校2年生の女の子、Yさんが拒食症ということで外来にやって来ました。

彼女の両親は、父親が酒ばかり飲んでいて夫婦仲が悪く、家庭は決して彼女にとって居心地のいい場所ではありませんでした。

その一方で、彼女は有名受験校に通い、両親の期待を一手に受けていたのですが、さほど成績は良くなく、期待はプレッシャーとなり重くのしかかっていました。

そんな頃に、ある事件が起きました。彼女はある男性を好きになり、必死の思いで自分の気持ちを告白したところ、みんなの前で冷たくふられてしまったのでした。

その時から、彼女の拒食症が始まったと言います。

Yさんはやや背が高く、普通の体型をしていましたが、拒食が始まるとまたたく間に体重が減り、40キロ台から32キロまでやせてしまいました。

ほとんど肋骨が見えるほどなのに、彼女は「やせている」という事実を受け入れようとはしませんでした。

「こんなに太っていて、ちゃんと学校にも行っているのだから、どこも悪くないじゃないですか」

と、それまで素直な性格だった彼女からは想像もできないほど反抗的になり、他人への敵意をむき出しにするようになりました。

そして両親や学校の先生などの大人たちに対する不信感もきわめて強くなり、勉強も全くしなくなってしまいました。

治療するには入院しか方法がなかったのですが、彼女はそれをかたくなに拒否し

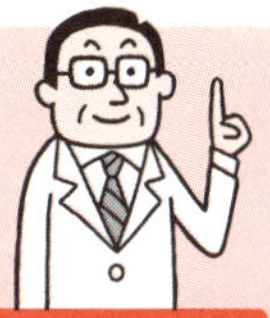

Dr's Advice
精神科医のワンポイントアドバイス

過食症はだいたいがうつや不安、孤独といった感情の不安定さから生じます。ですから、家族は単に過食だけをやめさせようとするより、そうした感情に心を配ってあげるようにしてください。

また、過食症は長期化しやすく、10年以上続くこともあるほどです。「過食してしまっても、社会で自分なりにやっていければいい」と症状を受け入れ、それとつき合いながら生きていく中で改善を目指していくことも考えられます。

ました。それでも、親に約束させられてしぶしぶ外来に訪れる彼女は、一言もしゃべらず、私に対して敵意に満ちた目を向けるばかりでした。

やがて両親は、彼女に対して期待しなくなりました。そしてそのことで、今度は一気に過食の方向に向かっていったのです。

ほぼ毎日のように、まるで堰《せき》を切ったかのように暴食し、スナック菓子、ケーキ、レトルト食品、アイスクリームと次々にたいらげていきます。

そんなことを続けるうちに今度は肥満体となり、驚くほど体型が変わってしまいました。

大量に食べる彼女からは、「こんな自分は嫌いだ」「でも、うんと食べてやる」というような、怒りに似たものが感じられました。

このようにYさんの場合は、両親との問題、失恋が組み合わさって生じた拒食症と過食症でした。

結局、Yさんは「早く高校を出て、親から離れて一人で生活したい」と高校を卒業すると同時に家を出ました。

彼女は望みどおり自活することによって、拒食症、過食症から離れることができました。そして、専門学校で栄養学と料理を勉強した後、現在では食べ物に関係する職業に就いて働いています。

拒食症について

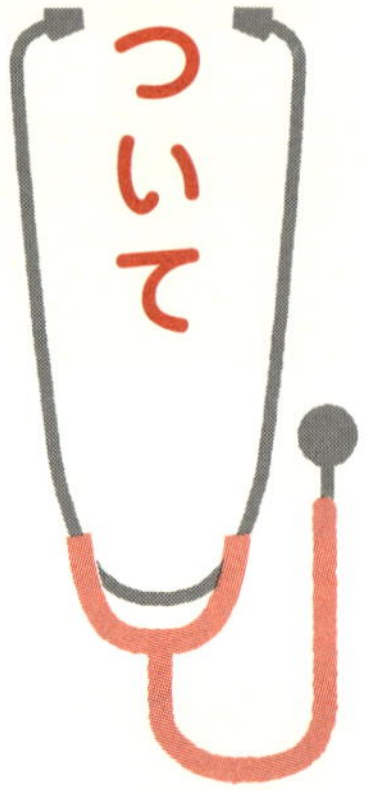

症状

太ることを極端に恐れ、やみくもにやせようとします。標準体重の85%以下という「やせすぎ」の状態になり、生理が止まってしまっても、なおやせ続けようとします。そして、どんなにやせていようが、本人は「自分がやせている」とは思っていません。

拒食症は2つのタイプに分けられます。

・**抑制型**…過食発作をともなわないもの
・**むちゃ食い／排出型**…過食発作をともなうもの

後者は過食発作が起こるたびに吐いたり、下剤や利尿剤を使ってまで体重を減らそうとします。

また、拒食症にはやせることでスタイルをよくしたいという軽いレベルの拒食症から、愛情を得ることができないならやせて死んでもかまわない、という重い拒食症まで**さまざまなレベル**があります。

大人になりたくないという心理

もっとも発症しやすいのは10代半ば頃で、思春期の女性の0・5～1%に発症すると言われています。

拒食症には家族内の問題、とくに**母親との問題**がからんでいることが指摘されています。

根幹には「自立ができない」という問題を抱えていて、「大人になりたくない」という**成熟拒否**が隠れていることが多いのです。そうした葛藤が心の中にあるために、少女のような体型でいることを願って、やせようとするのです。

ですから、拒食症では「母親からの自立」という問題が大きなテーマになります。

また、逆に母親が冷たかったり、家庭が混沌としていたりして、母親の愛情を十分に受けてこられなかったために拒食症が起こるというケースもあります。

経過

拒食症は体にさまざまな病理を生み出します。

診断基準

次の項目が当てはまる場合には、拒食症が疑われます。

- □ ① 体重が増えるのを嫌がる強い衝動があり、標準体重の85％以下までやせてしまう。
- □ ② それほどやせていても、なお体重が増えることを極度に恐れる。
- □ ③ 極端にやせているにもかかわらず、やせていると認めない。
- □ ④ 生理が止まる（初潮後の女性の場合）。

内分泌の異常、低血圧、徐脈（脈がゆっくりになる）、低体温、電解質の異常、甲状腺の異常、肝臓機能の低下などが起こり、そのために生理がなくなったり、出血しやすくなって、ちょっと体が壁にぶつかったくらいで内出血してしまい、紫色の斑点ができるようになったりします。

自然に回復することも多いのですが、時にはだんだん悪化して死に至る場合もあります。

拒食症の死亡率はかなり高く、5～12％にも上ると言われています。

また、一般に「抑制型」は「むちゃ食い／排出型」にくらべると、あまり回復がよくありません。

治療

治療は内科的なものから精神科的なものまで広がりがあるので、入院したほうがいいでしょう。

点滴による栄養補給は欠かせませんが、さらに**点滴を行動療法に活用**することも行われます。

たとえば体重が2キロ増えたら点滴を減らす、そし

拒食症の行動療法の例

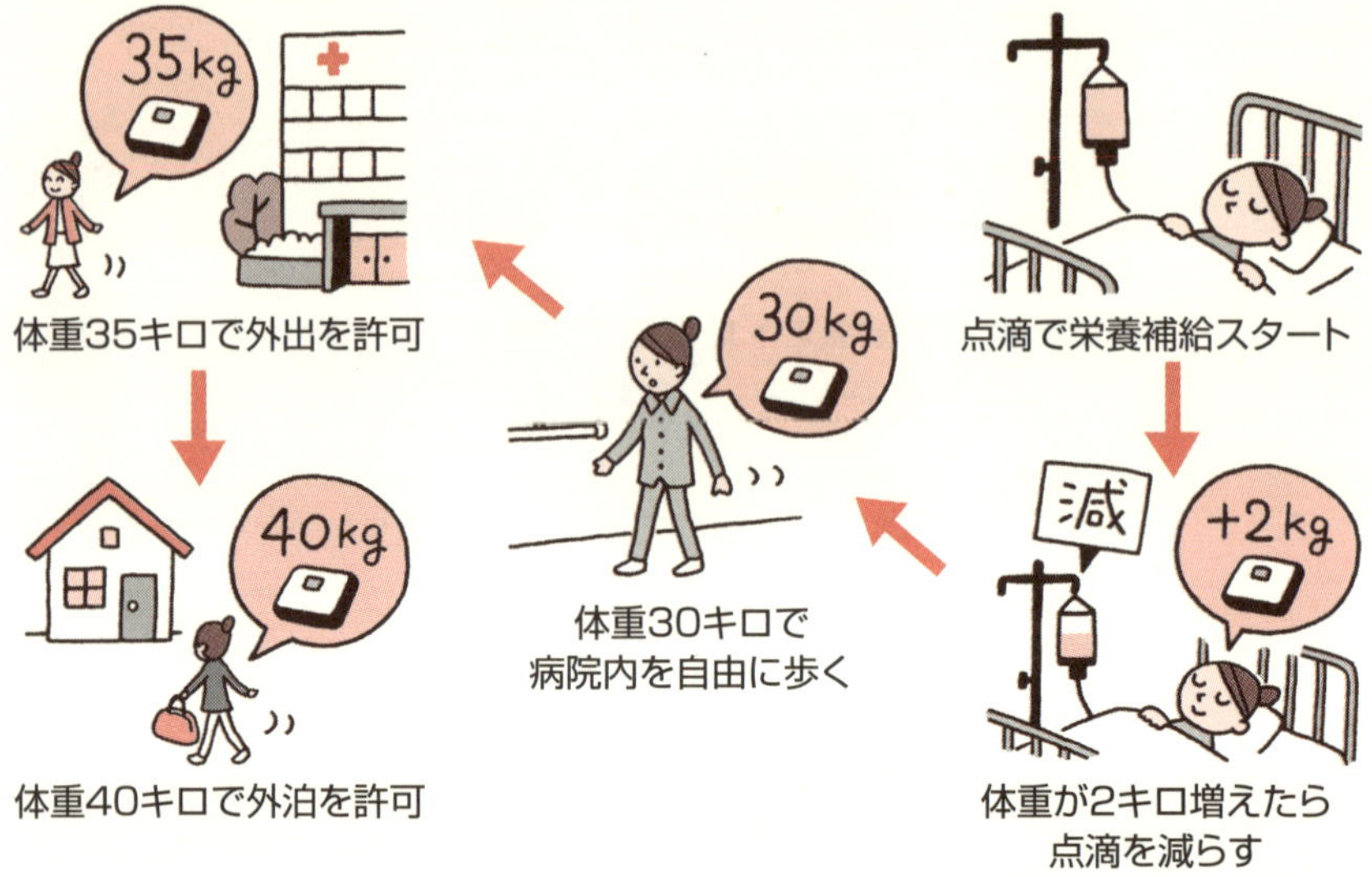
35kg
体重35キロで外出を許可
30kg
体重30キロで
病院内を自由に歩く
点滴で栄養補給スタート
減
+2kg
体重が2キロ増えたら
点滴を減らす
40kg
体重40キロで外泊を許可

てさらに体重が増えるにつれて、点滴をはずして病院内を自由に歩く、外出できる、外泊もあり得るというように、段階を追って行動療法的なプログラムを作り、体重の増加を目指すのです。

そうやってある程度体重が戻ってくると、自分が病気であるという自覚が出てきて、「何ということを自分はしていたのか。我ながら、こんな自殺まがいのことがよくできたものですね」などと言ったりします。

ですから、やはり、まずは**体重を増やして体を普通の状態に戻す**ことがきわめて重要なのです。

心理療法としては、病初期にさかのぼって、心の中を分析していく方法は決して好ましいものではありません。「自分は病気ではない」と主張したり、もともと治したい（＝体重を増やしたい）とは思っていませんから、治療に非協力的な場合が多いからです。

したがって、むしろ患者との信頼感を確立することを優先し、そのうえで認知行動療法や支持療法を行うべきでしょう。

また一般に、背景には家族関係や家庭内の問題があるため、自然の成り行きとして患者の家族も呼び、家族療法も行うことになります。

本人自身が病気であると自覚するようになると、多くはさまざまな訴えをして、自分から心理療法を求めてくるものです。その場合には、力動精神療法を適用することもあります。

薬物療法では、食欲増進剤や抗うつ剤のほか、抗精神病薬などが利用されていますが、ある意味で摂食障害は「強迫観念めいたものにとりつかれている」とも言えますから、強迫性障害（98ページ）に効果のあるＳＳＲＩを使うこともあります。

ただ私の治療経験では、それほど高い効果はなく、やはり心理療法と初期の行動療法がきわめて有効なようです。

家族にできること

まず最初に本人に話すべきなのは、「拒食症がどれほど危険なものか」ということです。

実際、日本では死亡率はおよそ10％にも上り、言い換えれば約10人に1人が死亡しているのです。「死にいたることもある病」であることをまず知らせ、危機感をもたせて、「治さないといけない」という治療意欲を少しでも高めるようにしましょう。

そして、深刻なケースほど、ひっそりと亡くなる〝静かなる死〟を迎えることが少なくありません。ですから、家族は食事をきちんと食べるように、本人が嫌がったとしても必ず管理するようにしてほしいと思います。

だいたい拒食症の患者は、口では「食事を食べた」と言っていても、嘘をつくことがとても多いものです。他の面ではまったく嘘をつくことがないような人でも、こと食べることに関しては完全な嘘をつくことが多いのです。

それと同時に、「食べた」と称して、うまく食べ物を隠したり捨てたりする動作もきわめて機敏で、驚くほど巧妙な手を使います。家族はこうした点に十分に気をつけて、気がつくようにしなくてはなりません。

また、拒食症になった原因は人それぞれですが、やはり一番多いのは「愛情不足」です。とくに、母親の愛情不足というケースが多いのです。

ですから、本人が何歳であろうと、成人していようと、母親が適切で温かい愛情をそそぐことがとても重要です。

食事をとらないことに腹を立てて怒るなどというのは、この拒食症の勢い（衝動）を知らない人だと言えます。怒って治るようなものではありませんし、また「わざと食べない」わけではなく、**食べられない**という病気なのです。あくまでも家族は「病気」という目で本人を見るべきでしょう。

関連する精神障害

約50%の患者は**うつ病**（24ページ）を併発していると言われており、自殺にいたるケースも少なくありません。とくに「むちゃ食い／排出型」は「抑制型」よりも自殺率が高いものです。

また、性格的な傾向としては、完全癖が強く、自分が決めたら頑として体重を増やさない**強迫性パーソナリティ障害**（284ページ）の人がもっとも多く、次いで**回避性パーソナリティ障害**（272ページ）が多く見られます。

研究

生物学的な原因としては、脳内物質の関与が疑われていますが、まだ決定的な報告はされていません。

また、「脳内モルヒネ」とも呼ばれるエンドルフィンも問題にされています。たしかに、やせるときに**一種の快感**を覚えるのは、エンドルフィンが分泌されているからなのかもしれません。

PET（ポジトロンCT）検査では、拒食をしている時期には、大脳基底核の一つ尾状核《びじょうかく》の代謝がきわめて高いことが報告されています。

ちなみに強迫性障害では、この尾状核の細胞の活動がいきすぎたレベルになっているために、強迫観念や強迫行動が起こるという説があります。

過食症について

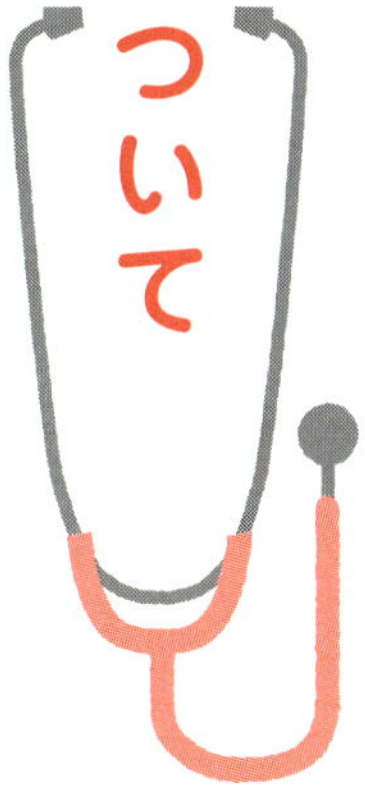

症状

時々、急に**「過食発作」**が起き、大量の食べ物、とくに甘いものを胃に流し込み、その後、指を口に入れるなどして吐き出そうとします。下剤や利尿剤を使うことも少なくありません。

過食するといっても、本人は「太りたい」と思っているわけではなく、逆に「やせていたい」という強烈な願望をもっています。

ところが、感情をうまくコントロールできないために、イライラしたり、不安になったり、あるいは強い孤独を感じてさびしさに耐えられず、過食によってそうした感情を埋め合わせようとします。

そして過食が終わると、今度は「太ってしまう」とおびえ、吐くことになるのです。

過食症は、拒食症よりも**一般的によく見られる**摂食障害です。近年急増しており、若い女性の1～3%、とくに大学生の女子では40%に過食発作が見られるというデータもあります。

経過

5年、10年と長くかかっている人が多く、慢性化しやすいのは事実です。

しかし、一生続くということはなく、ある時期がくると消えてしまうのが一般的です。拒食症にくらべると、予後はよいと言えるでしょう。

しかし、もっとも症状がひどいときの苦しみはきわめて強いもので、自殺未遂やリストカット(手首を切る行為)に及ぶケースも、少なくありません。

また過食したあとに吐くため、胃酸で歯が溶けて前歯が鋭くなったり、食道炎が見られることもあります。

下剤を使っている場合は、吐いたあとに今度は下痢をするので、体内のカリウムが少なくなり、筋肉や心臓に悪い影響を与え、倦怠感など、さまざまな問題が起こってきます。血便が見られることもあります。

診断基準

次の項目が当てはまる場合には、過食症が疑われます。

1 次のようなむちゃ食い（暴食）を繰り返す。

□① 普通の人が食べる量よりも明らかに多い量を一度に食べる。

□② 「食べずにはいられない」といった強い衝動がある。

2 太らないように絶食したり、自分で吐いたり、下剤や利尿剤などを使う。

3 むちゃ食いと2のような行動がいっしょに、平均して週2回、3カ月以上続いている。

4 体型や体重のことで自分を評価しすぎる。

5 拒食症の症状がある間は、過食発作があっても過食症とは言わない。

治療

心理療法の中心は認知行動療法と家族療法です。

感情の起伏が激しいために過食に走るのですから、背景にあるストレスと人格的な側面が治療の焦点になります。

薬物療法としては、抗うつ剤を使うほか、抗てんかん薬や感情調整薬など、感情を調整したり衝動を抑制する薬が使われます。

本人・家族へのアドバイス

家族が食べ物を隠したりして、単に過食だけをやめさせようとしてもうまくいきません。過食は陰でこっそり行われるからです。

過食症はだいたいがうつや不安、いらつき、孤独といった感情の不安定さから生じます。

ですから、家族はそうした感情に十分に心を配るとともに、なぜそうした気分になっているのか、その背景についても知っておくべきでしょう。

本人に対しても同じことが言えます。過食を抑えようとするよりも、むしろ感情をコントロールする力をつけることを優先しましょう。

関連する精神障害

同じ摂食障害でも、拒食症にくらべるとパーソナリティ障害の合併率が高いものです。とくに感情の起伏が激しく、衝動性が強い**ボーダーライン**（236ページ）が目立ちます。

また、**アルコール依存症**（204ページ）、**うつ病**（24ページ）、**パニック障害**（78ページ）も合併しやすい精神障害です。

精神科の病院でも若い女性の場合、統合失調症であれ、うつ病であれ、不安障害であれ、過食症を併発している率はきわめて高く、また年々増える傾向にあります。私の調査では40％以上に合併が認められています。

研究

生物学的な原因としては、拒食症と同じようにセロトニン、ノルアドレナリンなどの脳内物質の関係が有力ですが、モルヒネのような作用をもつ脳内物質エンドルフィンが関係しているという説もあります。

おう吐したあと、患者がある種の快感を感じるのは、エンドルフィンが上昇するからではないかと言われています。

ひきこもり

学校や仕事に行かず家にひきこもり、社会との接触を断ってしまう

ひきこもりって？

厚生労働省は「6カ月以上、家にひきこもっていて、学校、職場などに行かない状態」をひきこもりと定義しています。

しかし、心の病が関わっているかどうかは**「1年」が一つの目安**だというのが私の実感です。数カ月であれば、友達とちょっとうまくいかない、思春期でひとりで考えたい時期であるという場合も多いからです。

「ひきこもり」は、今では英語圏でもローマ字でHikikomoriで通じるようになり、アメリカのある辞書ではHikikomoriについて、私の定義が付されています。ローマ字で通じるというのは、これが**日本独特の現象**だからです。

なぜ、今、ひきこもりが80万人とも100万人とも言われる大きな現象となっているのでしょうか。これには大きく2つの原因が考えられます。

・**競争社会の激化**…子ども時代から激しい競争による序列化にさらされ、それに対して逃げ腰になったり、「疲れた」と吐露する若者が増えるのは、ある意味当然です。

・**対人関係能力の低下**…対人関係能力が低下している人が増えている上に、少子化、競争社会の進展で個人がますます分断され、より深刻になっています。

さらに、日本では集団や学校、会社組織でも**画一化**が求められ、周囲となじめない人をはじいたり、いじめる風潮があります。それを乗り越えられず、ひきこもることで、ようやく自分を守ることができる場合があるのです。

ひきこもりの年代とパーソナリティ障害

回避性パーソナリティ障害

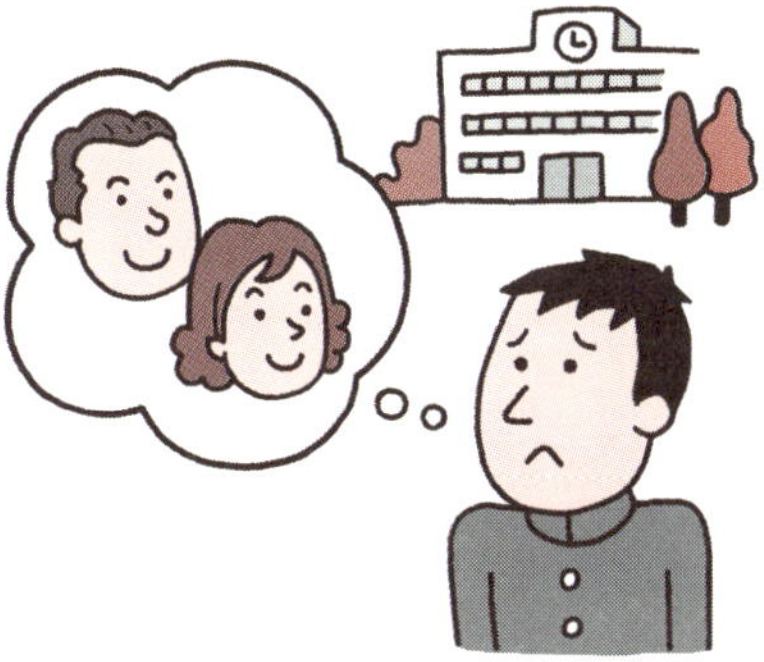

傷つきやすく、「自分が受け入れられるかどうか」に対してきわめて敏感。
「保護されたい」という親への甘えが強く、小学生や中学生のひきこもりに多い。

ひきこもり

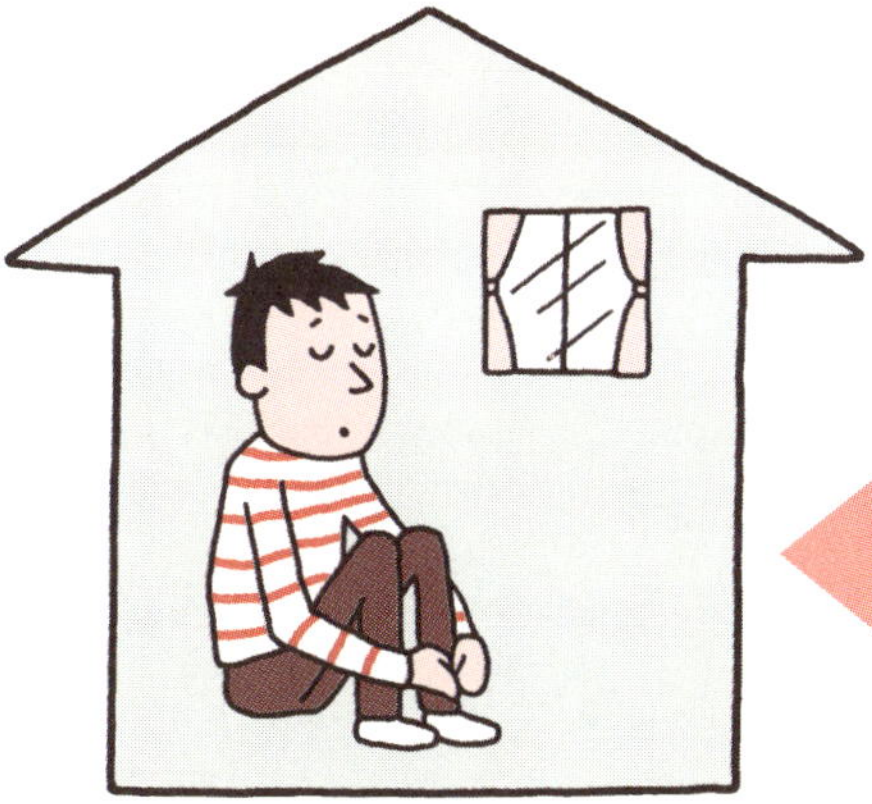

学校や仕事に行かず、家にひきこもって社会との接点を断ってしまう。

自己愛性パーソナリティ障害

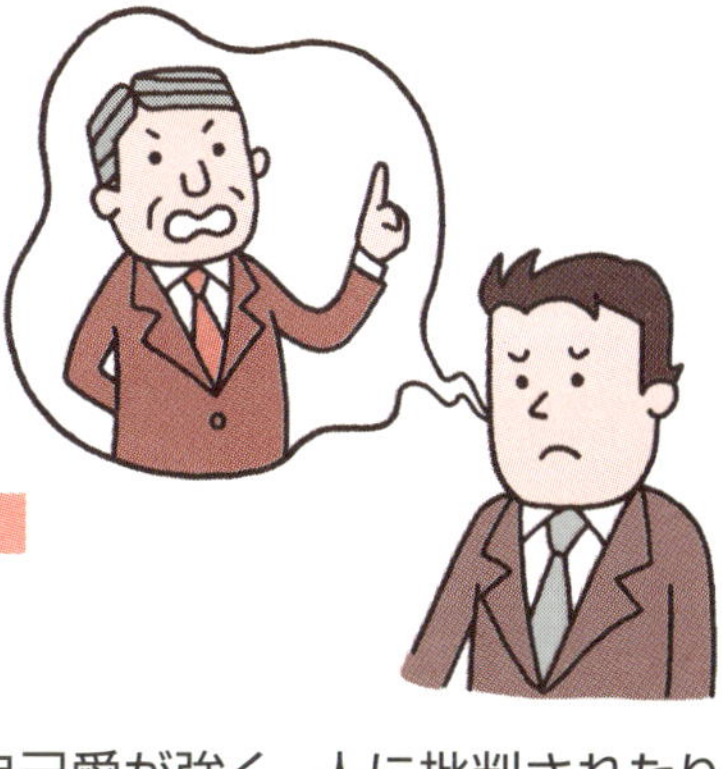

自己愛が強く、人に批判されたり傷つけられることに耐えられない。
高校生や大学生、社会人のひきこもりに多い。

症例

一流大学に入ったものの中退してひきこもりに

自己愛が強すぎた青年の例

Sさん(22歳)は、いわゆる一流大学へ合格を果たしたものの、ほとんど通うことがないまま、親に何の相談もなく、突然中退してしまいました。

それ以来、彼は自室にひきこもるようになり、昼夜逆転の生活が始まりました。部屋で何をしているのかと言えば、パソコンやテレビ漬けの毎日です。

Sさんの家庭は父親が大学教授、母親は専業主婦で、彼が幼い頃から塾に通わせたり、私立中学校を受験させたりと、とても教育熱心でした。ですから、勝手に大学を辞めてしまったときの両親の落胆は大変なものでした。

「今の時代に大学へ行かないなんて、どういうつもりだ! 大学に入り直しなさい」

最初はそう怒っていた両親でしたが、Sさんは聞く耳をまったく持たず、口を聞こうともしません。それでも、母親は「若いのに、家でゴロゴロして情けない」などと、ぼやいていました。

そのうち、母親の言動が気に入らないと、暴力こそ振るわないものの、穴が開くほど壁を殴る音が聞こえてきたりするようになり、とうとう半ば無理やり、私のところへ連れてこられたのでした。

診察を重ね、打ち解けてきてくれると、彼は大学を辞めた理由を自分から話してくれました。

「人とのつき合い方がわからない。人が怖いんです」

Sさんは対人恐怖で、しかも自分を完全に受け入れ、支持してくれるところでなければ行こうとしない回避性パーソナリティ障害(272ページ)でした。

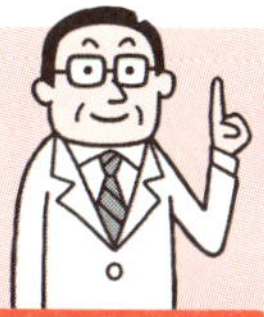

Dr's Advice
精神科医のワンポイントアドバイス

何がいけなかったのかと言えば、根本的には親が無理に生き方を押しつけたことに問題があったと思われます。それと、どんなものであれ子どもの生き方を尊重し、子どもを無条件で愛するという姿勢がなかったため、安心感が不足していたのでしょう。その結果、アイデンティティの確立、自立心の確立に失敗したのだと思われます。また、幼稚園や小学校の低学年で、子ども同士で徹底的に遊び、対人関係の基礎を身につけなければ、どれほど優秀でも社会に出て行く力にはならないものです。

しかし、実はその奥に「自分は頭がいい。人より優れている」という自己万能感に満ちた自己愛性パーソナリティ障害（252ページ）が隠されていたのでした。

ひきこもりは圧倒的に男性が多いのですが、こうした強い自己愛を持っている人が少なくありません。

そのため、何年も司法試験や公認会計士の試験を受け続ける、あるいは医学部を受験するという形でひきこもっているケースも多く見られます。

実際に世の中に出て行って人づき合いをすれば、いつも自分が中心ではいられません。そこで、自己愛を傷つけられるのを避けるために、ひきこもるわけです。

このような自己愛に満ちた世界を持っているということは、自尊心の調節がうまくいっていないということであり、人との接触がほとんどないために、その調節を学び損なったとも言えます。

Sさんは入院することになり、ロールプレイなどで対人関係を学びながら、自立心を育てるように治療を進めていきました。

退院後は、飲食店でアルバイトを始め、最初の1つか2つは続きませんでしたが、自らのゆがんだ考え方や人への態度を変えるように努力し、だんだんと友人ができていきました。

治療もさることながら、やはり現実世界に触れることで、自己愛がより身の丈にあった現実的なものになり、また学歴偏重の価値観から脱して、彼自身も自由に楽に、自分らしく生きられるようになったのでしょう。

ひきこもりについて

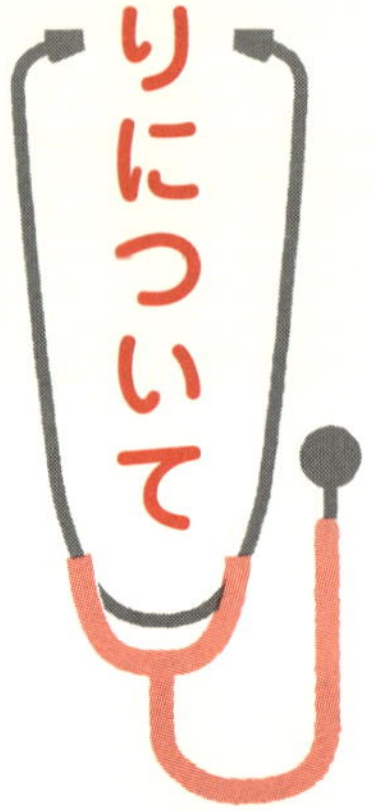

どういう状態を呼ぶか

厚生労働省によると、「6カ月以上、家にひきこもっていて、学校、職場などに行かない状態」ということになりますが、これはあくまで表面的な定義です。

私たち精神科医のもとに来る人たちは1年以上、場合によっては10年以上というケースが多いからです。

数カ月程度なら、ちょっと友達とうまくいかないので学校に生きたくないとか、思春期ならではの自閉性が出て、ひとりで考えている状態ということもあるかもしれません。

いろいろなケースがありますが、体には何の異常もないのに、1年以上も外へ出ていけないというのは、やはり心に何か問題を抱えているからだと考えられます。

1年を過ぎるようなら、迷わず受診しましょう。

また、多くのデータで**男性が8割**と言われています。私の経験もあわせて、平均的なタイプをまとめると、年齢は20～30代、長男で、ひきこもり期間は3～5年、高校か成人してからひきこもっています。

なぜ、こういうことになるのかと言えば、男性のほうが過酷な競争社会で生きていること、「若い男性が職にも就かないで……」などと近所や世間の目が厳しくて出ていきにくいこと、親の期待が強いことなどが挙げられるでしょう。

経過

20代半ば頃で精神科に来ることが多く、すでに数年経っているケースが圧倒的ですが、予後は千差万別です。ひきこもりになった原因や環境、抱えている心の病などで変わってくるからです。

日本で多いのは**不登校**で、それも**いじめ**から生じるケースが多いのですが、ほかに**受験や就職の挫折**などがきっかけで始まることもあります。

私が診た症例では幼稚園の頃にひきこもりが始ま

●ひきこもりの理由

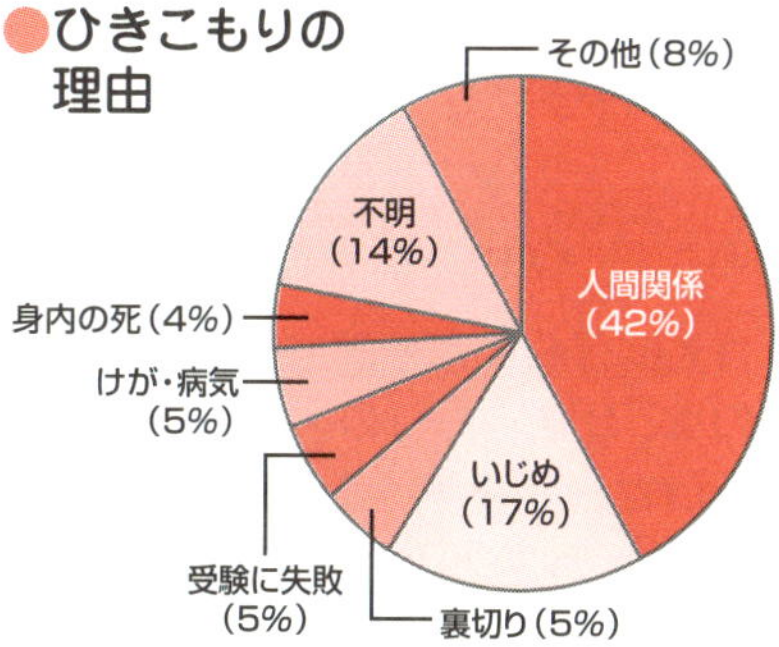

●ひきこもりの発生年代

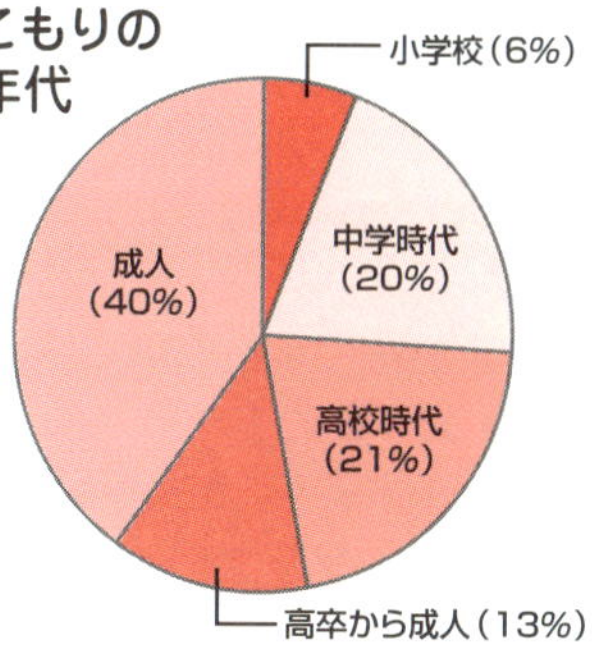

●ひきこもりの状況

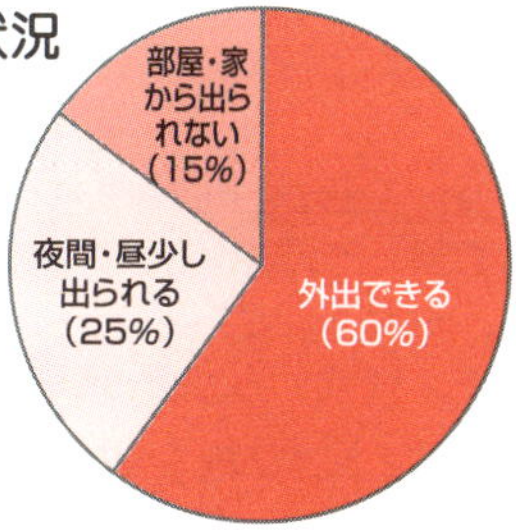

「全国引きこもりKHJ親の会・東海」の調査による

り、小学校も中学校も行かないまま22歳で病院に来た人、ひきこもって20年以上という人もいます。

精神状態も幅広く、ひきこもっていても健康な人、ひきこもって精神障害になる人、精神障害でひきこもる人、パーソナリティ障害の人など、さまざまです。

関連する精神障害

現在、大多数の精神科医は「ひきこもりの多くは精神障害である。とくにパーソナリティ障害が多い」という意見となっています。

私自身、「**パーソナリティ障害**を中心とする精神障害が多く見られる」という意見におおむね賛成です。

回避性パーソナリティ障害や自己愛性パーソナリティ障害と結びついた形でひきこもるケースが多く見られます。

KHJ親の会の調査では強迫性障害、対人恐怖症が共に20%、パーソナリティ障害17%、うつ病5%、統合失調症3%となっており、精神科の診断がつけられるケースが多いようです。

ひきこもりに多い精神障害

強迫性障害（98ページ）

強迫性障害をともなうひきこもりの場合、暴力性がきわめて強い傾向があります。とくに母親に暴力が向けられやすいのが現実です。治療法としては、まず強迫性障害を治すことが重要です。

パーソナリティ障害（235ページ）

私の考えでは、一番多いのは回避性パーソナリティ障害、次いでボーダーラインです。回避性パーソナリティ障害のひきこもりは、小学生や中学生に多く、高校生以上になると、自己愛性パーソナリティ障害のほうが多くなります。

回避性パーソナリティ障害は、根底に「保護されたい」という気持ちがあるので親への甘えが強いのです。ところが、高校生や大学生、社会人になると、そういた甘えが自己愛に対する執着という形に変化します。

パニック障害（78ページ）

いつパニック発作が起こるかわからない恐怖から、外へ出ていくことができません。とくに、広場恐怖をともなうパニック障害は外へ出にくくなります。

社会不安障害（88ページ）

対人関係能力が極端に低いというのは、ひきこもりの人に共通する特徴と言えます。ひきこもりの原因で一番多いのは「対人関係」、次いで「いじめ」です。

醜形恐怖（128ページ）

ひきこもりは圧倒的に男性に多いのですが、醜形恐怖の場合は、女性も同じくらいの割合で見られます。

拒食症（166ページ）

醜形恐怖と同じように「自分は醜い」と思い込み、ダイエットをするのですが、それがいきすぎてやせすぎて体力・気力の低下をまねくほどになり、うつ状態がやってきて外へ出られなくなってしまいます。

統合失調症（184ページ）

ひきこもる人の中には統合失調症の素質を持っている人がおり、ひきこもりが長くなると、発症するケースがよく見られます。

とくにシゾイド（分裂病質）パーソナリティ障害の人は、あまりの孤立や社会的ストレスがあると、統合失調症のような症状を示すことが多く、実際に発症させてしまうこともあります。

なかには精神障害でなく、希望の学校に行けなかったり学校選びを失敗して不登校になっている、あるいはひきこもりになっているケースなどもあります。

そういう場合は実は両親が不和だったり、家庭が混乱しているために、根底に強い不安があるケースも多いのです。この場合、**全般性不安障害**（70ページ）のような診断がつくことが大部分です。

治療

すでに述べたように、ひきこもりの原因はさまざまなので、治療法も個々に変えていく必要がありますが、私は**25歳で一応のライン**を引いて対応しています。

なぜなら20代前半であれば、多少なりとも人格を変えることが可能だからです。

ところが年齢が20代後半から上となると、なかなか難しいのです。

ひきこもって10年以上経つ30歳以上の人の場合には、無理をして人格を変えようとするよりも、そのまま社会に出ていき、適応していく方向を探るほうが現実的です。

時間はかかりますが、本人に「自分でもやっていける」という自信が生まれれば、自然に人格もやわらかくなり、変わっていきます。

また、ひきこもりの人たちが医者やカウンセラーのところに**直接来る**というのはめずらしく、親だけが来る、あるいはたまに本人も来る、ということが多いのです。

しかし、ちゃんと来た場合には、本人との信頼関係を十分に築くことが重要です。まずは十分な世間話や無駄話ができる関係をつくることです。

その上に立って「なぜ外に出ないのか」「なぜ学校に行けないのか」という問題に入るのです。

ひきこもりの人たちは**対人関係の能力**が不十分な場合が多いので、最近ではロールプレイを使って、人と会うときの行動スキルを学ぶようにすることが多くなっています。

私も、治療の初期にはこのようなロールプレイを行って対人関係を学び、やがてアルバイトに進み、そこでの問題を相談しながら切り抜ける道を探します。そうやって、少しずつ社会に出ていく力を身につけていくのです。

ただし、時には精神分析的なアプローチを行い、隠れた不安や葛藤を見つけて対処していきます。

また、対人過敏を抑える薬物を使うこともあります。

家族にできること

ひきこもりの期間については、きちんと把握しておく必要があります。

いろいろなケースがありますが、体には何の異常もないのに、1年以上も外へ出ていけないというのは、やはり心に何か問題を抱えているからだと考えられます。

「ひきこもりは病気ではない」と考えて、そのままそっとしておくと、長引かせることにもなりかねません。**早めに受診**しましょう。子どもが来院を極端に嫌がる場合は、最初は親だけでもかまいません。

家族は、まずはあまりに**過干渉にならない**ことが大切です。落ち着いた家庭の雰囲気を保ち、時々外に出かけるチャンスを見つけて一緒に行くことも重要です。たとえば、「ファミリーレストランに行こう」「誕生日のお祝いをしよう」「ちょっと買い物に行こう」などと言って外に出すようにしてあげるのです。

もちろん、本人がなぜひきこもっているのかという理由は知っているべきですが、それは専門家でなければわからない難しさを含んでいる場合もあるので、やはりまずは専門家のところに相談に行ってください。

子どもが親に暴力を振るう場合は、専門家に相談しながら、入院も考慮して、適切な対応をとることが大切です。

現在ひきこもりで多いのは、幼いときから親、とくに母親に非常にかわいがられ、期待され、過保護に育てられて、**自己愛が大きく**なっているケースです。

しかし、受験や就職など何らかの挫折を体験して自尊心が傷つき、自分は大したことがないと思ったときにひきこもってしまうタイプです。

この場合、彼らは親に対して激しい怒りをぶつけてきます。

また、幼いときから教育熱心で、「うちの子どもは

家族にできること

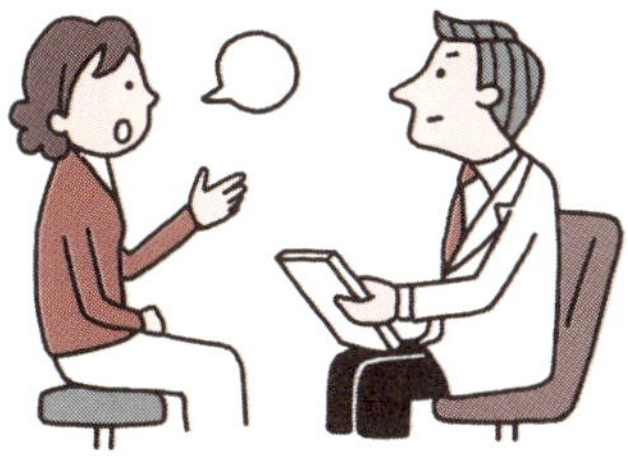

早めに専門家に相談する

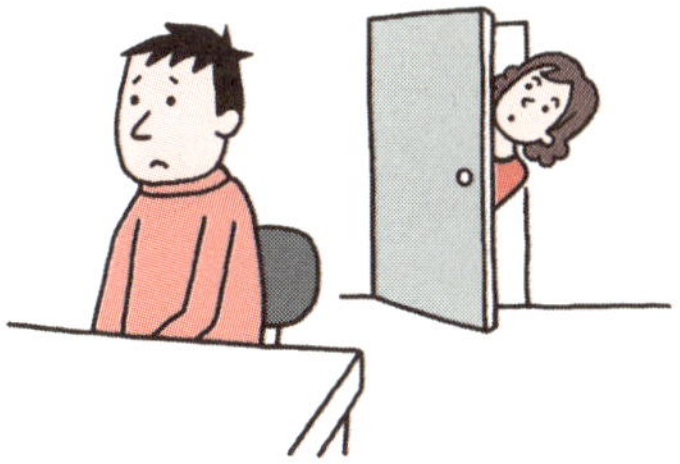

過干渉にならない

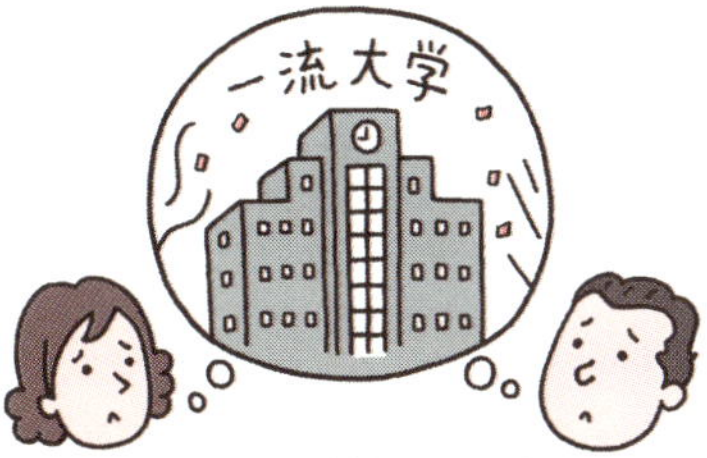

親自身の価値観を見直す

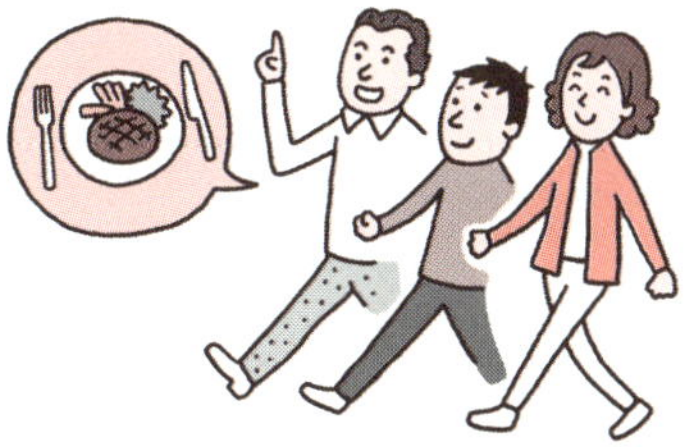

出かける機会をつくる

こんなに勉強ができる」ということが自慢で、何でも子ども中心で家事もほとんど手伝わせないという親も多く見られます。

ひきこもってからも、食事を部屋の前に置いておき、食べ終わったら部屋の前に置かれた食器を下げるのです。

まさに両親が「学校の勉強さえできればいい」という単純な価値観に凝り固まってしまっていると言えます。子どもを有名学校に入れている親ほどそうです。

ですから、まず**親自身の価値観を変えて**いくことも大切です。人間として何が大事なのかをしっかりと考え、子どもに接してほしいものです。

勉強ができれば、それ以外に自分の身の回りのこともできない、家事の手伝いもしなければ、人への思いやりもない。果たしてそれでいいのか、そういうことを伝えられるのは親なのです。

なかには世間体や見栄にとらわれて、子どもを十分に通院・入院させなかったり、途中でやめてしまったり、自立させるための一人暮らしを拒む親もいます。当然のことながら、それではなかなか治りません。

統合失調症

現実と非現実の区別がつかなくなる
不治の病と言われたが、現在では治療が可能に

統合失調症って?

統合失調症はかつて精神分裂病と呼ばれていた心の病で、そのもっとも特徴的な症状は、幻覚や妄想と現実の**区別がつかなくなる**点です。

「みんなが自分の噂をしている」「家の電話機に盗聴器が仕掛けられている」といった**被害妄想**、「テレビや新聞が自分のことを言っている」「テレパシーに命令される」といった**関係妄想**、**テレパシー妄想**などが見られます。

それでも病気だという自覚がなく、「自分はおかしくない」と思っているため、かたくなに治療を拒否し、そのまま悪化して周囲に迷惑をかけるほどになり、病院に連れてこられて入院となるケースも絶えません。

かつて統合失調症は〝**不治の病**〟と見なされ、いったんそうと診断されたら、一生を病院で過ごすのが当たり前とされていました。

しかし、1950年代にクロルプロマジンという抗精神病薬が作られ、さらにもっと有効な薬が開発されたことで〝**治療できる病気**〟となり、以来、通院して治すケースが増えてきています。

統合失調症は全人口の約1%がかかると言われており、これは世界各国どこでも、またどの時代でもほとんど変わりません。

発症のしやすさに男女差はありませんが、平均すると男性のほうが発症が早く、もっとも多いのは男性が15～25歳、女性が25～35歳です。

統合失調症の主なタイプと症状

1. 妄想型

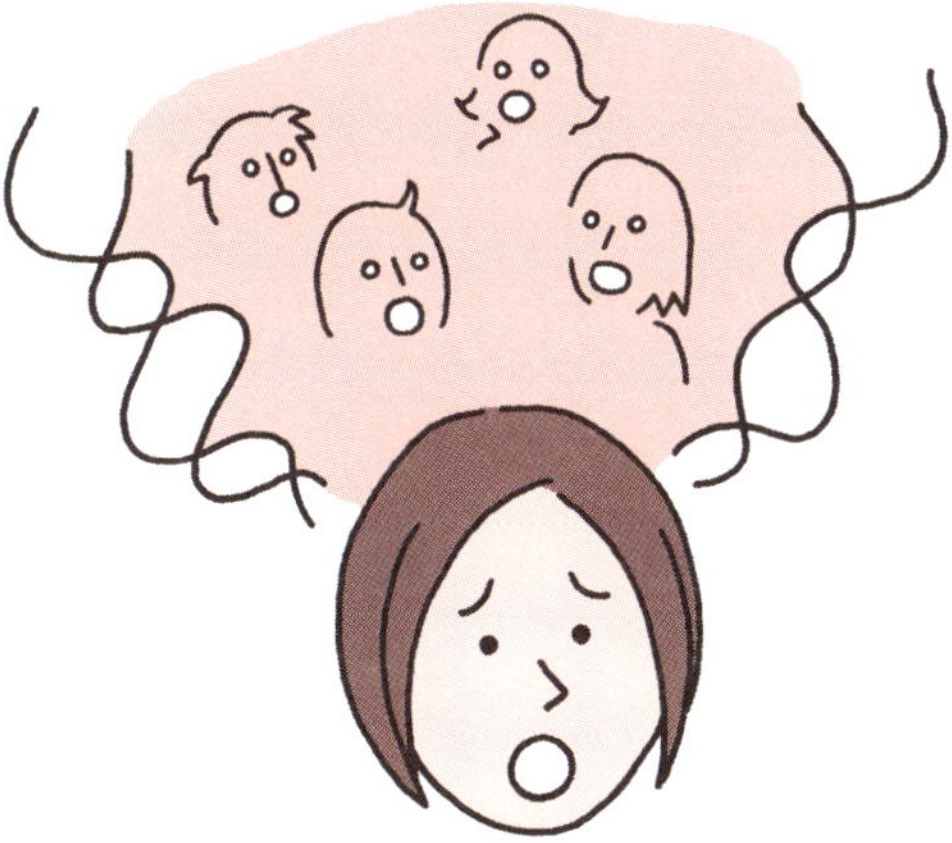

- 幻覚・妄想が思考の大部分を占めている
- 人格は荒廃しにくい

2. 解体型

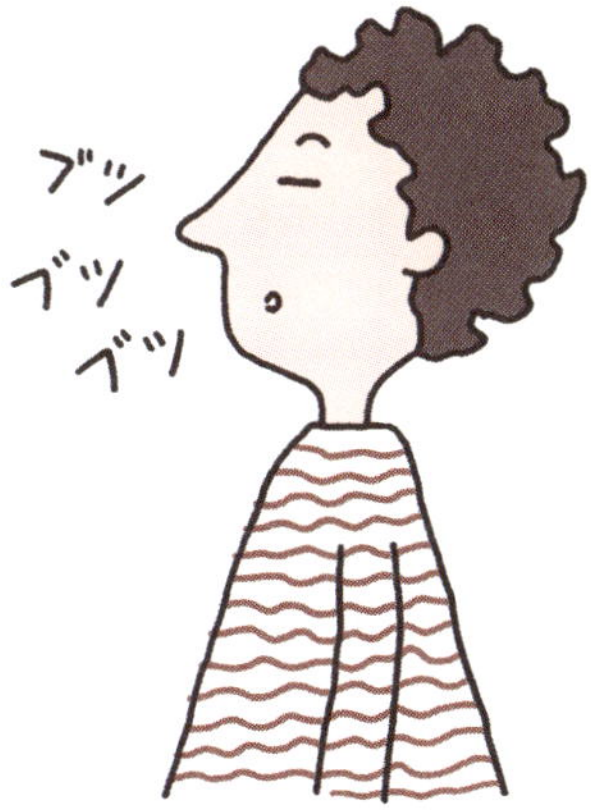

- 人格の荒廃が著しい
- 考え方が幼稚になり、幼稚で衝動的な行動をとる
- 感情が自然さを失って平板化する
- ひとりでニヤニヤ笑ったり、独り言を言ったりする

3. 緊張型

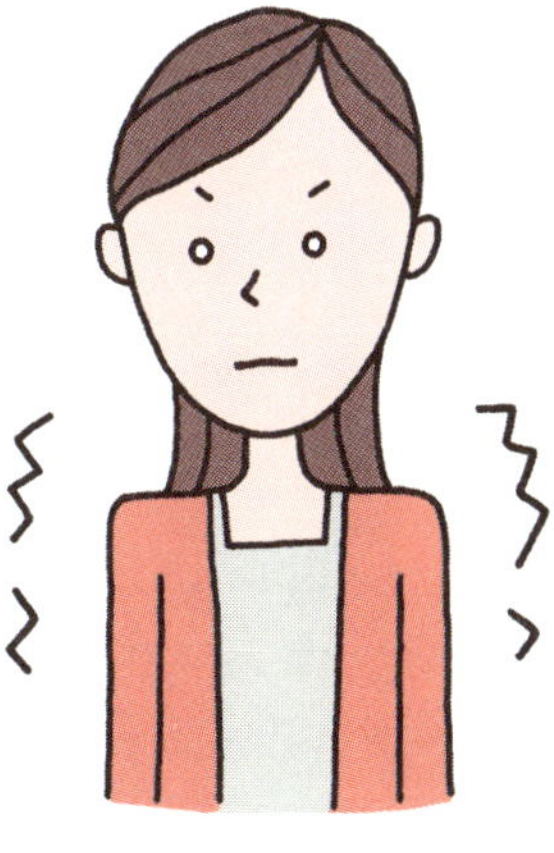

- 昏迷型…急に身体を硬くして動かなくなる、呼んでも返事をしなくなる、など
- 興奮型…行動も思考もまとまりがなくなり、騒いだりする

症例

盗聴器が仕掛けられている…！

素質、環境とストレスが絡み合って発症

銀行員のCさん（27歳）が母親に連れられて、私のところへやって来ました。

「会社にいると、まわりの人が僕をずっと見張っているんです。きっと僕を陥れようとしているにちがいありません。家には盗聴器までつけられているんですよ」

これは言うまでもなく、妄想でした。彼の顔には表情がなく、ぼんやりとした目つきで、すぐに統合失調症が疑われました。

これでは会社で普通に仕事などできるはずがありません。集中力も意欲も失い、会社にいてもじっと席に座っているか、あるいはトイレに逃げているというような状態でした。

ひとりで自分の部屋にいても、自分のことを噂する声や非難する声が聞こえると言います。

また話す内容も、つじつまが合わなかったり、関係のない話がぽんぽんと飛び出したりと、いわゆる連合弛緩と私たちが呼んでいる症状が見られました。

私は、彼が一刻も早く入院することが必要だと伝えました。

「一過性の症状なのか、慢性化するのか、非常に微妙な段階だと思いますから、今すぐに治療を始めることが大事です」

Cさんは「僕は病気ではない。確かに陰謀があるんです」と、拒否していましたが、母親や私による説得にようやく応じてくれました。

結局彼は入院し、私はすぐに投薬による治療を開始しました。

薬が効いてくると幻覚や妄想は少なくなり、

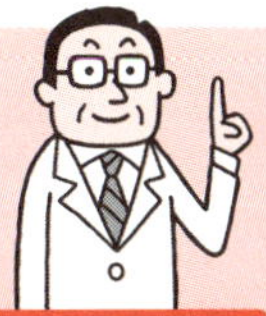

Dr's Advice
精神科医のワンポイントアドバイス

かつては「不治の病」と言われ、一生を病院で過ごすのが当たり前のように思われていましたが、現在では治療法の進歩により、社会復帰できるケースが増えています。

また「遺伝病」とも言われていましたが、今では確かに遺伝性は高いものの、ストレスなど、ほかに原因もあることがわかっています。

Cさんの場合も、素質と環境、ストレスなどが複雑に絡み合って発症したものと思われます。

「僕の思い違いだったんでしょうか。考えてみると、盗聴器が仕掛けられているなんて、ちょっと変ですよね」

と、話すようになりました。

しかし、しばらくすると、今度は統合失調症の「陰性症状」である意欲のなさや、思考力の低下、自閉性などが見られるようになったため、私は長期戦を覚悟しました。

それでも治療を続け、3カ月ほど経ったころから、少しずつ、意欲が現れ始めたのです。いつのまにか幻聴や妄想もほとんどなくなっていました。

統合失調症の場合、症状がもっとも重い時期を過ぎれば、多くの場合少しずつ回復していくことが多いものです。

Cさんの場合は、80％近く回復しました。これは患者全体から見ればきわめてよいほうですが、中には完全に回復するケースもあります。

その後、Cさんは退院して外来に通いながら、治療を続けています。仕事にはまだ復帰していませんが、

「今は人生の中で休む必要のある時期だから、もう少し回復するまで待とう」

という私の助言を受け入れ、焦らずに治療に向き合い、学生時代にやっていたというテニスを始めました。趣味を持ったことが彼を元気づけ、意欲的になっていったようです。

統合失調症について

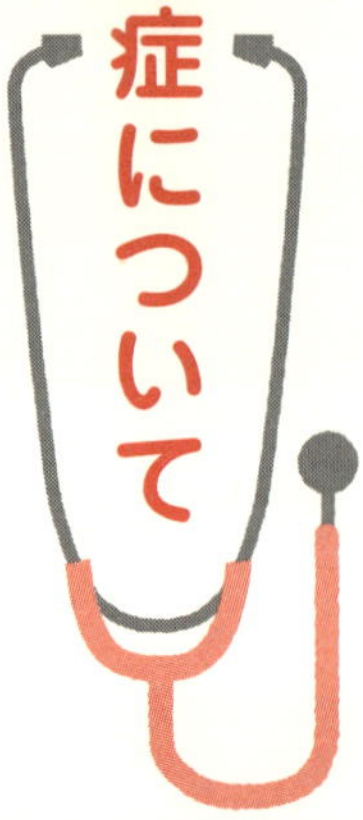

症状

現実と非現実の**区別がつかなくなり**、妄想が高じて現実には見たり聞いたりすることがあり得ない**幻覚**などの現象も起こります。

妄想の中身はさまざまで、何の根拠もないのに、「知らない人が自分のあとをつけている」「誰かが自分の部屋に盗聴器を仕掛けている」「テレビで自分のことを話している」などと主張します。

また、幻覚の中でもっとも多いのは**幻聴**で、「自分の悪口を言う声がする」「自分に何か指令してくる声が聞こえる」などと言います。

加えて**思考が支離滅裂**で、まったく話が通じない「滅裂思考」も見られます。

感情は自然さを失って平板になり、まったく何も感じていないかのように表情がありません。また、仮に表情を見せたとしても、その場にそぐわないちぐはぐなものであったりします。

統合失調症の5つのタイプ

なお統合失調症は症状によって、次の5タイプに分けられています。

1 妄想型

患者の思考の大部分を**妄想が占めて**います。

妄想を語らなければ、一見統合失調症だとはわからないようですが、幻覚・妄想が日常生活のすみずみまで支配しているため、会社や学校に行けなくなったり、生活に支障をきたしてしまいます。

ほかのタイプにくらべると、**人格は荒廃しにくい**と言えます。

2 解体型

かつては「破瓜《はか》型」と呼ばれたタイプで、**人格の荒廃**が著しく見られます。考え方が幼稚になり、幼稚な行

診断基準

次の項目が当てはまる場合には、統合失調症が疑われます。

1 次のうち、2つ以上が当てはまる。

□ ① 妄想がある。
たとえば、「自分のことを悪く言っている」「自分をおとしめようとしている」「自分を見張っている」「誰かにあとをつけられている」「誰かがテレパシーで自分に指示して、動かしている」など。

□ ② 幻覚がある。とくに幻聴が多い。
たとえば、誰もいないのに耳元で「自分のうわさをする声がする」「からかう声が聞こえる」など。ほかに、「UFOが見える」「霊魂が見える」といった幻視、「自分の皮膚に何か電気のようなものが伝わってくる」といった体感幻覚が見られることもある。

□ ③ 思考に一貫性がなく、会話が支離滅裂。

□ ④ 極端に緊張した行動が見られる。
これには2タイプあり、まったく反応しない(緊張病性昏迷)か、興奮してまとまりのない行動(緊張病性興奮)を示す。

□ ⑤ 感情が平板化し、思考が乏しくなり、意欲がなくなる。

2 このため、職場や学校で、あるいは対人関係で急激に適応力が落ち、支障が出ている。

3 症状が6カ月以上続いている。

動や衝動的な行動をとります。感情は自然さを失って平板化し、感情表現もうまくできません。ひとりでニヤニヤ笑ったり、意味もなくしかめっ面をしたり、しきりに独り言を言ったりします。

3 緊張型

さらに「昏迷型」と「興奮型」に分かれています。

昏迷型は急に身体を硬くして動かなくなる、呼んでも返事をしなくなる、「さあ、お風呂に入りましょう」「洋服を着替えましょう」などと何か指示しても、強く抵抗して拒絶する、同じ姿勢をずっととり続けるといった様子が見られます。

興奮型は文字どおり興奮して、行動も思考もまとまりがなくなり、メチャクチャに騒いだりします。

4 鑑別不能型

1から3まで、**どの分類にも属さない**ときには、このタイプに分類されます。

5 残遺型

これは統合失調症にかかった後に見られる症状で、いわば〝**後遺症**〟です。幻覚・妄想はなくなっているか、あったとしてもわずかなのですが、感情が平板になり、風変わりな行動が見られ、自閉性が強く、思考も論理的ではありません。

経過

統合失調症は、発症すると、やがて人格のさまざまなレベルに悪影響を与えて人格の荒廃が進み、元の人格レベルに戻る率は1割前後です。

それでも、治療を受ければ**約40％は社会復帰**できますが、残りの60％は通院か入院かの違いはあれ、病院に一生関わらなければなりません。

とくに上から10％は完全に治癒しますが、下から10％は一生病院で暮らすしか手だてがないのが現状です。

治っては再発し、治っては再発しと、発病を何度も経験するにつれ、次第に元の人格レベルに戻らず、社会に適応できなくなっていきます。

「陽性」のほうが「陰性」より予後がよい

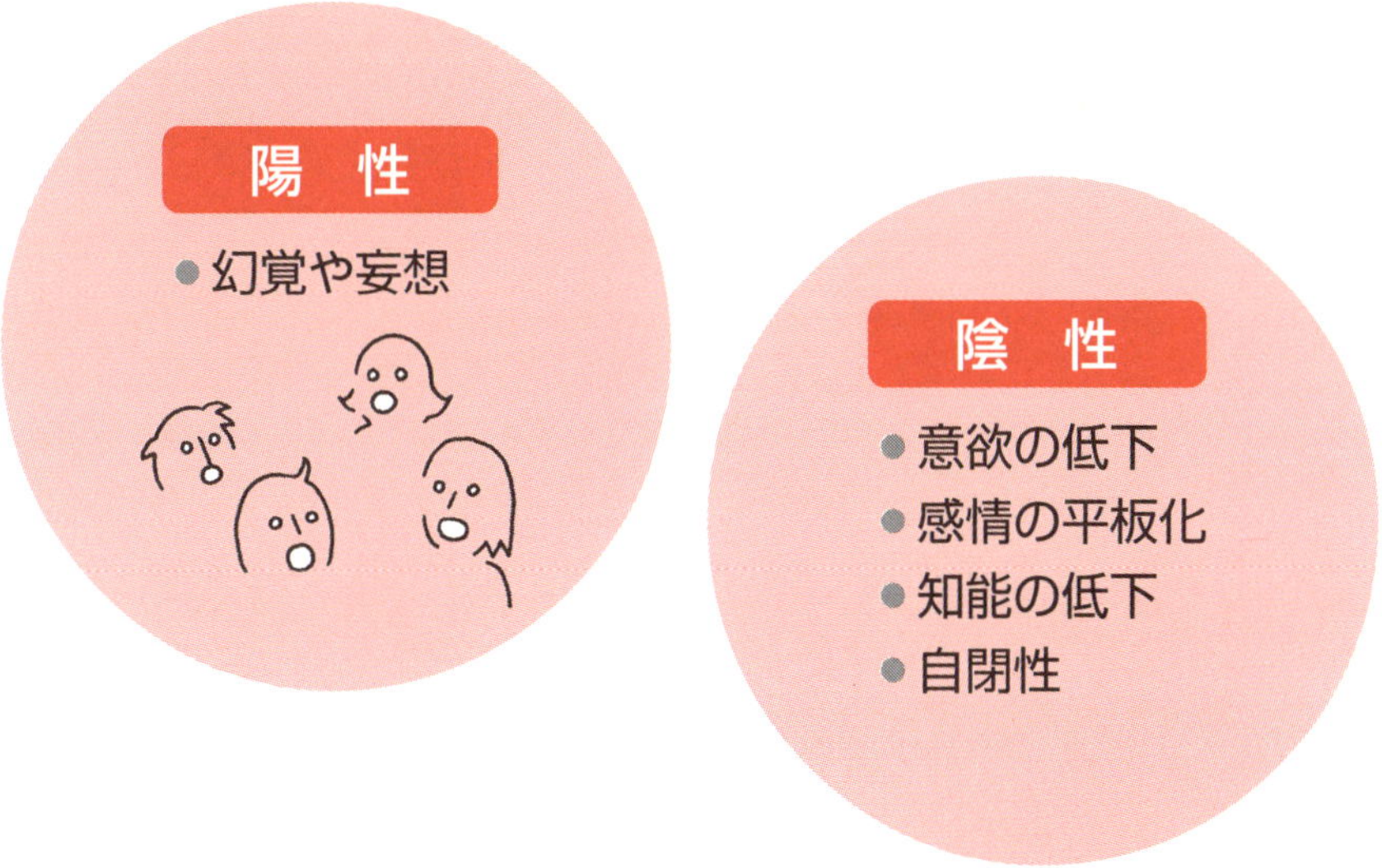

しかし、統合失調症といえば一生治らない〝不治の病〟と言われていた頃にくらべたら、実に大きく進歩したと言わざるを得ません。

統合失調症は、症状によって「陰性」と「陽性」に分けられますが、とくに、陰性のほうが予後はよくありません。

陽性は幻覚や妄想が主な症状で、**陰性**は幻覚や妄想はあまりないものの、意欲の低下、感情の平板化、思考の貧困化や知能の低下、自閉性、喜びや快楽を失うといった症状が主に見られます。

治療

抗精神病薬を使うのが主流です。これまでは、とくにハロペリドールやクロルプロマジンが使われてきましたが、最近ではリスペリドン、クロザピンといった新しい抗精神病薬（非定型抗精神病薬）が中心になりつつあります。

というのは、もちろんハロペリドールやクロルプロマジンは今でも効果があり、重要な薬なのですが、これらの薬で起こる副作用がリスペリドンやクロザピンにはあまり見られないというメリットがあるのです。

心理療法は1対1の個人療法が基本です。

なかでも**支持療法**といって、本人の気持ちをくみ取り、自尊心を守りながら、適切な指導や助言をする方法が一般的ですが、患者によっては積極的に病気の原因を探し、「なぜ病気になったのか」「どうすればいいのか」と理解を深めていく**力動精神療法**を用いる場合もあります。

また最近では**行動療法**も増えてきています。

とくに対人関係の築き方や会話の仕方、切符の買い方など、患者が社会性を養い、適応する力をつけることを目指す**「社会技能訓練」**（SST）は社会復帰に必要な能力を身につけるうえで、とても重要な役割を果たしています。

さらに**集団療法**で、人との接し方を自然に学び、社会性や人の気持ちを理解する共感性を身につけていくことも大事です。

ほかに**家族療法**を通して、家族が患者に対して理解を深めることも欠かせません。そこでは患者を批判す

統合失調症の心理療法

行動療法
対人関係の築き方、会話の仕方、切符の買い方など、社会性を養い、適応する力をつける。

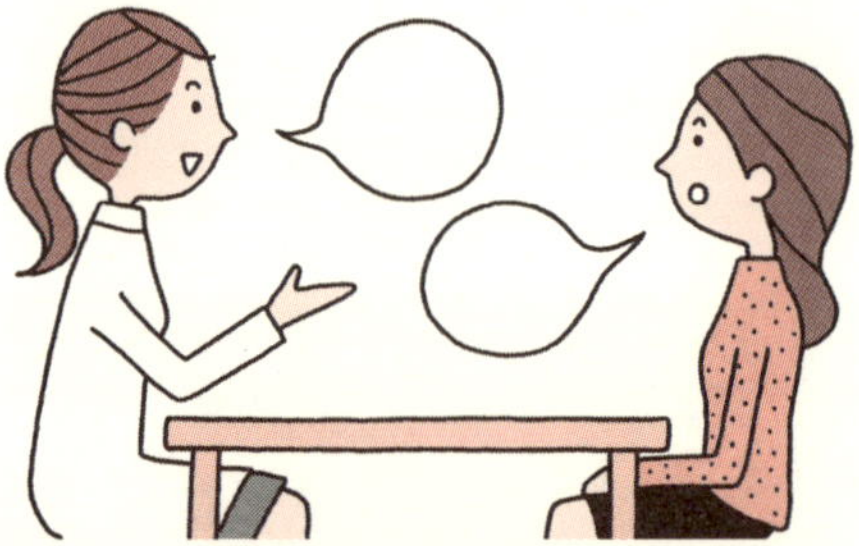

支持療法
本人の気持ちをくみ取り、自尊心を守りながら、適切な指導をする。

力動精神療法
分析的な治療により、「なぜ病気になったのか」「どうすればいいのか」を考えていく。

家族療法
家族の患者に対する理解を深めていく。

地域で暮らしていくために

グループホーム

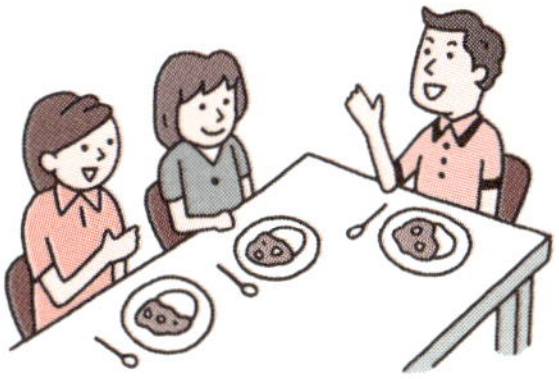

少人数の患者が自立に向けて共同生活を送る。

作業所

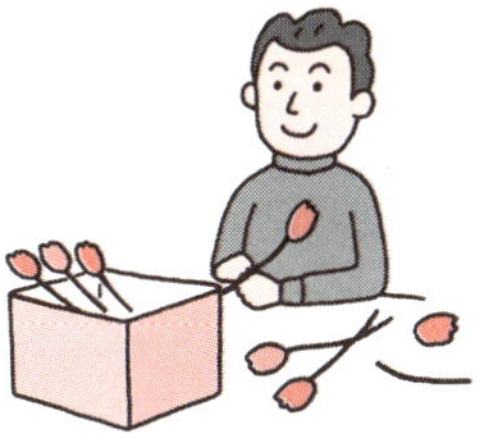

デイケアと同じようなグループ活動が中心。作業を行うことで賃金を受け取ることもできる。

デイケア施設

レクリエーション活動や料理、スポーツ、手工業など、さまざまなグループ活動を行う。

るのは禁物ですが、かまってやりすぎるのも再発を招きやすくするため、避けなくてはなりません。

地域で暮らすための支援体制

アメリカを中心に、統合失調症の患者を病院に閉じこめるのではなく、地域で暮らせるようにしていくべきだという考えから、各地に**グループホーム**（少人数で共同生活する小規模な施設）や**デイケア施設**（通ってさまざまな活動を行う）などの中間施設が多く造られました。

日本でもグループホームやデイケア施設のほか、仕事の技術を学んだりする**作業所**などが各地に造られています。

統合失調症の患者さんが地域で生活できるようになった背景には、薬物療法の進歩が大きく、長期入院を必要としなくなってきたことがあります。

また、**社会技能訓練**や**職業訓練**などの展開も非常に進歩し、地域での治療と生活の力をつけるうえで、大きく役立っています。

家族の3つの注意点

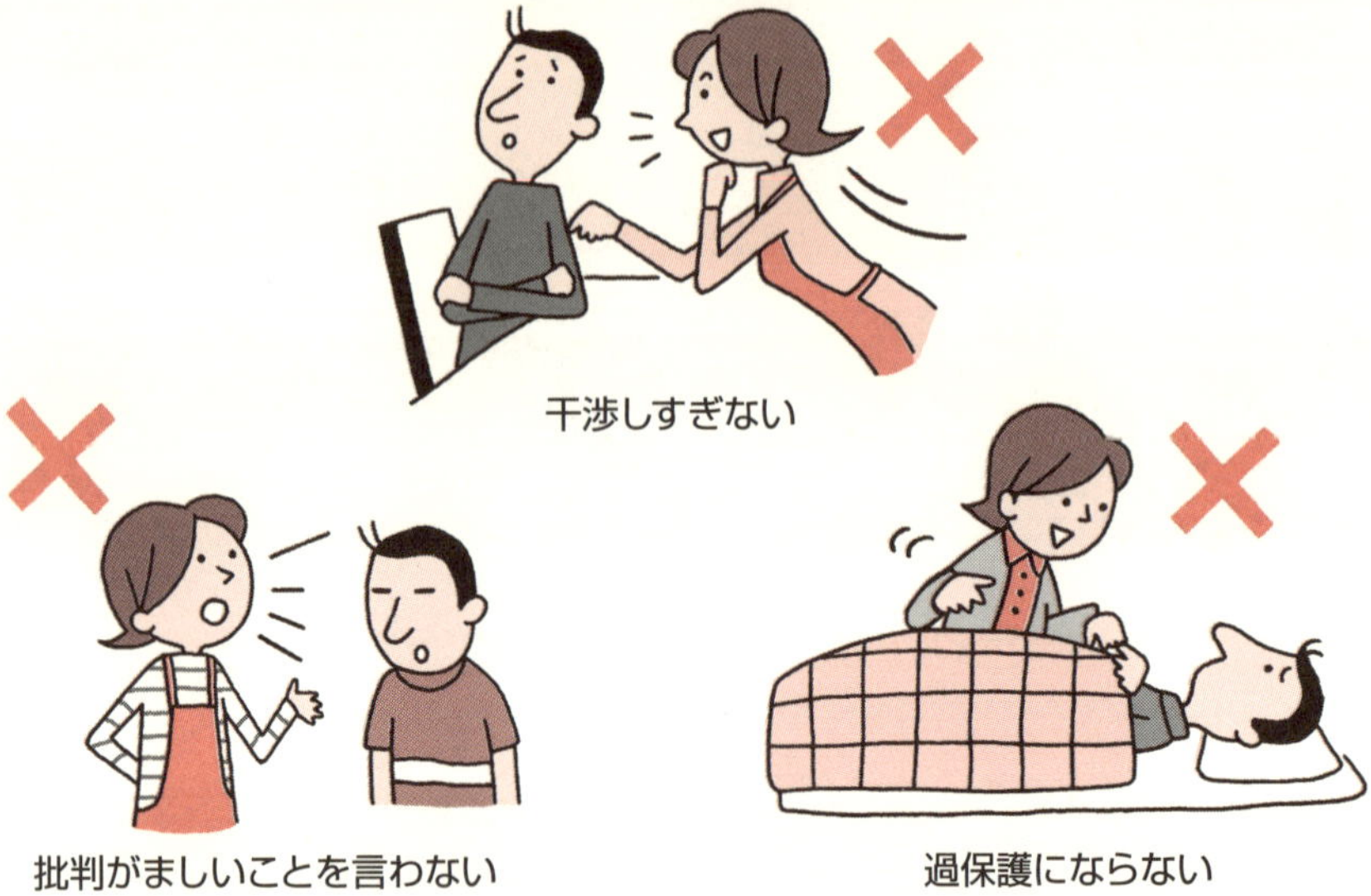
干渉しすぎない
批判がましいことを言わない
過保護にならない

家族にできること

現在では薬物療法と心理療法の進歩によって、かなり**病識**（自分は病気だという自覚）をもつ患者が増えています。

本人が病気を自覚し、積極的に「治そう」とする意欲をもてば、当然治療の効果は上がりやすくなります。

家族の注意点としては「干渉しすぎない」「批判がましいことを言わない」「過保護にならない」という3つをいつも忘れないようにしてください。これらは実証的な研究データからも明らかに重要なことです。

つまり、**「やさしい無関心」**でいることが何よりも大切なのです。適当な距離をおきながらも、きちんと患者の行動や心を理解し、危ないときにはそばにいてあげるという構え方でいてください。

逆に、いつもそばにいて何かと面倒を見てしまうのは、むしろ本人の力を奪うことになり、いっそう依存させて自立心を失わせてしまい、結果的に治りにくくしてしまいます。

また、統合失調症は長引きやすく、家族もつらくなることがあると思います。

家族会（統合失調症の家族をもつ人たちの集まり）に参加し、お互いに情報交換し支え合っていくことも、家族にとっては助けになるでしょう。

本人へのアドバイス

統合失調症の治療は時間がかかりますが、それでも多くの人が治っていますし、社会復帰もできています。時間と共に自然治癒力が高まり、だんだん元のレベルに近づいていくからです。

「もう治らない」などと嘆くことなく、根気強く治療を続けましょう。

また、主治医と相談しながら、デイケア施設や作業所に参加していくことも、治療に役立ちます。

患者会（同じ統合失調症を抱える人たちの集まり）に参加し、体験談や情報を交換したり、悩みを相談し合ったりすることも支えになるでしょう。

関連する精神障害

幻覚・妄想が、**うつ病**の極期（症状がもっともひどいとき）、**躁うつ病**の躁状態の極期にも見られることがありますが、その場合には「精神病像をともなううつ病（躁うつ病）」などと診断され、次の失調感情障害とは区別して扱われます。

また、もともと自閉的で孤独、他人に興味がない**シゾイドパーソナリティ障害**（296ページ）でも、あまりに孤立や社会的ストレスがあると、統合失調症のような症状を示すことが多く、実際に発症させてしまうこともあります。

●失調感情障害

「躁かうつの気分に支配される」という気分（感情）障害の症状と、「幻覚や妄想」といった統合失調症の症状をあわせもつ精神障害です。

躁・うつの気分に支配されていないときでも幻覚・妄想が現れることがあります。

「統合失調症と感情障害が合わさったようなもの」

と言うと恐怖感を持たれるかもしれませんが、統合失調症よりもずっと経過はよく、治りやすいものです。

ただし、定期的に通院するようにして、薬もきちんと飲みましょう。

研究

患者の近親者の発症率を調べたアメリカのデータによると、きょうだいは８％、子どもは12％、二卵性双生児の発症一致率は12％、一卵性双生児は47％となっています。

また両親ともに統合失調症の場合は、40％が統合失調症にいたっています。

この数字を見ても**遺伝が関係**しているのは間違いありませんが、それ以外にもストレスや環境、そのほかさまざまなことが関係して発症します。

統合失調症も、**ストレスと、本人が生まれもっている素質的な原因の両方が作用し合って発症する**という考え方が一般的です。

心理学的な原因としては、幼児期の母親の**育児態度が不安定**だったり、育児能力が欠けていることも問題になります。また、家族に偏った考えをもった人がいて、影響を受けやすい人が統合失調症になるという説もあります。

そのほかに「二重拘束説」といって、たとえば母親が「かわいい子ね。私のところへいらっしゃい」と言いながら、その奥にある真の感情では拒否するような姿勢をかもしだすというように、受容と拒否という**正反対のメッセージ**を出していると、子どもは困惑してどうしていいかわからなくなります。こうした経験を幼い頃から繰り返しているために、統合失調症になるという説もあります。

さらに生物学的な要因として、また、ドーパミンやセロトニンなどの**脳内ホルモン**や**脳の構造的障害**も指摘されています。

幻覚や妄想などの**陽性**症状ではドーパミンが過剰に分泌されており、感情の平板化などの**陰性**症状では大脳の側頭葉と前頭葉が萎縮し、側脳室が拡大していることなどがわかっています。

Column-4

天才と精神病

多くの天才が精神病的な傾向を持っているということは、私たち精神科医にとっても必ずしも否定できないことです。

リンゴが落ちるのを見て万有引力の存在を思いついたニュートンと妄想の関係、『変身』を著した作家カフカと妄想の関係（あるいは統合失調症との関係）はどうだったのか、気になるところです。

また、画家のムンクは実際に統合失調症にいたっていますし、そのほか、芥川龍之介と統合失調症、ゲーテと躁うつ病、サリンジャーと統合失調症、リルケと統合失調症、ニーチェと統合失調症、ゴッホと統合失調症――。こうして眺めてくると、天才的な人には、明らかに精神病を発症しやすい傾向があると言えそうです。

精神病的な危機感によって、自分のありったけの能力を発揮する形で自分の病的なものに立ち向かい、それが結果として、天才的な創造性となっているという部分もあるのでしょう。

また、病的なものが創造力に食い込み、新しい形式を生み出すこともあります。

ですが、公平に見て、私は天才は狂気なしでも天才性を発揮することがあると思っています。天才的な資質の持ち主は資質を発揮せずにいられないのではないかと思われるからです。

自分の内側から突き上がってくる自己実現欲求、あるいは自分の力を出す喜びという純粋な創造への欲求が、天才的な仕事を生み出すこともあると思うのです。

ただ、やはり天才が創造するプロセスにおいて、ある意味で「破壊の時期」ないし「創造の病」があるとは言えます。

古い伝統的な思考をいったん停止させたり破壊したりすることで、まったく新しい思考やひらめきが出やすくなるからです。

この伝統的な思考というのは、実は日常的に生きる基盤となる重要なもので、それなしには人間は生きることができません。

ですから、その基盤を揺るがし、いったん消滅させるというのは大変危険なことですし、このような破壊のプロセスには冒険と知性と狂気がからまっていることは想像に難くないのです。

依存症

**やめたくても、やめられない！
酒やギャンブルに溺れる心の病**

依存症って？

「依存症」とは簡単に言えば、アルコールや覚せい剤など特定の物質を異常に好み、やめると手の指が細かくふるえるなどの**禁断症状（離脱症状）が出る**というものです。また、摂取するアルコールが大量で耐性が強くなっている場合も依存症になります。

一方、禁断症状は出ないものの、アルコールを飲むことによって社会生活に障害が起こるにもかかわらず、飲み続ける状態を**「アルコール乱用」**と呼びます。

この状態ではまだ精神的に依存しているだけですが、離脱症状が出るようになると身体的なレベルにまで依存が進んでしまい、自分の意思とは関係なく、体内にその物質がないといられなくなるので、かなり深刻な状態です。

また、パチンコや競輪、競馬などに病的にのめり込む**「ギャンブル依存症」**は、やめたからといって、手の指が細かくふるえるというような身体症状は出ませんが、「やめたくても、どうしてもやめられない」という**心の病理**では同じです。

依存や乱用の背景には、たいてい何かしら心理的な問題が隠れており、こちらを解決しないかぎり、なかなか真の解決にはいたらないことが多いものです。

「仕事がうまくいかない」「家庭がうまくいかない」などの理由でゆううつな気分が強く、それを晴らすためにギャンブルやアルコールに溺れているのだとすれば、まずは心の問題を解決することが先でしょう。

とくにアルコール依存症の場合、**6割はうつ病**だというデータもあるほどです。

「アルコール乱用」と「アルコール依存症」

アルコール乱用

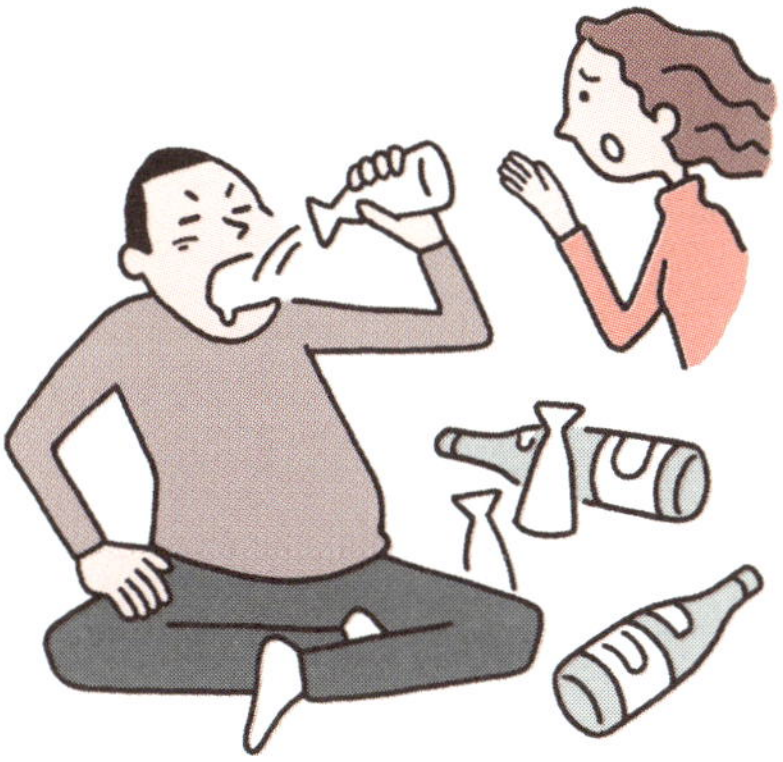

- アルコールのために仕事や家庭での役割が果たせない
- どんな状況でも、飲まずにはいられない
- 酒が原因でトラブルが絶えない

アルコール依存症

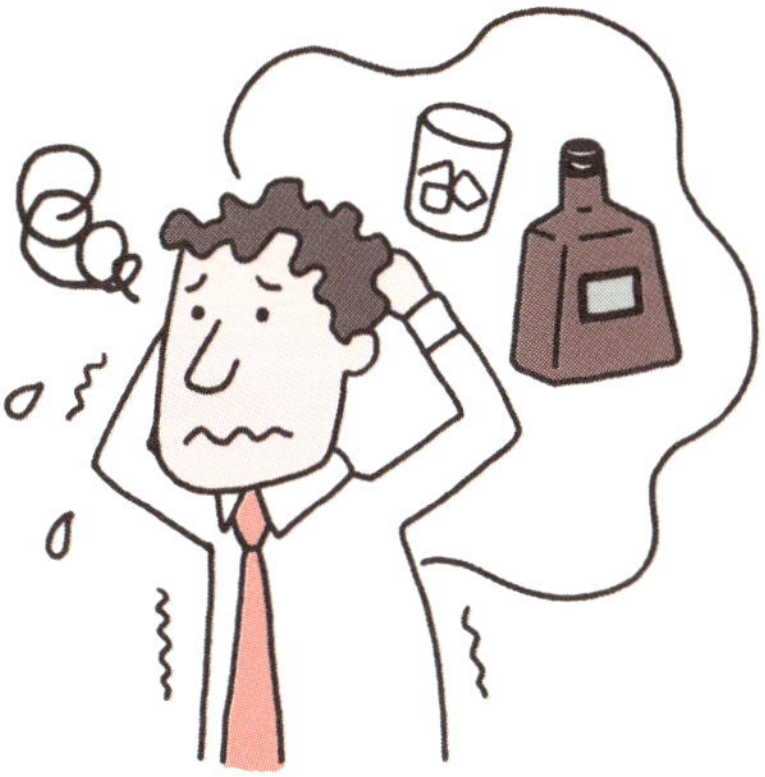

- なかなか酔わない
- 禁断症状がある
- 大量に、長い時間飲んでいる
- アルコールが原因で仕事に支障がある

ギャンブル依存症への3ステップ

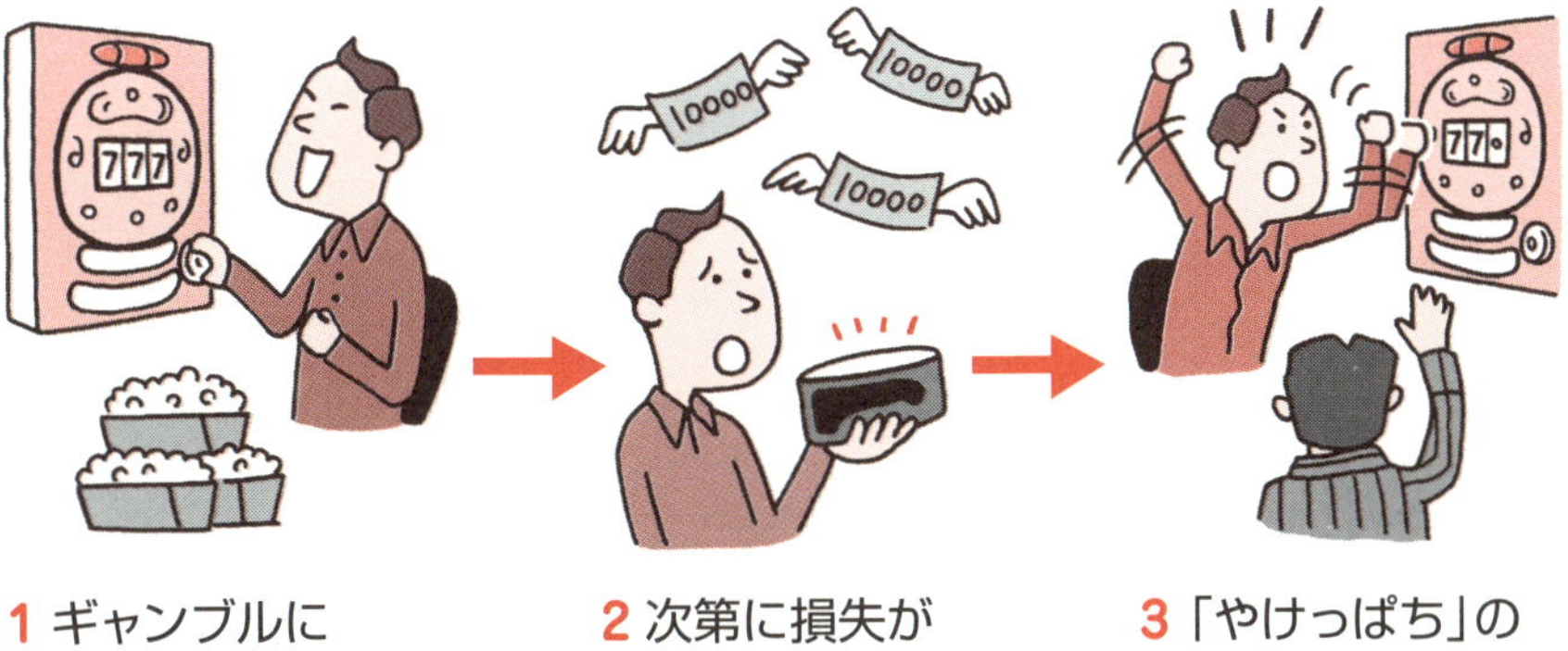

1 ギャンブルに勝っている時期

2 次第に損失が出る時期

3 「やけっぱち」の時期

症例 1

育児ストレスと孤独感からお酒に…

アルコール乱用の主婦の例

主婦のSさん（34歳）は、2歳と4歳の男の子を抱える主婦です。毎日、やんちゃ盛りの子どもたちの育児に奮闘するうちに、いつしか、その疲れやストレスをお酒を飲んで紛らわせるようになりました。

そのうち毎日飲むようになり、酒量も増えていき、とうとうアルコール中毒の症状が生じて、大声で叫んだり交番に駆け込んだりと、さまざまな問題を近所で起こすようになってしまいました。

夫が注意しても反発するだけで、夫婦仲も険悪になっていき、困り果てた夫が私の外来に連れてきたのでした。

「どうしてそんなに飲むのかな」

と聞くと、彼女は一瞬考えるようにして、

「どうしてなんでしょうね。……なんかさびしいのかな」

と、力のない声で答えます。

「ご主人がいるのに、なぜそんなにさびしいんだい」

「夫は仕事一筋ですから……」

毎日毎日、子どもの面倒を見て、食事やら洗濯やら家事に追われて、疲れきってしまう。それでも、誰も理解してくれる相手がいないと言うのです。

「なんか慰められないというか、報われないというか、そんな感じなんです」

Sさんは禁断症状はないものの、自分がトラブルを起こすことになるとわかっていても毎日飲まずにいられない「アルコール乱用」の状態でした。

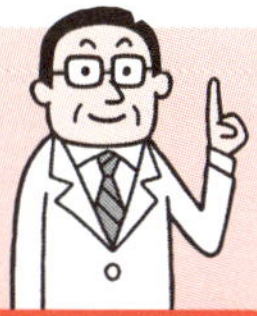

Dr's Advice
精神科医のワンポイントアドバイス

アルコール乱用は、ごく普通に見られます。当然男性に多いのですが、最近は女性でも多くなっています。毎日アルコールを大量に飲まないと気がすまない、週に何日も飲んでしまうというようなことで、翌日会社を休んだり、あるいは家庭や夫婦間でトラブルを起こします。時には子どもとの間ですら、トラブルを起こしてしまいます。これがアルコール乱用というものです。

なお、アルコール依存症となると、男性のほうが圧倒的に多くなります。

そして時に、言語障害、歩行障害、感情の混乱などのアルコール中毒症状が生じることもありました。

外来に来るたびに、彼女は自分の孤独感やさびしさ、そして何か愛情が満たされないことを悲しそうな顔をして話していきました。

ただ、私の外来に来ることである種の安らぎを得たのでしょうか。アルコールを飲むことが少なくなり、最終的にはやめることができました。

そして「先生、アルコールを飲むと近所の噂になってしまうし、子どもがかわいそうだから、私、やめました」と言えるまでになったのです。

多くのケースと同じように、彼女の場合もやはり孤独というものと〝うつ症状〟がアルコール乱用を生み出していたと考えられました。

症例 2

パチンコをやめたくてもやめられない…

ギャンブル依存症のエリート銀行員の例

Kさん(38歳)は、ある大手銀行に勤めるエリートサラリーマンです。

この2年間異常に欠勤が多く、しかも「風邪をひいてしまって」と連絡することもあるのですが、たいていは無断欠勤を繰り返していました。

ある日、上司が「どうしてそんなに欠勤が多いのか」と問いただしたところ、Kさんは意外に淡々と打ち明けたのです。

「自分はパチンコに夢中なんです。新しい店が開く日には、2時間かかろうが3時間かかろうが、朝早くから行ってやってしまうんです」

朝早く6時半頃には「会社へ行く」と言って家を出るのですが、それは実は遠い所にある、開店間際のパチンコ店に通うためだったのです。

数十万円の利益を上げる日もありましたが、トータルで見れば完全に赤字です。

給料は彼が自分で引き出してきて、奥さんに渡していたのですが、毎月その額がだんだん減っていくので、奥さんも不信感をもつようになっていました。

Kさん自身も罪悪感があり「やめたい」と思っているのですが、「スリルに負けてしまって、どうしてもやめられない」と言います。

そして「パチンコから遠ざかりたいから」と、自分から望んで入院してきました。

エリート銀行員が、なぜこの働き盛りの時期にパチンコに夢中になってしまったのか、最初はよくわかりませんでした。

しかし面接を重ねるうちに、少しずつ原因が見えてきました。

Kさんは真面目で責任感が強く、これまで「自分は優秀で仕事ができる人間だ」と

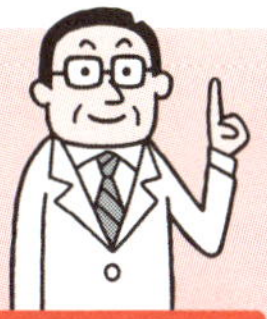

Dr's Advice
精神科医のワンポイントアドバイス

ギャンブル依存症の人は、実は抑うつ状態にあって、ゆううつな気分を晴らすためにギャンブルにのめり込んでいるというケースが多く見られます。

ギャンブルそのものをやめるように努力するとともに、うつ病や不安障害を治したり、感情のコントロールに気をつけることも大切です。抗うつ剤や心理療法でうつを治療することで、ギャンブル依存症が治るケースもあるのです。

思って、仕事に打ち込んできました。

ところが30代半ばを過ぎて、「年齢的に自分はもう大幅な出世は望めない」とわかり、激しい挫折感と、そこから生じるゆううつな気分を晴らすために、パチンコにのめり込んでいたのでした。

そこで私はまず、うつ病という側面から治療することにし、抗うつ剤を使ってうつ気分を軽くするようにしました。

それと同時に、心理療法で「望ましい生き方とは、どんなものか」「本当に自分が納得できる生き方とは、どういう生き方か」といったことを話し合い、自分の内面やこれまでの生き方――出世や世間体、人に認められることを気にした生き方を見直すように努めたのです。

「会社で出世することだけが幸せではありませんよね。それに人生、いい波もくれば悪い波もくる。そういうときにどう対処するかで、真価が問われるのではないでしょうか」

そのようなことを話すうちに、仕事以外にも価値を見いだせる柔軟さが、彼の心に生まれてきたようでした。

そして、自分の生き方を修正するにつれ、挫折感やうつ気分は自然と薄らいでいき、少しずつパチンコ依存症から遠ざかることに成功したのでした。

アルコール依存症について

症状

アルコール依存症は「アルコールを常用していて、やめると禁断症状（離脱症状）が出る状態」そして「強いアルコール耐性ができている状態」を言います。通常よりはるかに大量のアルコールを飲むことが、ほぼ毎日続きます。

禁断症状は、自律神経系の高進、たとえば発汗、脈拍が速くなる、手が震える、不眠、興奮、不安、おう吐、吐き気などが見られます。

たとえば、飲酒をやめると、朝起きたときには手のふるえや倦怠感があるものの、アルコールを飲むとすぐに治るといった形で現れます。

その前段階の**アルコール乱用**とは、禁断症状はないものの、アルコールがもとで仕事や対人関係にトラブルを起こしたり、肝臓障害など体の病気があるにもかかわらず、飲もうとするレベルを言います。

アルコール乱用はよく見られるものであり、当然男性に多いのですが、最近は女性にも多く見られます。

毎日アルコールを大量に飲まないと気がすまないというようなことで、翌日会社を休んだり、家庭の中で夫婦間のトラブルを起こしたり、時には子どもとのトラブルを起こしてしまう場合すらあります。

また、アルコールを長期間飲み続ければ当然、体にさまざまな障害が現れてきます。

アルコールは大脳の乳頭体にも悪い影響を与えますから、記憶障害が起きて**アルコール性健忘**や、さらには**アルコール性認知症**になる場合もあります。

またすい臓炎や糖尿病、痛風、肝硬変などの肝臓疾患を引き起こしたりもします。

日本でのアルコール依存症は、アルコール乱用を含めると10％強に上ります。

そのためにさまざまな社会問題が深刻化し、同時に、アルコールを飲む人々の中から自殺者を生み出すことにもなっています。現在、**自殺の3分の1**はアルコールがらみと言われています。

診 断 基 準

次のうち1つ以上が1年以内に起こっている場合には、アルコール乱用が疑われます。

- □ ① アルコールを常用しているために、仕事、学業、家庭で重要な役割や義務を果たせなくなっている。
- □ ② 飲酒したら危険と思われるような状況でも、飲まずにはいられない。
  たとえば、酒を飲んでから自動車を運転したりする。
- □ ③ 飲酒が原因で、一度ならず逮捕されている。
- □ ④ 酒が原因で、いつも社会的な問題や対人関係のトラブルが絶えない。
  たとえば、飲酒したために起こったことで配偶者と口論したり、暴力をふるったりする。

危険な禁断症状

禁断症状でもっとも厳しいのは、**「振戦せん妄」**と呼ばれる症状で、**死亡率**も高いものです。

たとえば慢性的にお酒を飲み、自分では気がつかないうちに依存症になっていた人が、酔って交通事故にあって病院に運ばれた場合、アルコールを飲まない日が2、3日続くと急に発熱したり、幻覚や妄想が加わったりして「せん妄」と呼ばれる、もうろうとした状態におちいってしまうのです。

幻覚の内容は「無数の虫が体の上を這いまわっている」というように小動物であることが多く、ネズミやヘビ、クモなどがよく見られます。

時には39度から40度に及ぶ高熱が出て、筋肉が硬直し、意識混濁におちいる場合もあります。

この「振戦せん妄」におちいった場合には、早急に点滴でビタミンを大量に投与する必要があります。

また、熱を下げるために氷をあて、全身を冷やさなくてはなりません。

経過

さまざまな報告がありますが、アメリカの精神科医グッドウィンは次のようにまとめています。

1　とくに効果のある治療法というものはない。

2　治療すればよくなるという保証はない。

3　予後のよさを決めるのは治療ではなく、既婚か独身か、安定した職業に就いているかどうか、経済的社会的な階層の高さはどれくらいか、といった患者の特性である。

4　入院患者よりも、通院患者のほうが予後がよい。

やや悲観的な内容ですが、私の治療経験でも、実際にアルコール乱用・依存症から抜けられた人というのは、本人自身が「治そう」という**強い意志**をもち、自主的にやめたという場合が圧倒的なのです。

それにくらべれば、治療で治る率が低いのは事実です。

診 断 基 準

次のうち3つ以上が1年以内に起こっている場合には、アルコール依存症が疑われます。

□ ① アルコールに対する耐性がきわめて強くなっており、なかなか酔わない。酩酊するには、かなりの量を飲まなくてはならない。

□ ② 禁断症状（離脱症状）があるが、飲めば消えてしまう。

□ ③ 以前よりも大量に、また長い時間飲んでいる。

□ ④ いつも酒をやめるか減らすかしたいと願っている。しかし、実際にやってみたことがあったとしても、失敗に終わっている。

□ ⑤ 酒を手に入れるためなら、大変な時間をかけるのもいとわない。
たとえば、近くで売っていなければ、長距離を運転してでも買いに行く。

□ ⑥ 飲酒が原因で、仕事や社会的な面で支障があったり、娯楽を放棄しているか、減らしている。

□ ⑦ 精神的な問題や身体的な問題が飲酒のために起こっており、飲み続けたら悪化するとわかっていてもやめられない。

治療

薬物療法ではアンタビュースという**断酒剤**を飲み、アルコールを飲むと吐き気がしたり、気分が悪くなるようにし、アルコールを断念するようにします。

ですが、すでに述べたように、アルコール依存症の場合、本人に「禁酒しよう」という**強い意志**がないと始まらないのが現実なのです。

ある調査によれば、断酒に成功した理由は「自分から決心して」が60％と圧倒的に多く、2番目が「病院によって」、3番目が「AAによって」などとなっています。

AAというのは、アルコール乱用・依存者のための**断酒会**で、アメリカから始まり、日本にも広がった自助グループです。

そこではメンバーたちが「アルコールのために、いかに自分の家族が悲惨な状況になったか」といった体験談や、「どうしたらやめることができるか」などを語り合い、お互いに断酒できるように支え合います。

アルコール依存の自助グループ

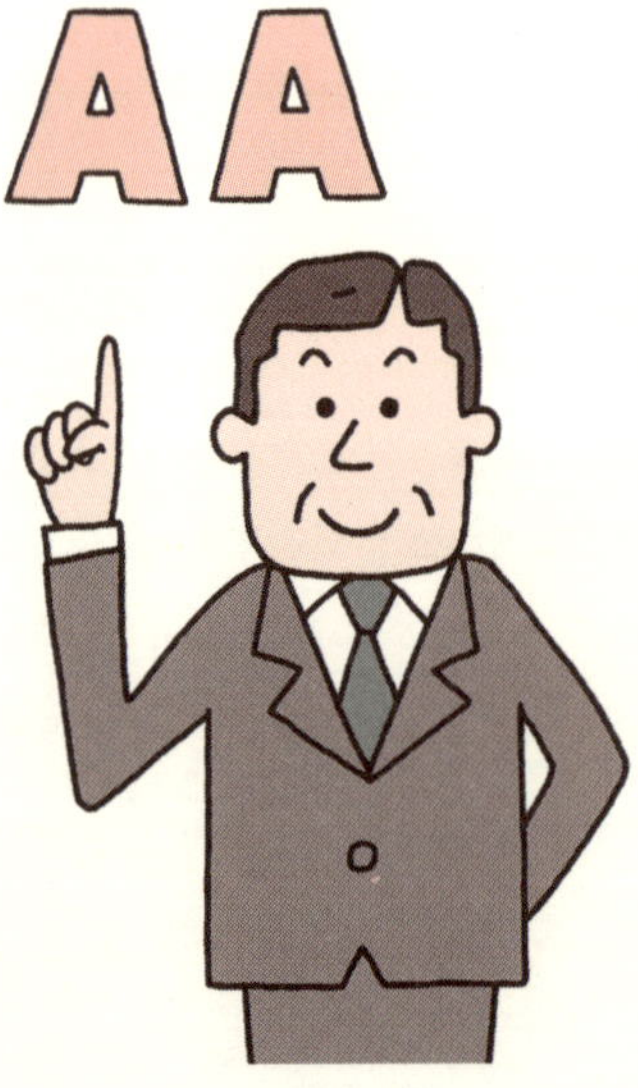

アルコール乱用・依存者のための断酒会では、メンバーたちが自らの体験談や「どうしたらやめられるか」といったことを語り合って、お互いに断酒できるように支え合います。

相談窓口

- AA日本ゼネラル・サービス・オフィス
  （AA=Alcoholics Anonymous=
  無名のアルコール依存症者たち）
  tel 03-3590-5377
- 全日本断酒連盟
  tel 03-3863-1600

アルコール依存症、あなたは大丈夫？

アルコール乱用・依存症は重症になればなるほど、ますます断酒が難しくなり、ほかの疾患も合併しやすくなっていきます。ですから、早期発見・早期治療が大切なのですが、実際には「いつの間にかなっていた」という場合が多く、なかなか発病に気づきません。

ここで早めに発見する簡単な方法を紹介しておきます。これは**CAGEテスト**と呼ばれるもので、簡便ですが信頼性の高いスクリーニング・テストです。以下の4項目のうち2つ以上当てはまれば、アルコール依存症が疑われます。

家族にできること

まず、本人がアルコールの害を科学的に正確に知る必要があるでしょう。

大量の飲酒が続けば、やがてさまざまな障害が生じることを説明し、**アルコールの危険性**を自覚してもらうようにしてください。

CAGEテスト

1	あなたは今までに飲酒を減らさなければいけないと思ったことがありますか	Cut down（減らす）
2	あなたは今までに飲酒を批判されて腹が立ったりいらだったことがありますか	Annoyed by criticism（批判にいらだつ）
3	あなたは今までに飲酒に後ろめたい気持ちや罪悪感を持ったことがありますか	Guilty feeling（後ろめたい気持ち）
4	あなたは今までに朝酒や迎え酒を飲んだことがありますか	Eye-opener（迎え酒）

＊2項目以上当てはまれば依存症が疑われます。
Ewing, J.A.:Detecting Alcoholism. JAMA252:1905-1907, 1984より

また、家族はＡＡのような自助グループに参加するよう本人に働きかけ、同じ立場にある人同士で助け合い、支え合って酒をやめるように導くべきでしょう。ただし、あまりしつこく「やめなさい」と忠告したり、非難したりするのは逆効果です。

むしろ、相手の自尊心を尊重しながら、時々静かに「アルコールは家族を崩壊させる出発点になる」ということを相手が理解できるように話し、自覚してやめるようにそっと導くべきでしょう。

アルコール依存がまったく止まらない場合には、病院に**入院する**ことも必要です。とくに依存症というレベルになれば、禁断症状もきわめて激しいものになり、時には生命の危険に及ぶこともあるほどです。

こうしたケースでは、やはりアルコール病棟に入院し、**アルコールを完全に断つ**ことがとても重要です。

本人へのアドバイス

「うつ気分を晴らすために飲み、そのうち大量に飲まずにいられなくなってしまい、だんだん酒量が増えてしまった」というパターンがもっとも多いのですが、もしそうである場合は、**心の問題**を解決することが先になります。まずは医師を訪ねましょう。

アルコール依存症は社会的な信用や仕事、家族を失う可能性があるだけではなく、場合によっては廃人にさえなりかねない恐ろしいものです。症状が進むほど治りにくくなりますから、**早期治療**が大切です。

ただし、治療を受けるのは大切なことですが、やはり本人に「やめよう」という強い意志がないと始まりません。先ほども述べたように、アルコールをやめられた人で一番多いのは、「自分でやめる」と決断した人です。

断酒剤などもありますが、これを使えば誰もがやめられるわけではありませんし、入院して断酒に成功した人でも、退院したとたんに逆戻りしてしまったというケースは少なくありません。

その意味でもＡＡのような自助組織に参加し、励まし合いながら、粘り強く治していく姿勢が大切です。

関連する精神障害

アルコールや薬物の乱用・依存症におちいる人の多くはパーソナリティ障害、とくに**反社会性パーソナリティ障害**（266ページ）や、その傾向が強い場合が多く、また**うつ病**（24ページ）とも大きく関係しています。

アルコール依存症の**約6割はうつ病**というデータもあるほどです。ですから、まずうつ病を治療しなければ、依存症を治すことにはならないことも多いのです。

反社会性パーソナリティ障害の人たちが、なぜ乱用・依存症におちいりやすいのかと言うと、あとさきや他人への迷惑を考えずに、「快感を早く感じたい」「今すぐ憂さ晴らしをして、嫌なことを忘れてしまいたい」という衝動をもちやすいからです。

また、うつ病の人も「ゆううつで嫌な気分を、なるべく早く消し去りたい」という動機から、乱用・依存症になりやすいのでしょう。

●薬物依存症

覚せい剤や麻薬（マリファナ、コカイン）など、薬物に溺れている状態を「薬物乱用」「薬物依存症」と呼びます。

薬物の場合は、精神的な逃げ場を求めてというよりは、快楽を求めて手を出すことが多いようです。

薬物を自力でやめるのはかなり困難と言わざるを得ません。また、家族がどんなに頑張ってやめさせようとしても、あまり効果はないというのが現実です。自分たちだけで対応しようとするよりも、早めに専門医に相談することをお勧めします。

精神科では治療にあたって、乱れた友人関係や混乱した家庭環境などが病気の背景にあるとして、心理療法を中心に乗り越えていきます。

ただ、薬を絶つために、どうしても入院が必要となってきます。

ギャンブル依存症について

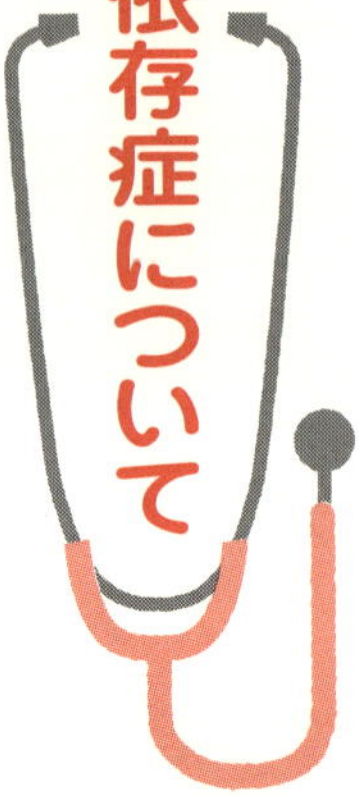

症状

パチンコ、競馬、競艇、競輪と、昨今の日本ではギャンブルが〝全国花盛り〟といった状況ですが、それにともなって「ギャンブル依存症」が非常に増えています。

ギャンブル依存症は名前のとおり、病的にギャンブルにのめり込み、生活に支障をきたすほどになってしまうという状態です。

日本ではとくに女性、とりわけ主婦の間で増えていることが問題になっています。ただ、やはり全般的には男性のほうが多く見られます。

ギャンブル依存症へのステップ

病的なギャンブラーになるまでには、一つの流れがあります。

1 ギャンブルにある程度勝っている時期

時には自分の月給に匹敵するほどギャンブルに勝つこともありますが、まだギャンブルを自らやめることができます。

2 次第に損失が出る時期

この時期には、ギャンブルで生計を立てようとしているのですが、すでに大変な損失を生み出しており、いわば「ギャンブルの名人」から「愚かなギャンブラー」に成り下がってしまいます。そして、人からお金を借りたり仕事を失ったりと、生活に破綻をきたし始めるのです。

3 いわば「やけっぱち」の時期

多大なお金を狂気じみた形でそそぎ込むようになり、借金も払えず、ローン地獄におちいったあげく、横領などに手を染めるケースさえ出てきます。

この3段階の最後に達するまでに、およそ15年かかると言われています。

診 断 基 準

次の10項目のうち、5つ以上が当てはまる場合には、ギャンブル依存症が疑われます。

□① ギャンブルに夢中である。

□② 自分が望むような興奮を味わうために多額のお金をつぎ込み、ギャンブルをしたがる。

□③ ギャンブルの回数を減らそうとしたり、やめようと思ったことがあるが、再三失敗した。

□④ ギャンブルを減らそうとしたり、やめようとすると、落ち着かなくなり、イライラする。

□⑤ ギャンブルによって、自分の問題やゆううつな気分から逃れようとする。

□⑥ ギャンブルで金をすったあと、別の日に取り戻そうと再三チャレンジする。

□⑦ ギャンブルにのめり込んでいることを隠すために、家族や治療者に嘘をつく。

□⑧ ギャンブルに使う金を手に入れるために、偽造や詐欺、窃盗など、非合法的な行為に手を染めたことがある。

□⑨ ギャンブルのために、対人関係や仕事、経歴を失ったり、損なってしまったことがある。

□⑩ ギャンブルのためにお金に困り、お金をもらおうとするなど、他人に頼ろうとする。

経過と治療

これといった治療法はなく、予後もいいとは言えません。だいたいは慢性的な経過をたどります。

ただ、多くはうつ状態をともなっていますから、そちらを抗うつ剤や心理療法で治療することで、結果的にギャンブルにのめり込むことがなくなり、依存症が治るというケースはあります。

家族にできること

本人を説得するのは簡単なことではありません。ギャンブルがもとで何か大きな失敗が起きたのでもなければ、なかなかやめられないものです。

その点を踏まえたうえで、家族全員でギャンブル依存症について話し合い、個人だけの**秘密にしない**ことが大事です。

ギャンブル依存症の人は、実は自分でも「やめたい。やめなくては」と思って**何度もやめようとしている**のですが、やはり手を出してしまうということを繰り返している場合がとても多いのです。

そこで、どうせやめられないのなら、せめて**回数を減らす**、また自分ひとりではやめられないのなら、家族全員に約束させるような形をとり、**「みんなに約束した手前……」**という気持ちにさせるのです。

そして、「1週間に1回ならパチンコをしてもいい」「競馬も1カ月に1回ならいいだろう」というように決め、家族が同意した形で規制します。

ただ約束したからといって、守れなかったときに、家族は**責めない**ようにしてください。

「やってはいけない」と思いながらギャンブルをしてしまったとき、たいてい、本人も自分で自分を責めているからです。

そんなときに、家族にまで非難されるとうつ気分に拍車がかかり、同時に「どうせ自分はやめられっこないんだ」となって、やめること自体をあきらめてしまうことさえあります。

関連する精神障害

一般に抑うつ状態にある人が多く、そこから逃れるためにギャンブルのスリルと快楽にのめり込みます。ですから、**うつ病**（24ページ）、**パニック障害**（78ページ）、**広場恐怖**（78ページ）、**強迫性障害**（98ページ）などをよく合併しています。

また、子どもの時期に**ADHD**（324ページ）だった人たちも病的ギャンブラーになりやすい素質をもっていると言えます。

Column-5

依存症になりやすいタイプとは？

依存症に多少遺伝は関係しているようですが、育った家庭など環境的な要因も大きく関係しています。

ただし、すべての人がこのような影響を受けるわけではありません。

たとえば、不安に耐える力が弱く、酒に逃げてしまうという性質は親から譲り受けてしまうかもしれませんが、それを自覚して「お酒には逃げるまい」と、自分をコントロールすることは決して不可能ではありません。

実際、親が酒に溺れて仕事もせず、家族を苦しめる様子を幼い頃から見てきたために、あえて酒を飲まないように自戒している人もいるものです。

ギャンブルでも同じです。ギャンブル好きな性質は親からもらってしまうかもしれませんが、行動をまねるかどうかは、本人次第なのです。

また、アルコール依存症の人には甘えの強い依存的な性格の人が目立ちます。

不安を覚えやすく、愚痴を言いやすいタイプと言ってもいいかもしれません。とくに日本の場合は、内向的で内気な人が多いようです。

認知症

記憶力や知的能力がどんどん失われていく。人格が変わってしまうことも

認知症って？

日本人の平均寿命は急速に延び、すでに高齢化時代を迎えています。それとともに認知症も増え、高齢者が充実した社会生活を楽しむ妨げとなっています。

認知症はかつて痴呆症と呼ばれていたもので、「認知機能が少しずつ障害を受けていく」という心の病です。

全体的な脳の機能の低下が特徴であり、たとえば**記憶障害**、**注意力の障害**、**思考力の障害**、**理解力の障害**というのが主な症状です。そのほか**気分の障害**、**人格の障害**、**判断力の障害**、**社会的行動の障害**といったものも見られます。

65歳以上の人のうち約5％、85歳以上の人のうち20～40％の人が認知症であるというデータもあります。

認知症患者の50～60％は**アルツハイマー型**と言われ、次いで多いのは**脳血管性**認知症で全体の15～30％を占めます。そして脳血管性とアルツハイマーが合併しているものも多く見られます。

脳血管性認知症は、高血圧などが原因で動脈硬化が起こり、認知症となるもので、60～70歳の人の間ではもっとも一般的な認知症と言えるものです。

認知症にはほかに、頭部外傷やパーキンソン病、ピック病、クロイツフェルト・ヤコブ病など、他の身体の病気による認知症に加え、アルコールが原因で起こる認知症などもあります。

認知症の主な症状

知的能力の低下

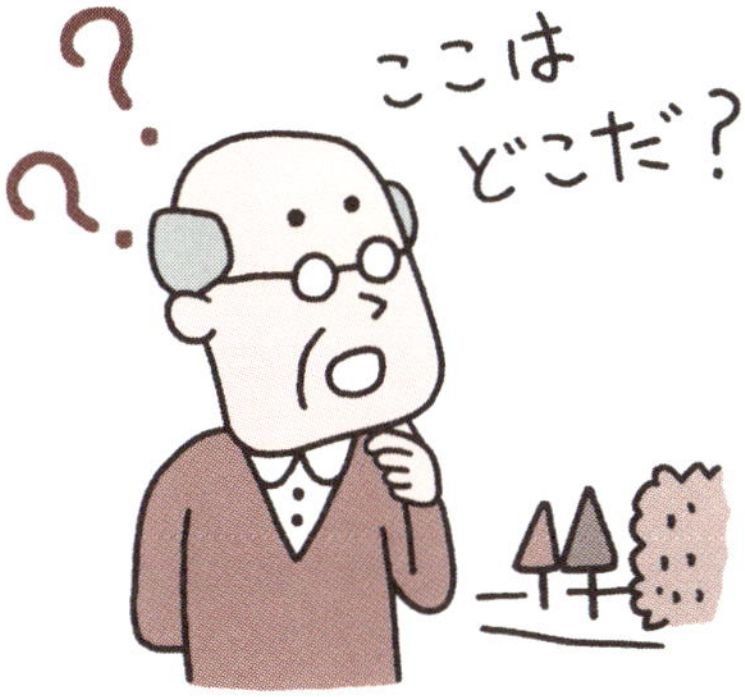

- 物忘れがひどくなる
- 日時、場所、人がわからなくなる
- 計算ができなくなる
- 人が見分けられなくなる

心の症状

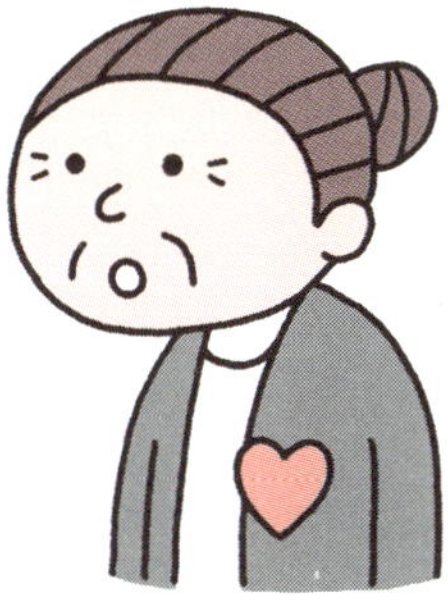

- 人格の変化
- 感情のコントロールができず怒りっぽくなる
- うつ気分
- 妄想

日常生活能力の低下

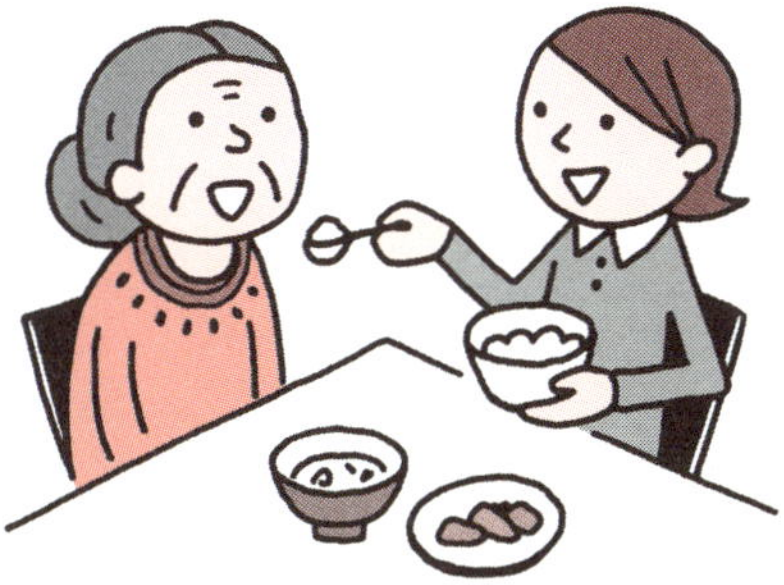

- 食事、排泄、入浴、着替えなど、日常生活のための基本的な動作ができなくなる

行動の異常

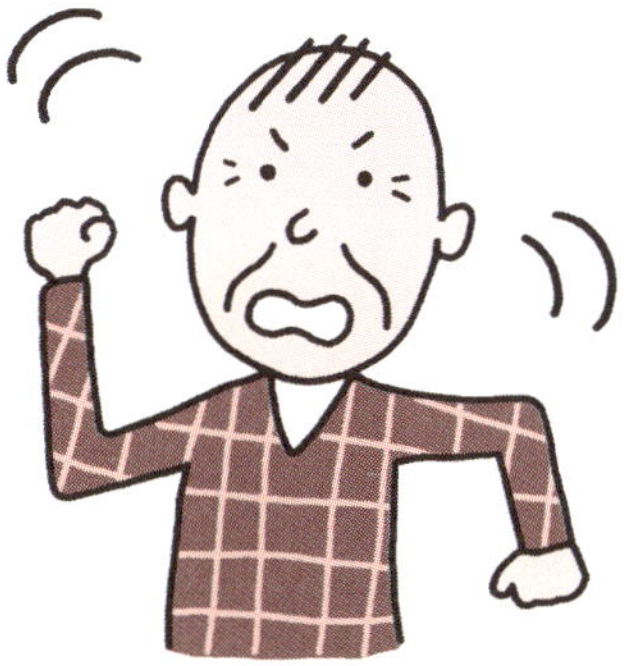

- 興奮して暴力を振るう
- 徘徊する
- 夜眠らない

症例

先生、私の家の周りを時々まわっていますよね？

物忘れに加え、妄想を語るように…

Hさんという83歳の女性が、いっしょに暮らす娘さんに連れられて、私の外来にやって来ました。

彼女はきわめて能弁であり、私との会話も最初はスムーズに行われました。

ところがそのうちに、

「先生は、私の家の周りを時々まわっていますよね」と言うのです。

私はびっくりして、「私は記憶がないけれど？」と言うと、

「そんなことないでしょう。先生がいつも私の家の周りをまわっているのが、窓から見えるんですから」と言います。

家族の話によると、最近はこうしたあるはずのないことを話すことがめずらしくないということでした。

私は認知症による妄想障害と考え、その面から診療を進めました。

たとえば、「100から7引いたら、いくつでしょうか」と質問すると、「65」と答えます。

また、「今日は何月何日でしょう？」と質問すると、3月にもかかわらず、「1月10日です」と平然と答えます。

こうしたことから、Hさんが認知症であることは明白に思われました。

さらに、「私が本当にあなたの家の周りをまわっているのでしょうか」と質問すると、

「それはそうですよ」と笑いながら答えます。

「それはこわいですか」

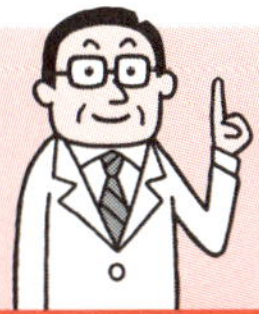

Dr's Advice
精神科医のワンポイントアドバイス

薬物療法では通常、ドネペジルや動脈硬化を抑える薬を使います。ドネペジル（アリセプト）は、昨今、認知症の治療で一番注目されてる薬ですが、Hさんのように、それで治るものではなさそうな場合には、まずは人生を楽しく送らせてあげることが重視されるべきです。

家族も、物忘れや妄想じみた話を真っ向から否定して叱ったりバカにしたりしないよう、本人の自尊心を守りながら接していくように心がけてください。

「いいですよ。私の家を見守ってくれるんだから」

このような妄想は、アルツハイマーでも見られますが、むしろ動脈硬化性の脳血管性認知症の人に多く見られます。

アルツハイマーであれ動脈硬化性の認知症であれ、脳の萎縮が見られるものなので、ＭＲＩ検査を行ったところ、Hさんの場合はやはり動脈硬化性の脳血管性認知症であることがわかりました。動脈硬化性の特徴である多発性の微小脳血栓も確認できたのです。

このような患者さんとはあまり議論することなく、なるべく関係をよくすること、信頼感を獲得すること、そして楽しい話ができることが重要になります。

もちろん治療はすべきなのですが、治すことに限界がある場合は、まずは治療者との楽しい関係、信頼できる関係を持つのがとても大事なのです。

それによって、きちんと病院に通い続けてくれることが望まれるからです。

認知症の患者さんがきちんと通院して治療を受け続けることは、とても大切なことなのです。

認知症について

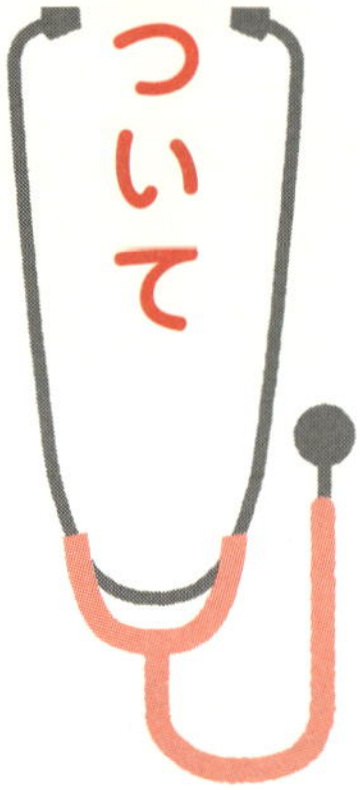

症状

認知症になると**記憶障害**が生じ、**抽象的な思考が困難**になっていきます。

そのために、たとえば「失見当識」といって、出かけた先で不意に自分がどこにいるのかがわからなくなってしまい、家に帰れずに徘徊しているところを警官に保護され、連れられて帰ってくるといったことが起きてきます。

これは「失認症」の一つですが、ほかに言語能力が損なわれる「失語症」や洋服が着られなくなったり歩けなくなったりする「失行症」、歩行障害などが見られることもあります。

また、妄想的になるといったような**人格の変化**も認められます。そして、感情のコントロールがうまくできなくなって怒りっぽくなり、時には暴力をふるうようになることさえあります。

認知症の主なもの

● アルツハイマー型認知症

βアミロイドというタンパク質が脳の神経細胞に蓄積し、神経細胞が破壊されて脳が萎縮することにより、脳の機能が低下する病気です。

ゆっくりと発症し、知的機能の低下も**静かに進行**していきます。発症は早ければ30代後半という場合もありますが、だいたいは**60歳以上**というのが一般的です。初めの頃は、**うつ病**（24ページ）のような症状が出ることもあります。

配偶者との死別など、環境的なストレスや遺伝も関係するケースもあるようですが、発症年齢が早い**若年性**の場合は、遺伝性が高いと言われています。

● 脳血管性認知症

脳の血管に障害があるために起こります。脳卒中で倒れたあとに、認知症の症状が現れることがあります

「正常な物忘れ」と認知症

正常な物忘れ

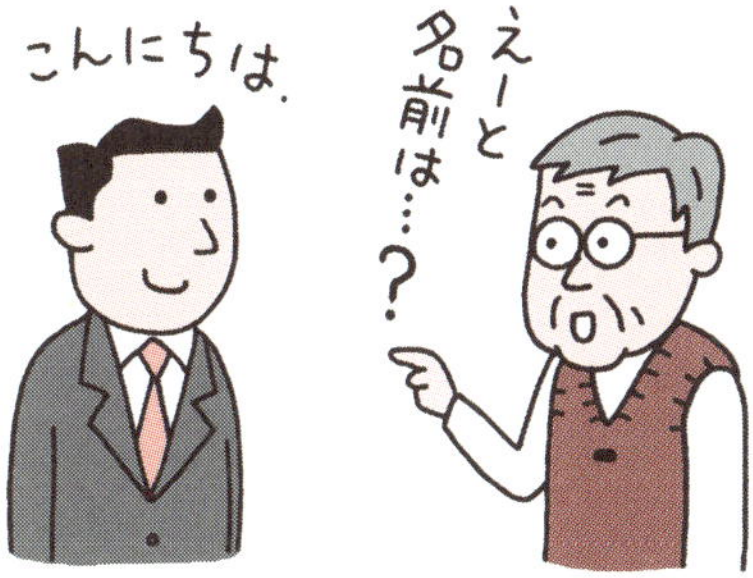
こんにちは。
えーと名前は…?

- 忘れたことを自覚している
- 名前など一部を忘れる
- 症状はあまり変わらない
- 日常生活に支障はない

認知症の物忘れ

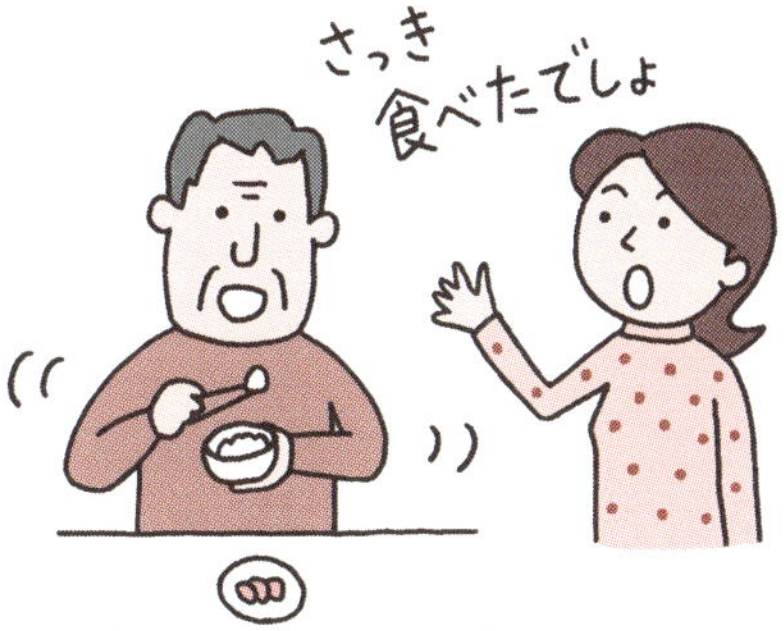
さっき食べたでしょ

- 忘れたことを自覚していない
- 生活体験全体を忘れる
- 症状が進行する
- 日常生活に支障をきたす

アルツハイマー型と脳血管性認知症

	アルツハイマー型	脳血管性
原因	脳細胞が壊れていくために脳が縮んで発症する	脳梗塞や脳出血など脳血管障害が原因で起きる
発症年齢	60代以上が一般的	アルツハイマー型より若い
性差	女性に多い	男性に多い
経過	ゆっくり発症し、静かに進行していく	よくなったり悪くなったりしながら進行していく
持病の有無	持病との関係は少ない	高血圧や糖尿病などの持病があることが多い
特徴的な傾向	落ち着きがなかったり深刻味がないことが多い	ささいなことで怒るなど、精神的に不安定になることが多い
人格の変化	見られることが多い	起こりにくい
認知症のタイプ	全般的に能力が低下	部分的に能力が低下

が、これなどもそうです。

アルツハイマー型よりも**発症年齢が若く、男性に多い**傾向があります。高血圧あるいは心臓血管系の障害をもっている人に多く、このような血管性の問題によって血管の梗塞、多発性の血管障害が脳の中に起こることから生じます。

ゆっくりと、しかし確実に進行していくアルツハイマー型と異なり、かなりその日によって状態が変わります。ストレスに影響されて悪化したり、よくなったりというように、状況に応じて**症状が変化**するのが特徴です。

また、自分の記憶力や判断力が低下していることを認識しており、そのことに非常におびえているものです。

他の認知症とくらべ、**人格の変化は起こりにくい**ほうです。ただし**妄想を伴う**ことが多く、お金や物を盗られる、あるいは夫が不倫をしている、というような妄想が見られます。

●ピック病

前頭葉と側頭葉に萎縮が認められる病気ですが、その原因はまったくわかっておらず、遺伝性も認められていません。

40〜60代に発病することが多く、発病する率に男女差はとくに認められていません。

今日の日付や自分がいる場所、家族の名前などがわからなくなる「認知障害」はあまり目立ちませんが、**人格と行動の変化**は顕著です。

とくに怒りっぽくなる、皮肉や嫌みをよく言うようになるなど、人に嫌がられるような人格変化を起こすことが多いのも特徴です。

これは脳の前頭葉に障害が起こるために、セルフコントロールする力や理性的に考える力が失われてしまうからだと考えられています。

また、会話をしているときにある言葉を前後の脈絡とは関係なく繰り返したり(滞続言語)、言われた言葉をオウム返しに繰り返したり(反響言語)することも見られます。

●クロイツフェルト・ヤコブ病

ゆっくり進行するウイルス性感染と見られています。

発症率はとても低く、めずらしい病気ですが、ほかの認知症にくらべると、きわめて**急速に悪化**するのが特徴です。

症状の始まりには、手の指などの細かいふるえ、うまく歩けなかったり、転びやすくなったりといったことが見られます。

50代で発症することが多く、最短では6～12カ月で死亡します。

治療

早期から治療を行えば、かなり**進行を遅く**することができます。治療可能なケースもありますから、やはり治療はおろそかにしてはならないと言えます。

患者とその家族に対する感情的な側面の援助に加え、患者が示す幻覚・妄想などの精神病症状、うつ病症状、不安といったものに対する**薬物療法**も必要になってきます。薬物療法では、昨今はドネペジル（アリセプト）が有効とされています。

そのほか食餌療法、レクリエーション療法なども重要です。

さらに脳血管性認知症の場合には、そもそもの原因である高血圧、高脂血症、肥満、心臓疾患、糖尿病、アルコール依存などの治療も行わなくてはなりません。

家族にできること

症状がある程度進むと、もはやコミュニケーションもとれなくなり、また夜中にうろついたり（夜間徘徊）、勝手に外へ出ていってしまい、迷子になって交番に保護されたりといったことが起きてきます。そして、こうした問題行動を注意しても改まることはありません。

あるいはトイレの場所を間違える、食事したことを忘れて「食事をさせない」といって騒ぐ、あるいは妄想的に「自分の物が盗まれた」などと主張することもめずらしくありません。

ですから、重症の場合には家庭の中でケアすることはほとんど不可能になってしまうのです。

したがって住居を老人向けに改築する、または老人ホームを見つけるなど早期に準備すべきでしょう。

診断基準

DSM-Ⅳ-TRでは認知症は次のタイプに分けられています。各項目が当てはまる場合には、それぞれのタイプの認知症が疑われます。

〈アルツハイマー型認知症〉

1　さまざまな面で認識する力が落ち、①②の両方が見られる。

□① 記憶障害（新しい情報を学習したり、以前に学習した情報を想起する能力の障害）。

□② 次の認知障害のうち1つ以上。

□・失語（言語の障害）

□・失行（運動機能は正常であるにもかかわらず、うまく動作できなくなる）

□・失認（感覚機能は正常であるにもかかわらず、見るものや触ったものがわからなくなる）

□・実行機能の障害（計画を立てる、組織化する、順序立てる、抽象化するといったことがうまくできなくなる）

2　①②のために、社会的な面や仕事の面で支障があるとともに、病前の水準から大きく低下している。

3　発症はゆるやかで、その後、①②が持続的に悪化していっている。

〈脳血管性認知症〉

1　アルツハイマー型の診断基準1と2が見られる。

2　症状を診察したり検査を行った結果、症状の原因と思われる脳血管の疾患がある。

〈他の一般身体疾患による認知症〉

1　アルツハイマー型の診断基準1と2が見られる。

2　「ある特定の体の病気」をもっており、そのために症状が生じていると証明される。
たとえばエイズ、頭部外傷、パーキンソン病、ハンチントン病、ピック病、クロイツフェルト・ヤコブ病、正常圧水頭症、甲状腺機能低下症、脳腫瘍、ビタミンB_{12}欠乏症など。

〈物質誘発性持続性認知症〉

1　アルツハイマー型の診断基準1と2が見られる。

2　症状の原因は、物質を使用しているためと証明されている。
ここでいう物質とは、アルコール、吸入剤、鎮静剤、催眠剤、抗不安薬など。

〈複数の病因による認知症〉

1　アルツハイマー型の診断基準1と2が見られる。

2　いくつかの病気が原因となって生じている。
たとえば「頭部外傷とアルコール乱用」「アルツハイマー型認知症に続いて出現した脳血管性認知症」など。

PTSD（心的外傷後ストレス障害）

**交通事故、レイプ、いじめ…
つらい体験が引き起こす心の病気**

PTSDって？

その名前のとおり、「強烈な心的外傷（**トラウマ**）」を体験したのをきっかけに発症する精神障害です。

つらい体験だから思い出したくないのですが、何度も夢で見たり、**フラッシュバック**のような形でまざまざと思い出したりして苦しみます。

都市化がますます進むにつれて、日本でもPTSDは増加の傾向にあります。**交通事故**が増え、**レイプ**など性的な事件が多発していることも背景にあります。

最近では**いじめ**を経験した人の中にも、深刻なPTSDを発症する人がいることが明らかになってきています。そのほか、**地震**などの自然災害、**家族の自殺**、**親の離婚**や**虐待**など、原因はさまざまです。

ただし、ある体験がトラウマとなるかどうかは、人によって違います。多分にそれまでの人生経験や性質が影響し、はたから見ると過酷な体験であっても、必ずしもトラウマになるとは限りません。

PTSDは、体験してすぐに発症することが多いのですが、時には数カ月後、あるいは数年後に発症する場合もあるので、注意が必要です。何年も経ち、自分でも忘れていたのに、あるきっかけで突然、発症するケースもあります。たとえば火事で家族を失った人が、何年か後に、たまたまテレビで火事のシーンを見て、突然昔の体験がよみがえり、パニック状態におちいってしまうこともあるのです。

PTSDの主な症状

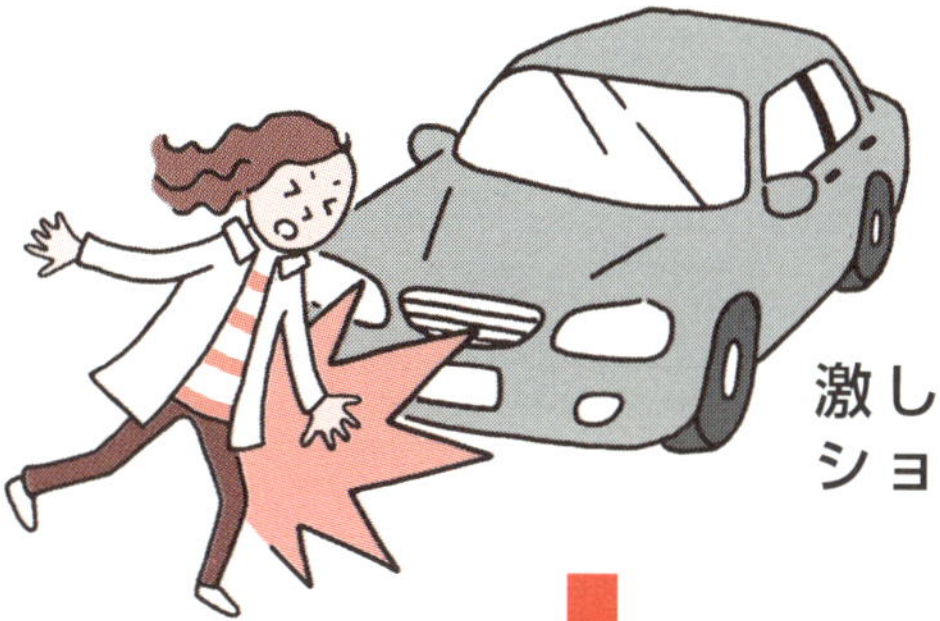
激しい恐怖や
ショックを伴う体験

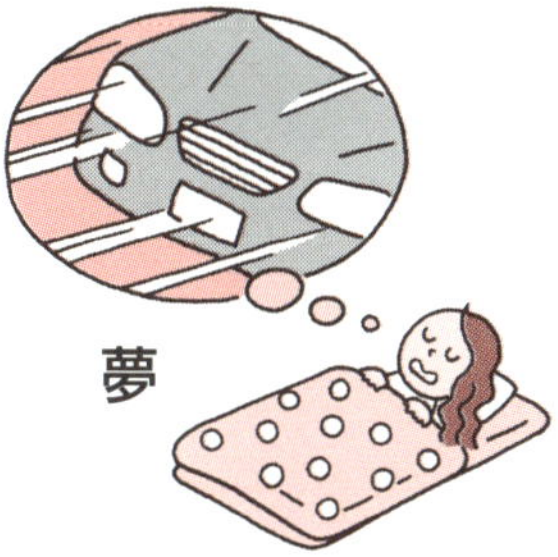

いろいろな形で
その出来事を
思い出して、
繰り返し再体験

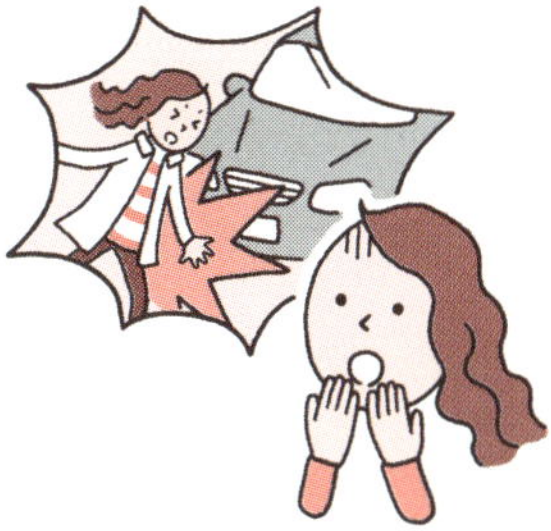
フラッシュバック

トラウマから回避

- その体験に関係すること
すべてを避ける
- 日常の活動に関心がなくなり、
参加しなくなる
- 自分が孤独に感じる
- 感動することがなくなる
- 将来に希望がもてない

興奮した状態

- なかなか眠れず、
眠っても何度も目が覚める
- 興奮しやすく、
突然怒りを爆発させたりする
- 集中できない
- 過剰な警戒心があり、
ちょっとしたことにひどく驚く

激しい苦痛 ➡ 生活や仕事に支障

症例

人身事故がトラウマに

フラッシュバックに襲われ、外出もできない日々

Tさんは30代の働き盛りのサラリーマンです。

そのTさんがPTSDと呼ばれる状態におちいり、出社することはおろか、外へ出ることさえできなくなったのは、車で人身事故を起こしたことがきっかけでした。

ある休日、車で買い物に出かけた帰り、突然、側道から自転車で飛び出してきた男性をはねてしまったのです。すぐに急ブレーキを踏んだものの、間に合いませんでした。

男性はすぐに救急車で病院に運ばれましたが、間もなく亡くなりました。

その後の調べで、自転車の男性は当時、かなりの量のアルコールを飲んでいたことがわかり、事故はTさんのせいばかりでなく、ある意味でTさんのほうが不運に巻き込まれてしまったとも言えました。

事故から約1カ月、お葬式や事故の処理が終わり、ようやく生活がもとに戻りつつあった頃から、Tさんは外へ出ることができなくなっていました。

車が走っているのを見ただけで、汗がどっと噴き出し、動悸が激しくなり、パニック状態におちいるようになってしまったのです。

夜中に男性をひく夢を見ては、叫んで飛び起きることもしばしばでした。昼間、仕事をしている最中にも、突然、事故の光景が鮮やかによみがえり、息もできなくなるということが続きました。

Tさんはとうとう出社できなくなり、ついには自宅に閉じこもりきりになってしまいました。

そんな状態が2週間も続いたころ、恋人に半ば強引に私のところへ連れてこられた

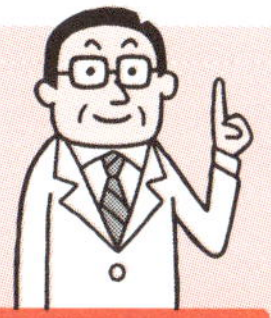

Dr's Advice 精神科医のワンポイントアドバイス

阪神淡路大震災のとき、私は電話相談のボランティアをしていたのですが、あるお母さんから「小学生の子どもが赤ちゃんに戻ったように甘えてきたり、おねしょをするようになって困っている」という相談を受けたことがあります。そのとき、「決して怒ったりしないで、ただ強く抱きしめてあげてください」とアドバイスしたことがありました。その子が「自分にはお母さんがいてくれる」と確認することで、恐怖の体験を乗り越えていけると思ったからです。とくに子どもの場合は、「大丈夫だよ」といった言葉だけでなく、スキンシップによって癒されていくものです。

のですが、そのころにはほおもこけて、憔悴しきっていました。表情がほとんどなく言葉も少なく、時には手が震えるなど、身体的な不安反応も見られました。

いくら避けられない事故だったとはいえ、男性が亡くなったことに打ちのめされていたのです。

Tさんの治療は容易ではありませんでした。最初は神経を刺激しないように事故の話を避け、何げない日常の会話に終始するよう心がけました。

やがて、少しずつ事故の話ができるようになったころから、私は彼を車に慣れさせる訓練を試みました。

まずは毎日10分でも20分でも外に出ること、それが平気になったら、車を見ること、車にさわってみること、そして最終的には車を運転してみること。

「こわかったら無理をすることはないですよ」

と言いながら、走っている車に慣れていく治療を進めたのです。

最初は車を見ただけで青ざめたり、病院の前に駐車している車に触れるよう指示してもできなかったりしたのですが、徐々に私の出した課題をクリアしていきました。

そして最終的には車を運転して家の周辺までなら行けるようになり、彼も自信をもつようになりました。

しばらくして、Tさんは仕事にも復帰しました。無理をせず、そのときの自分の状態に合わせて行動するので改善も早く、10カ月ほどで症状はまったくなくなり、フラッシュバックもないようです。

PTSDについて

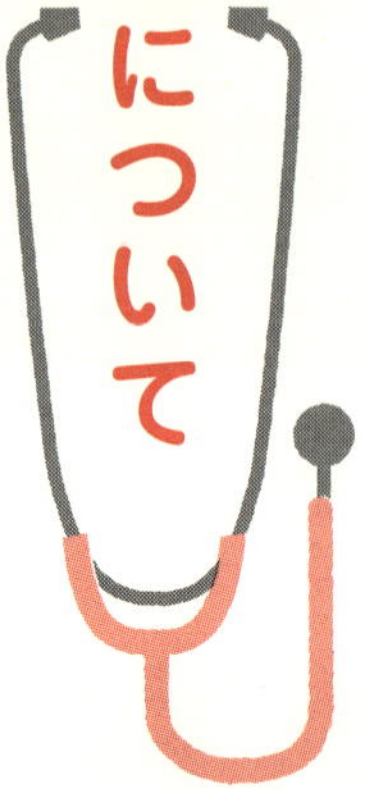

症状

主な症状の特徴は、次の3つです。

1　睡眠中に夢の中で、または目覚めているときに突然、恐怖の思い出がよみがえる**フラッシュバック**（白日夢）の中で、トラウマとなっている出来事が繰り返し現れる。

2　トラウマに対して、**麻痺**したように何も感じなくなっている（感情が極端に乏しくなっている）。また、トラウマに関連することを回避する。

3　眠りが浅い、ささいな刺激に対してひどく驚くなど、**過度に興奮**した状態が見られる。

経過

ＰＴＳＤは、体験してすぐに発症することが多いのですが、時には数カ月後、あるいは数年後に発症する場合もあります。

治療期間は、3カ月以内に回復するケースもあるものの、1年以上続く場合もあります。**適切な治療**が行われないと、症状が出たり消えたりを繰り返し、一生引きずってしまう危険性もあります。

ＰＴＳＤには、トラウマの原因となる出来事に遭遇する前の、患者自身の**性格や心理状態**などが大きく関係します。もともと不安が強い人や、何らかの心の葛藤を抱えている人ほどＰＴＳＤになりやすく、治りにくいものです。

治療

薬物療法では、インデラルなど交感神経を緩和する抗不安薬に、抗うつ剤を加えて使うのが一般的です。とくに恐怖が激しい場合には、抗精神病薬のハロペリドールが使われることもあります。

心理療法では怒りや苦痛を解放し、少しずつ緊張を緩和させていきます。そして正常レベルの状態に近づいたら、あえて外傷体験を思い出させるものに触れる

暴露療法で段階的に慣れていく

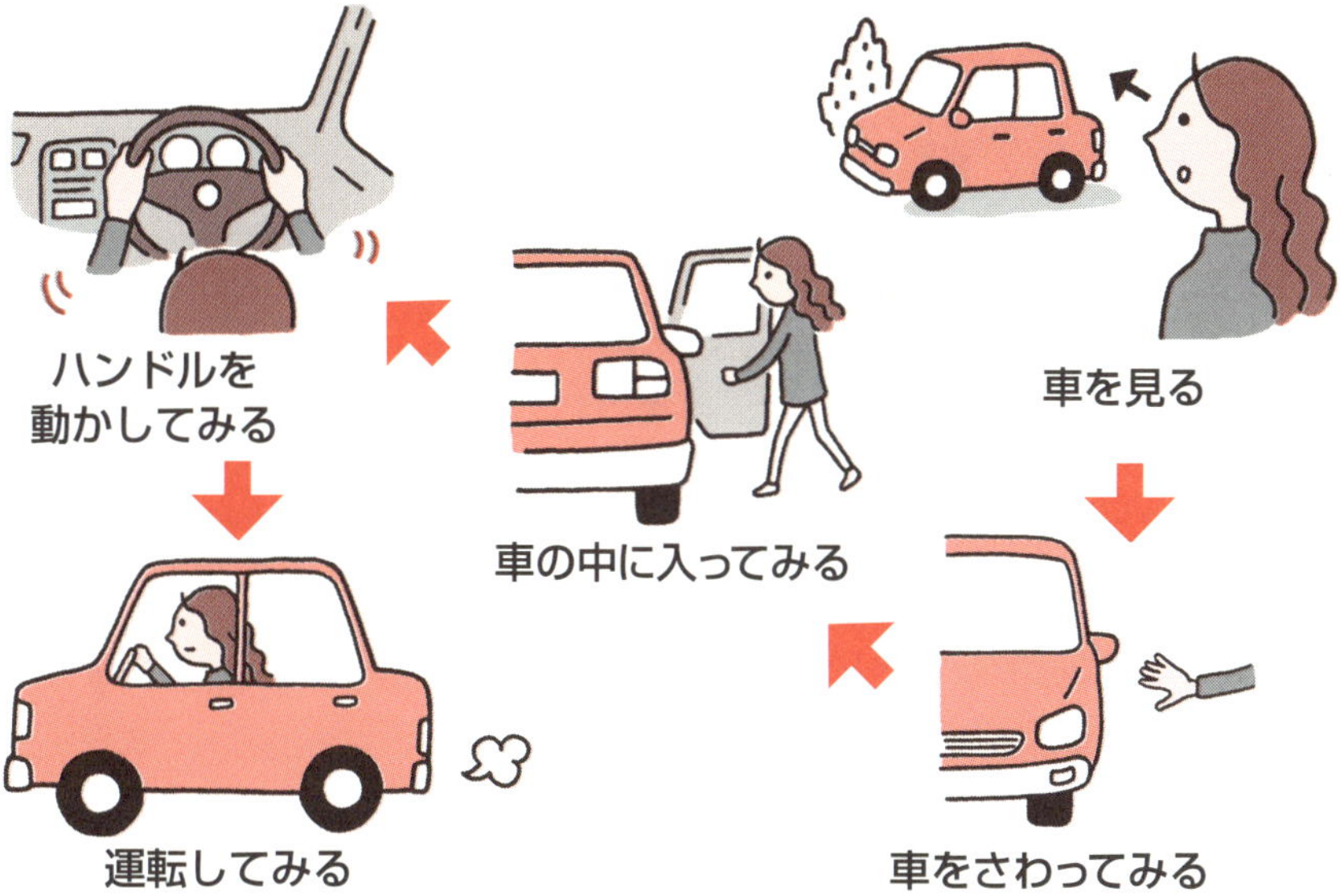
車を見る
車をさわってみる
車の中に入ってみる
ハンドルを
動かしてみる
運転してみる

暴《ばく》露《ろ》療法を行います。

たとえば、228ページの症例のように、交通事故が原因でPTSDになった患者は、極端に自動車を恐れたりするものですが、最初は自動車に触ってみる、慣れてきたらちょっと運転してみるというように、少しずつ慣らしていきます。こうして恐怖心を乗り越えていくのです。

さらに力動精神療法や認知療法によって、本人がストレスを認知し、克服し、洞察できるようにしていきます。

また戦争や災害などで、大勢の人と同時に災厄に直面した場合には、同じ体験をした人たち同士が集まる「集団療法」も重要な治療法と考えられています。

家族にできること

心に深い傷を負ったために起こる病気ですから、やはり、親をはじめとする家族の温かな対応がきわめて重要となります。「いつでも私たちがついている」という気持ちが伝わるように寄り添ってあげてください。

日本でも外国でも、PTSDの原因で**一番多いのは交通事故と女性のレイプ**です。交通事故であれレイプで

診断基準

次の項目が当てはまる場合には、PTSDが疑われます。

1　自分か他人がもう少しで死ぬか、重傷を負うような体験をし、強い恐怖や無力感、戦慄を覚えた。

2　その出来事を、いずれかの形で再体験し続けている。

□①苦しいから思い出したくないのだが、どうしてもイメージしたり、考えたり、思い出させるようなものごとに目がいってしまう。

□②その出来事について、繰り返し苦痛な夢を見る。

□③その出来事が再び起こっているかのように感じたり、行動したりする。

□④その出来事を思い出させるようなことがあると、強い苦痛を感じる。

□⑤その出来事を思い出させるようなことがあると、生理学的な反応が起きる。たとえば、動悸が速まる、ひどく汗をかく。

3　次のうち、3つ以上が当てはまる。

□①トラウマに関係する考え、感情、会話を避ける。

□②トラウマを思い出させるような活動、場所、人物を避ける。

□③トラウマの重要な側面が思い出せない。たとえば、交通事故やレイプにあった場所や時間など。

□④仕事や趣味、新聞を読むなど、日常のさまざまな活動に対して関心が薄くなり、参加しなくなる。

□⑤自分がひとりぼっちで、孤立しているように感じる。

□⑥何事にも関心がもてず、人から話を聞いても驚いたり、感動したりすることがなくなる。

□⑦将来に希望がもてず、自分がごく普通の一生を送れると考えられない。

4　過度に興奮した状態が続いており、次の2つ以上が当てはまる。

- □① なかなか眠れない、眠っても何度も目が覚める。
- □② 興奮しやすく、突然怒りを爆発させたりする。
- □③ 集中力の低下。たとえば、新聞を開いても見出しを眺めるだけで、中身が頭に入ってこない。
- □④ 過剰な警戒心。たとえば、ちょっと大きな音が聞こえただけで、すぐ屋外へ飛び出してしまう。
- □⑤ ちょっとしたことにひどく驚く。

5　2～4が1カ月以上、続いている。

6　1～5のために、実際に激しい苦痛を感じていたり、社会的、職業的、そのほか重要な場面で支障がある。

あれ、治療者の存在ももちろん重要ですが、家族にしか本当にその痛みをやわらげることは難しい場合が多いのも事実なのです。

とくにレイプなどの場合は、人にそう簡単に話せるものではありません。慎重な対応が望まれます。

本人へのアドバイス

無理をせずに、そのときの自分の力に合わせて辛抱強く治していくことが大切です。

関連する精神障害

現実感を失い**離人症**的になったり、**健忘症状**が出たりします。ＰＴＳＤが長期化すると、**うつ病**（24ページ）や**パニック障害**（78ページ）を併発している場合がほとんどです。また、つらさをまぎらわすために**アルコール乱用**（198ページ）に走る場合も見られます。

研究

ＰＴＳＤは、トラウマがあるだけでなく、それに呼応して心の病にいたるような脆弱因子（ストレスに対する弱さ）がその人自身にあり、両方が作用し合って起こるものと考えられます。

この障害には神経伝達物質も大きく関係しており、カテコールアミン（353ページ）やコルチゾール、（ストレスによって発散される副腎皮質ホルモンの一種）などの分泌が高くなるために、神経が過敏になり、些細なことで怒ったり、眠れなくなったりします。さらに、脳の海馬（記憶に関わる器官）が萎縮していることも指摘されています。

3

パーソナリティ障害

～性格が心の病に結びつくとき～

ボーダーライン(境界性パーソナリティ障害)

衝動的で不安定、リストカットを繰り返す。若い女性に急増している

ボーダーラインって?

最近、若い人たち、とくに都市部で女性に増えている精神障害です。非常に**衝動的で**気分の移り変わりが**激しい**のが特徴です。そのため、対人関係も一時的には何とか保てるのですが、長続きさせられません。

「黒か白か」「善か悪か」という**両極端な考え方**をしやすく、相手から望みどおりの親密さや依存が得られないと、**強烈な怒り**をぶつけてきます。

こうして本人はどんどん孤独になっていくのですが、孤独に強いかと言えば、まるで弱く、常に人の愛情を強く求めています。

その底には「自分を見捨てないで」という強い欲求があり、「自分が見捨てられるのではないか」という強い不安、**〝見捨てられ感〟**が存在しています。

また、衝動的なため、仕事や勉強も中途半端で挫折を繰り返しがちです。

こうしたことから虚無感が強く「死にたい」と思うことも多く、しばしば衝動的に自殺を図ります。多いのは、手首を切る**リストカット**を繰り返すケースです。

感情の変動が激しく気まぐれで病院に来たり来なかったりするので、一貫した治療がなかなかできず、そのため治療は困難ですが、それでも私のデータでは1年間で2〜3割は治癒します。

また、年齢が上がるにつれて**自然と治っていく**面も大きく、長くても4年前後でだいたいの問題は鎮静化し、30歳前後になるといっそう軽くなっていきます。

幼児期の母子関係が不安定さを生む

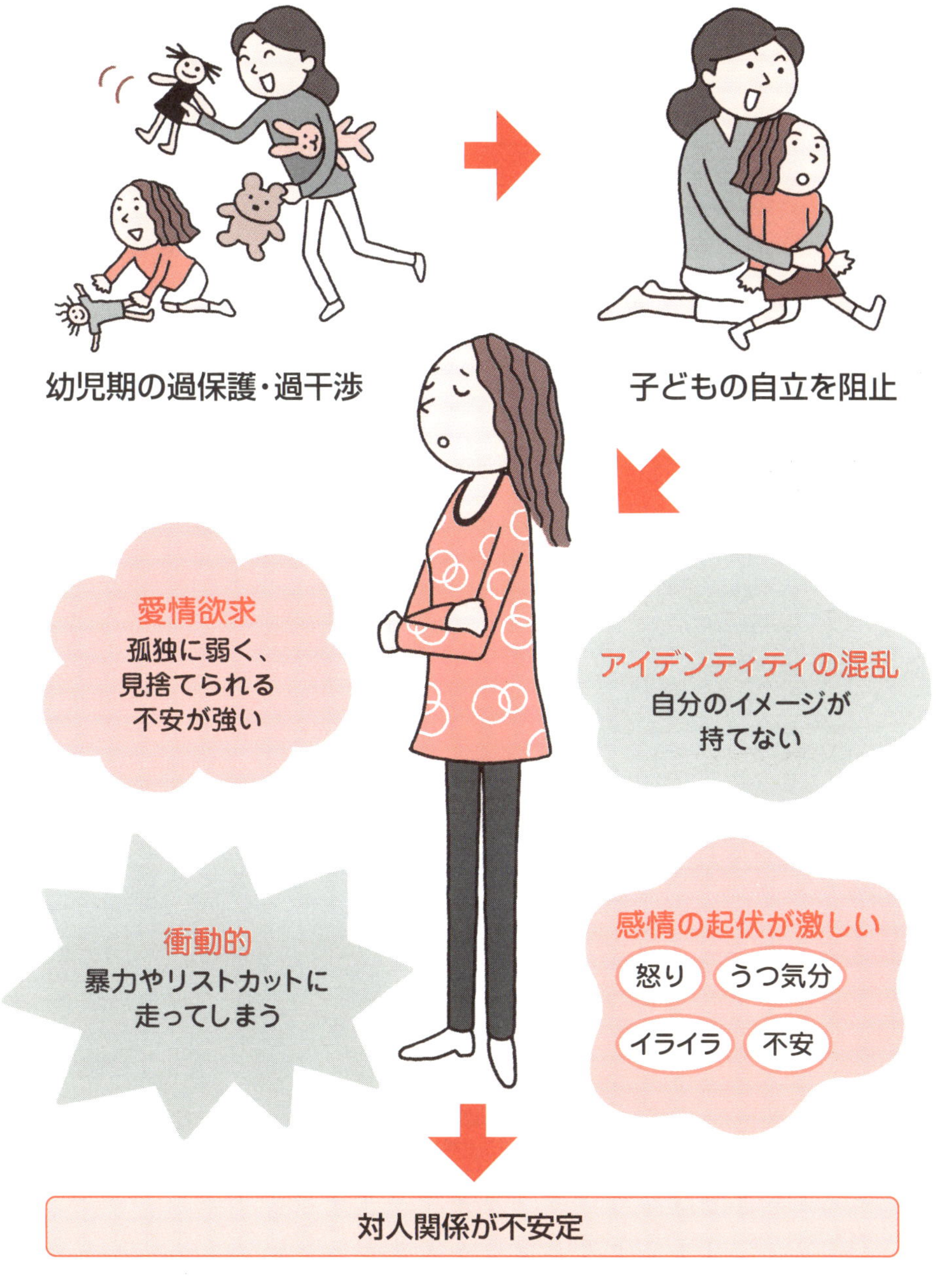

「いい子」が一変、自殺を図る

症例

衝動的で自分の感情が抑えられず、荒れる

Jさん（23歳）は大学卒業までは優秀で、母親の自慢の娘でした。小中学校ではクラスのリーダー的存在であり、近所でも評判の〝いい子〟だったのです。

ところが、社会に出ると自分に自信がもてなくなり、そのうち、帰宅すると毎晩アルコールを飲むという生活を続けるようになりました。時には母親に「こんなふうになったのはお前のせいだ」と言って暴れることもあったと言います。

そしてある日、とうとう衝動的に手首を切り、自殺未遂を起こしたあとで私の外来にやって来たのでした。

母親はJさんをとてもかわいがり、幼い頃からバイオリン教室や塾へ通わせ、中学受験もさせました。Jさんは素直に言うことを聞き、はっきりと自己主張することを学ばないまま、母親好みの人格に育っていったと言えます。父親は仕事で忙しく、単身赴任を繰り返し、日曜日でさえ家にいないことが多かったと言います。

母親のすすめで有名大学を出て、いわゆる〝いい子〟ではあったのですが、大学時代も一緒にお昼を食べる相手がいないので行きたくないという状態だったようです。話を聞いていても、確かに頭はいいのですが、生きる知性と力に欠ける印象が強くありました。

心理療法の中で、彼女は自分からさびしい子ども時代だったこと、母親に頼りたくても頼れなかったことを話し、同時に「誰が私のさびしさを埋めてくれるの」「自分なんか、生きていてもしかたない」と大粒の涙を流しながら訴えました。

「孤独は誰にでもあるものだけど、多くの人は友人関係や勉強、趣味などで慰め

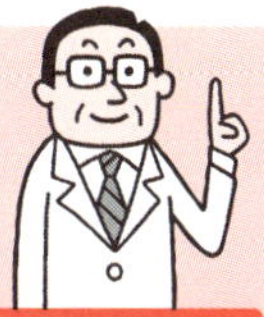

Dr's Advice
精神科医のワンポイントアドバイス

ボーダーラインとなる青少年はもとは概して「いい子」です。母親に忠実に育ってきたあまり、自分独自の生き方、つまりアイデンティティの成立が弱く、そのことがこのパーソナリティ障害を招いている場合が多いのです。

衝動的で我慢強さに欠けるパーソナリティですが、「どうせ自分はダメな人間だから」などとやけを起こさず、我慢強く人と信頼関係を結ぶよう心がけましょう。人から信頼を得る喜びとともに、自分に対する自信や生きる自信が自然と培われていくはずです。

にしているのではないかな」と答えると、

「この虚しさは、とてもそんなものでは慰められない。先生は単純すぎるよ」

と、切り返されてしまいました。

確かにボーダーラインの人が抱いている虚しさ、見捨てられ感は強烈なものです。彼女もまた、「希望がない。私は愛する人も愛されることもない」と終始、訴えていました。

しかし、治療を続けるうちに次第に自己嫌悪や虚無感もやわらいでいき、

「先生、私、そろそろ働けそうな気がするんです。働きたい」

と、自分から言うようになりました。「自分を受け入れてくれるかどうか」という不安が強いため、大きい企業に勤めることはとても無理なようでしたが、ちょっとした仕事ならということで、やがて小さな居酒屋で働き始めました。

両親は「居酒屋に勤めるなんて」と反対していましたが、最後は「もう知りません。どうにでも勝手にしなさい」という形であきらめ、突き放しました。

このときはじめてJさんは〝いい子〟であることをやめ、自立を果たせたと言えます。仕事を始めた当初は不安そうでしたが、次第に自信をつけていき、

「母は、私には有名企業に勤めることを望んでいたから、今の私には満足していないと思う。でも、私は今の自分に満足しているし、もう親に心配かけないようにしようと頑張っています」

そう言ってニッコリするほどの強さも持てるようになりました。

ボーダーラインについて

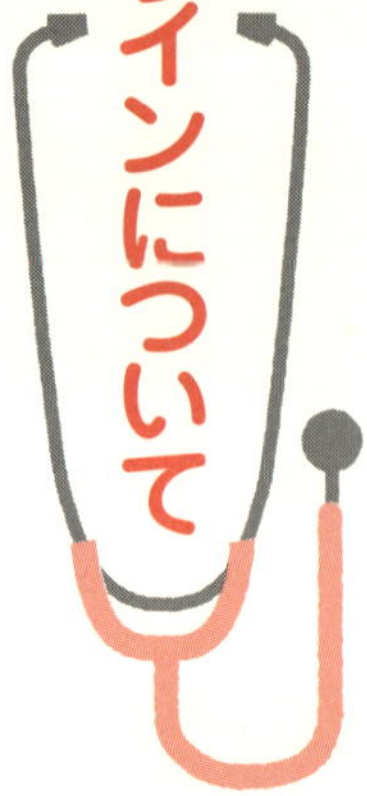

どんなパーソナリティ障害？

非常に**衝動的**で**感情の起伏が激しく**、そのために対人関係がいつも不安定な人格（パーソナリティ）です。

感情をコントロールする力が弱いため、時に暴力的になったり、簡単に自殺をはかったりもします。

勉強や仕事なども最後まで成し遂げることができずに、しばしば挫折してしまいます。

その結果、自分というものが何だかわからなくなり虚無感が強くなり、実際にリストカットや大量服薬などで**自殺未遂**を繰り返す人たちも、10％以上に上ります。

また、自分の不安定さから、対人関係を壊してしまうのですが、それでいて**孤独には弱く**、「自分を見捨てないでくれ」と追いかけます。

愛情欲求がとても強く、まるで幼い子どものように際限なく相手の愛情を要求する面があるのです。

その裏には「自分が見捨てられるのではないか」という強い不安、**〝見捨てられ感〟**が存在しています。

〝見捨てられ感〟をもつようになる原因としては、幼児期の**母子関係**などが指摘されています。

2、3歳頃の母子関係は、子どもが多少親から離れようとする時期ですが、そのときに母親のほうが不安がったり、過保護であるために子どもを引き止めて、自立の動きを封じ込めてしまうことがあります。

そうすると自立が抑えられ、子どもは**分離不安**を克服できなくなってしまうのです。

とくに日本では、ボーダーラインの人の母親は**過保護**で**過干渉**である場合が多く、そのために思春期になっても十分に自己が育っておらず、**自立できない**ケースが目立ちます。

親から見捨てられるという不安を克服できないまま、大人になってしまったのがボーダーラインの人たちというわけです。

アメリカでは幼児期の**虐待**が主な原因と言われています。日本でもアメリカほどではありませんが、やは

診 断 基 準

次の9つの基準のうち、5つ以上が当てはまる場合にはボーダーラインが疑われます。

- □ ① 愛情欲求が強いために、相手が自分から去ろうとすると、それを避けようとして、異常なほどの努力や怒りを見せる。
- □ ② 相手を理想化したかと思うと、こきおろしてしまうといったように、人に対する評価が極端に揺れ動くので、対人関係が非常に不安定。
- □ ③ アイデンティティが混乱して、一貫した自分のイメージが持てない。生きる目標が持てない。
- □ ④ 非常に衝動的で、次のことが見られる。
  ケンカ、発作的な過食、リストカット（手首を切る）、衝動買いなどの浪費、無謀運転、覚せい剤などの薬物乱用、衝動的な 性行為など。
- □ ⑤ 自殺行為、自傷行為や自殺を思わせるそぶり、脅しなどをしばしば繰り返す。
- □ ⑥ 感情がきわめて不安定で、2、3時間で気分が変わり、2、3日以上持続することはまれである。
  具体的にはうつ的な気分からイライラが強かったり、不安・不快が強かったりする。
- □ ⑦ 絶えず虚無感にさいなまれている。
- □ ⑧ 不適切なほど激しい怒りを持ち、コントロールできない。
  そのため、物を壊したり、人を殴ったりといった激しい行動を起こす。
- □ ⑨ ストレスがあると、妄想的な考えや心のまとまりが解離してしまう解離性症状が生じることがある。

り虐待も見られます。

一方で、彼らは人の**心理を読む**ことに長けているため、人を引きつけたり操作したり、あるいは学校や職場で人間関係をかき回すボーダーラインも少なくありません。

表面化するのはどんなとき?

多くはストレスが密接に関わっています。

恋愛の失敗、進学や就職の失敗など、何らかの**挫折**や**強いストレス**が引き金となり、いわゆる〝いい子〟できた子どもが一挙に変貌してしまうのです。

また、愛情欲求がきわめて強いため、人から**期待どおりの愛情**が受けられないと、とたんに被害妄想が強くなったり、攻撃的になったりする面もあります。

物を壊したり、暴力を振るったり、時には妄想的な考えや解離性症状(記憶をなくす、など)が生じることもあります。

ボーダーラインは、とくに**愛情に関わるストレス**には弱いと言えるでしょう。

経過

発病は**10代後半**から**20代前半**にかけてが多いものの、小児のボーダーラインも認められており、「チャイルドフッド・ボーダーライン」として分類されています。

治療には7、8年かかるという精神科医もいれば、10年かかると主張する人もいます。

しかし私の経験では、長くても4年前後でだいたいの問題は鎮静化し、30歳前後になると病状もかなり軽くなっていきます。

ですから「一生このまま治らない」「人格なんだから治るわけはない」などと悲観することはありません。

また、病気がどういう経過をたどるかは、治療者が本人にとって**信頼感を持てる**相手であるかどうかが大きく影響します。

M.リネハンの認知行動療法

ボーダーラインの人は「黒か白か」「善か悪か」というように、「あれかこれか」という両極端の考え方をしやすく、グレーゾーンがありません。

そのため、相手を「こんなにいい人はいない」と理想化して依存していたかと思うと、「こんなひどい人はいない」とこきおろすような面が見られます。

そこで、M.リネハン博士は「あれもこれも」というような中間的な認知ができるように導くことを考えました。グループで話し合う集団療法などで、いろいろな考え方があることを受け入れ、柔軟に考えられるように導き、治療を進めていく方法です。

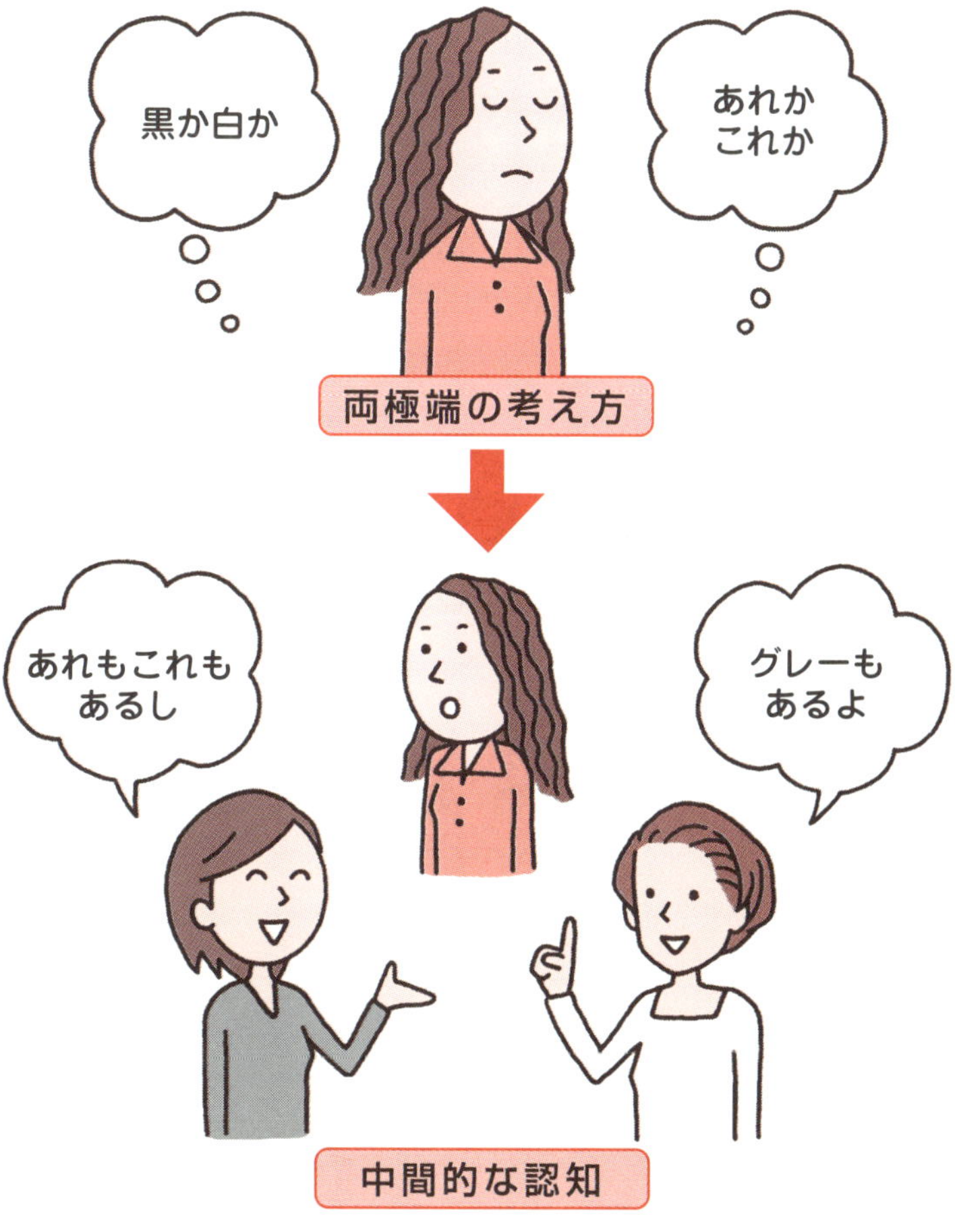
黒か白か
あれか
これか
両極端の考え方
あれもこれも
あるし
グレーも
あるよ
中間的な認知

自分をありのままに受け入れられるように

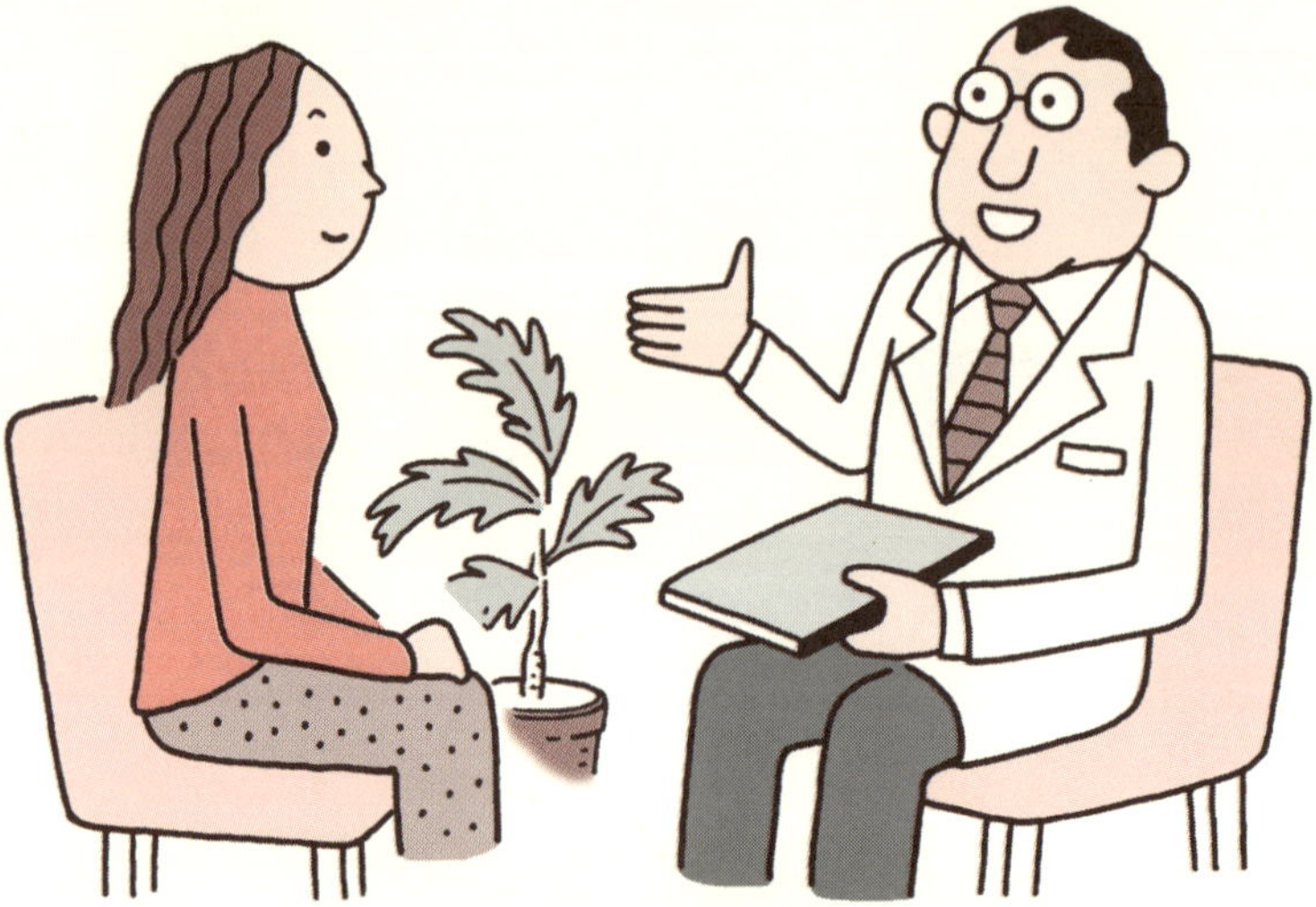

治療

重症の場合には、衝動や怒りを十分コントロールできるようになるまで入院しなくてはなりません。

中症から軽症にかけては、外来でも治療することが可能です。

通常は心理療法、薬物療法をすべて動員せざるを得ないことが多く、**薬物療法**は、衝動性が高い場合はカルバマゼピンや炭酸リチウム（リーマス）を使い、うつや不安が強い場合には抗うつ剤、抗不安薬を使ったりと多くの薬を用いることが多いものです。さらに非定型精神病薬も使います。

これは、ボーダーラインの治療では、決定的な力を発揮する薬がないことを意味します。

心理療法は、支持療法や力動精神療法、認知行動療法を中心に進めます。昨今は、リネハンの認知行動療法（243ページ）が注目されています。

また、愛情欲求がきわめて強いため、当たり前のように、治療者に対して恋愛感情（恋愛転移）を起こします。

転移とは、親など過去の重要な人物に対する感情や態度を、治療者などに対して知らず知らずぶつけてしまうことで、憎しみや敵意の形をとることもあれば、恋愛の形をとることもあります。

この「恋愛転移」をある程度受け入れないと、治療は持続しないのですが、かといって受け入れすぎると、今度は治療が破綻してしまいます。

このバランス感覚が、治療の要になると言ってもいいでしょう。

治療者との間にまず基本的信頼を築き、そのうえに愛情欲求ではなく、これからの生きる目標や趣味など、人格の中核となるものを、つくり上げていくことが重要です。

ボーダーラインの人たちの多くは我慢強さに欠けるので、ちょっとしたアルバイトから挑戦し、社会の雰囲気やルール、さまざまな人間との交流の仕方を実際に学んでいくようにします。これは**生きる自信**をもつようにするためです。

もともと彼らは自己嫌悪が強くて、自分にも生きることにも自信がなく、したがって自殺未遂が多いということになっているからです。

ですから、本当の意味の信頼のうえに立った治療に支えられながら、**自分をありのままに**受け入れられるようになり、**自尊心を高める**ようにするのが治療の根幹になります。

家族にできること

彼らはきわめてデリケートですから、普通の親がわかるような病理というわけにはいきません。やはり専門家でないと、なかなかわからないものです。

したがって治療は専門家に任せ、家族は〝家族として〟できるだけ交わるというように、しっかりと分けることが大切です。

家庭の中で改めるように説教をしたり、愚痴を言ったりするのはますます本人をいらだたせ、荒れさせてしまう結果になってしまいます。

家ではごく普通の中立的な言葉、楽しい言葉を口にするように努力してください。

そして、治療はあくまでも医師に任せるようにし、

ボーダーラインのための「うつ病スケール」の使い方

42ページで紹介した「うつ病認知スケール」では、3つの側面、すなわち「自己否定」「対人過敏」「完全癖」の側面をはかることができます。

うつ病の人はこの3つのスコアが高いのですが、私の調べでは、ボーダーラインでは「自己否定」「対人過敏」がうつ病以上に高い傾向が見られます。

そこで、このスケールを使って、どの側面のポイントが一番高いのかを調べ、それによって治療目標をたとえばこんなふうに本人に伝えるようにしています。

1 対人過敏が強いボーダーラインには

あなたは対人過敏が強く、そのために自分のペースを失ってしまっていませんか？　自分のやりたいことも、人の目を気にして十分に集中できないのではありませんか？　人がどう見ていようと自分らしくマイペースで生きることが大切ですよ。

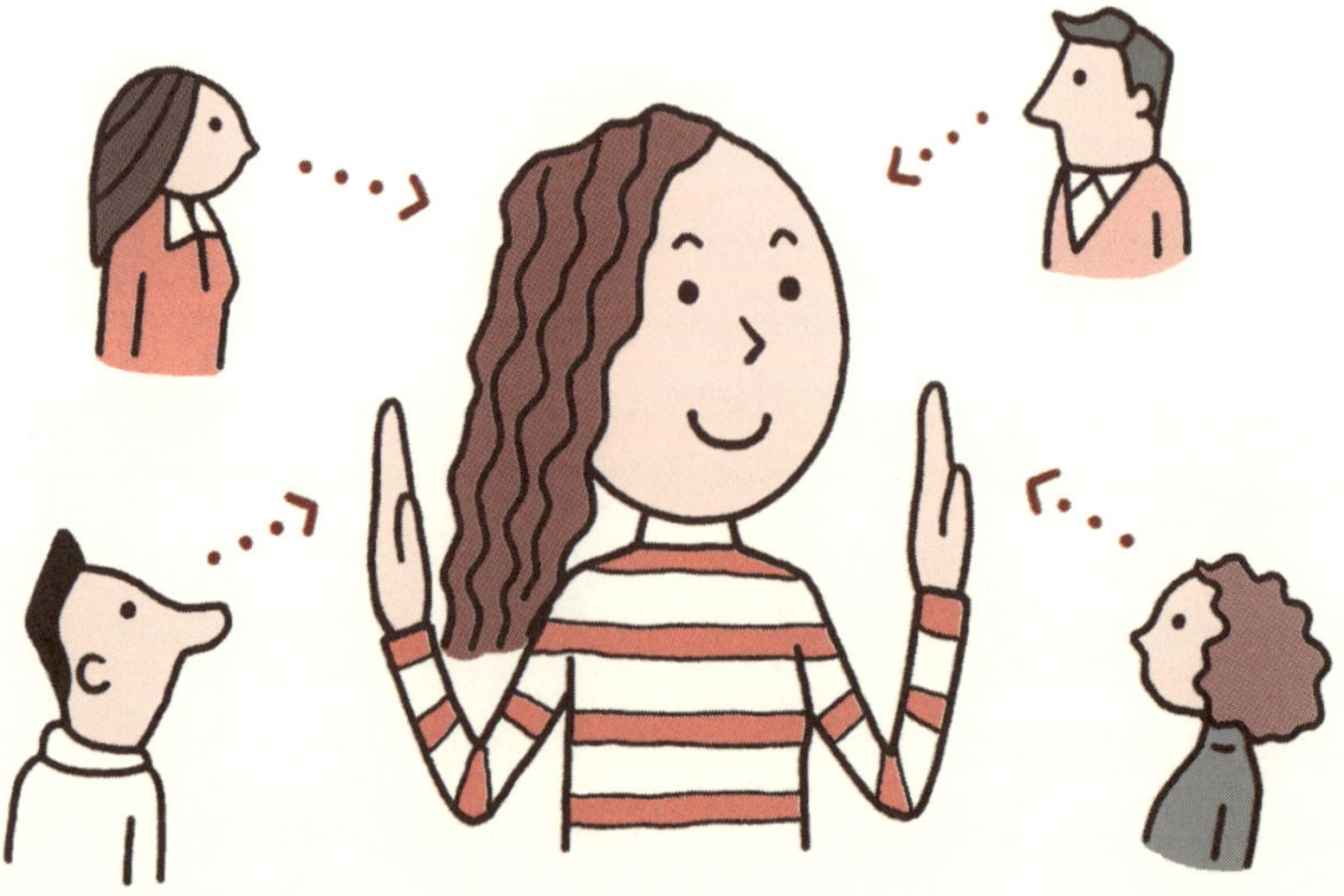

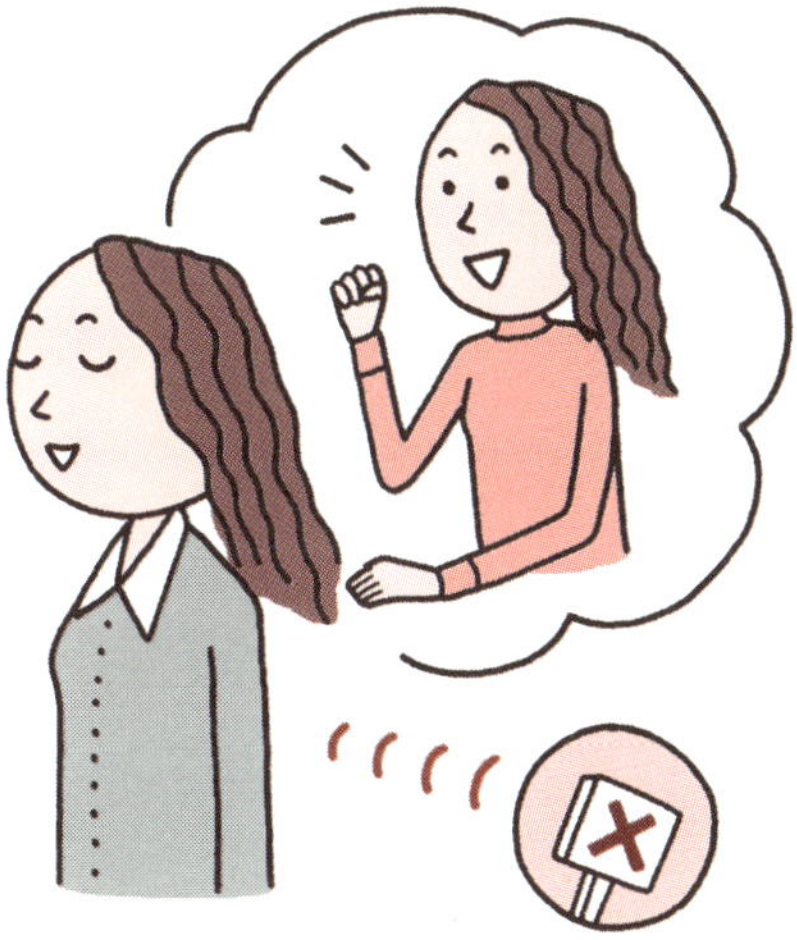

2 自己否定が強いボーダーラインには

「自分はだめな人間だ、価値がない、悪い人間だ……」と、自分で自分のことを否定していませんか？

これでは、自分がよくなることは難しいですね。

自己否定の気持ちが強い場合には、その気持ちを捨てるように試みていきましょう。

どんなに自分が人からひどく思われようと、私は私を支えていく。私は私を受け入れる。今ここで受け入れて、ここから出発する、という心構えで。

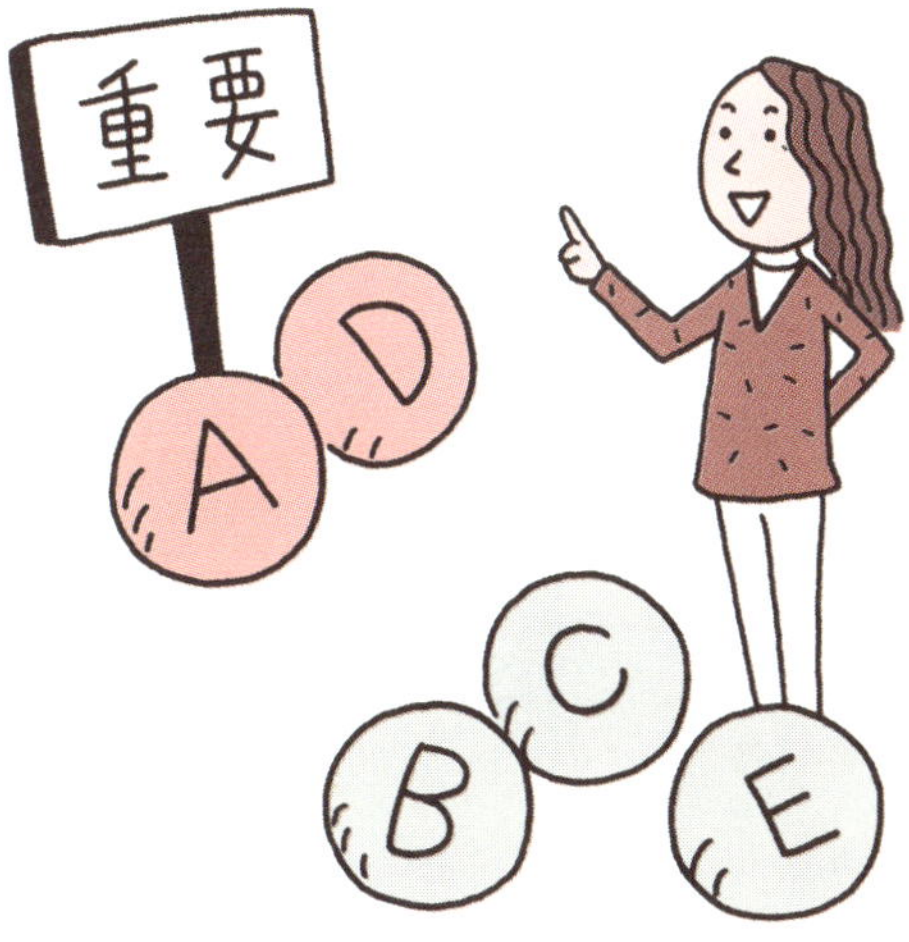

3 完全癖が強いボーダーラインには

あなたには、何でも完璧にやらないと気がすまない。それで疲れ果ててしまっていませんか？

重要なことはちゃんとやるけれども、そうでないものはそこそこにやる。そのことこそ、重要なんだと思いませんか？

それから、勉強や仕事だけでなく遊びも重視しましょう。人生にはいろいろな側面がありますし、価値観もいろいろです。遊びやユーモアは、人間にとってとても大切なものですよ。

患者に言いたいことがあるときには治療者にそのことを伝えたほうがいいでしょう。

本人へのアドバイス

やはり、最低限〝しぶとい**我慢強さ**〟というものを獲得するように頑張ってください。

ボーダーラインの人たちは我慢強さに欠け、怒りっぽく、衝動的なものですが、「どうせ自分はダメな人間だから」と、人の信頼を得ようとする姿勢を捨ててしまえば、ますます信頼は失われていくだけです。

ですが、人や社会と関係を結ぶことを拒否しているかぎり、生きる自信や自分に対する自信は育ちません。人との**適切な距離感**を学ぶことは重要です。

また我慢することによって、はじめてさまざまなストレスを乗り越えるチャンスを得ることができますし、乗り越えるたびに本当の自信がついてくるものです。

そして、人の**信頼を得る**ことができれば嬉しいものですから、その喜びが動機づけとなって、いっそう多くの人から信頼を獲得しようとする道に入っていくことができます。

ですから、治るためには失敗しても失敗しても立ち上がるしぶとさと、それによる信頼の獲得がとても重要なのです。

発症しやすい精神障害

ボーダーラインはストレスに弱く、精神障害を発症しやすいだけでなく、同時に**複数の病気**を抱えていることが多いものです。

たとえば、**摂食障害**（160ページ）。ボーダーラインの人たちは感情のコントロールが苦手なので、強い怒りやストレスを感じると、過食発作でまぎらわせようとします。過食症だけでなく、拒食症も見られます。

また、**うつ病**（24ページ）**との合併率は80％**にものぼります。対人関係がうまくいかないこと、また「見捨てられるのではないか」「自分は見捨てられている」といった不安感から発症しやすいのです。

さらに、対人関係や仕事・学業の状況が安定しないことや将来への不安などから、**パニック障害**（78ページ）

などの不安障害を発症することもあります。

そして、思春期の頃であれば**不登校**（334ページ）、就職後は出社拒否といった形でまず現れ、その後、対人関係への不安などから、**ひきこもって**（174ページ）しまうケースはとても多いものです。

そのほか、自暴自棄な気持ちやうつ気分を晴らすためにア**ルコール**（204ページ）に走ったり、覚醒剤などの薬物におぼれることもあります。

ほかのパーソナリティ障害との関係

パーソナリティ障害は一つだけに当てはまるというよりも、複数のパーソナリティ障害が重なっている場合が多いのですが、ボーダーラインはとくにほかのパーソナリティ障害を**合併する**ことが多く見られます。

一番多いのは、**演技性パーソナリティ障害**（260ページ）、次いで**回避性パーソナリティ障害**（272ページ）、**失調型パーソナリティ障害**（296ページ）、**反社会性パーソナリティ障害**（266ページ）となっています。

研究

ボーダーラインの原因の一つとして、脳波異常が指摘されています。ボーダーラインの20～40％に異常が見つかっており、とくに**側頭葉**に問題があると言われています。

側頭葉は感情を抑制するところですから、そこに異常があると感情を抑制する力が弱くなります。

また、**前頭葉**にも問題があるというデータもあります。前頭葉は脳の機能全体を支配するコントローラーなので、そこに障害があれば、やはりコントロールを失って衝動的になるでしょう。

どちらでもあり得ると思いますが、障害を受けやすいのは側頭葉です。生まれてくるときに、難産や鉗子《かんし》分娩などいろいろな周産期障害が影響していることが多いのです。

1～50の項目について、「はい」か「いいえ」のどちらかに○をつけてください。チェックを終えたら「はい」と答えた項目を教えてください。

ボーダーライン・スケール

町沢静夫作成

質問		チェック欄	
1	私は周囲の人や物事からいつも見放されている気がする	はい	いいえ
2	私は気が狂うのではないかと恐れている	はい	いいえ
3	私は自分を傷つけたくなる時がある	はい	いいえ
4	私は他人との親しい個人的関係をもつことを恐れている	はい	いいえ
5	最初に会った時はその人はとても立派に見えてもやがてがっかりすることが多い	はい	いいえ
6	他人は私に失望している	はい	いいえ
7	私は人生に立ち向かう力がないと感じている	はい	いいえ
8	このところずっと幸福だと思うことはない	はい	いいえ
9	私の内面は空虚だと思う	はい	いいえ
10	自分の人生を自分でコントロールできないと思う	はい	いいえ
11	たいてい私は孤独だと思う	はい	いいえ
12	私は自分がなろうとした人間と違った人間になってしまった	はい	いいえ
13	私は何でも新しいことがこわい	はい	いいえ
14	私は記憶力に問題がある	はい	いいえ
15	何かを決心することは私には難しい	はい	いいえ
16	私のまわりには何か壁があるように思う	はい	いいえ
17	いったい私は誰なのかと困ってしまう	はい	いいえ
18	将来に不安がある	はい	いいえ
19	時に私はバラバラになるように感じる	はい	いいえ
20	私は人前で気を失うのではないかと心配している	はい	いいえ
21	私はできるだけ努力しても決してうまくはできない	はい	いいえ
22	私は自分が何かを演じているかのように自分を見ている	はい	いいえ

23	私がいないほうがむしろ家族はうまくやっていくだろう	はい　いいえ
24	私はいたるところで失敗している人間だと思い始めている	はい　いいえ
25	この先何をしたいのか私にはわからない	はい　いいえ
26	人間関係の中に入ると私は自由ではなくなってしまうように感じる	はい　いいえ
27	誰も私を好きにならない	はい　いいえ
28	実際起こったことと想像したことの区別がよくわからない	はい　いいえ
29	他人は私を「物」のように扱う	はい　いいえ
30	何か変な考えが頭に浮かぶと私はそれをとりのけることができない	はい　いいえ
31	人生に希望はないと思う	はい　いいえ
32	私は自分自身を尊敬することができない	はい　いいえ
33	私はまるで霧の中に生きているようにはっきりしない	はい　いいえ
34	私は人生の失敗者だ	はい　いいえ
35	誰か他人の責任を負うことはこわいことだ	はい　いいえ
36	自分が他人に必要とされている人間とは感じない	はい　いいえ
37	私は真の友人をもっていない	はい　いいえ
38	私は自分の人生を生きることができないと思っている	はい　いいえ
39	買い物や映画を見に行く時のような人込みの中にいると不安になる	はい　いいえ
40	私は友人をつくることが下手である	はい　いいえ
41	私はもはや人に認められる立派な人になろうとするには遅すぎる	はい　いいえ
42	まわりの人は勝手に自分の心を読んでいるのではないかと思う	はい　いいえ
43	私のまわりで何かが起こりそうだと感じる	はい　いいえ
44	私は残酷な考えが浮かんで苦しむことがある	はい　いいえ
45	私は自分が男性（女性）であることに自信をもっていない	はい　いいえ
46	私は長く友人付き合いができない	はい　いいえ
47	私は自分を憎んでいる	はい　いいえ
48	私は広い場所や市街に出ることを恐れている	はい　いいえ
49	私は時に「自分は生きているのだ」と自分に言い聞かせている	はい　いいえ
50	時に私は自分自身でないと思う	はい　いいえ

「はい」と答えた項目が30以上あれば、ボーダーラインが疑われます。

自己愛性パーソナリティ障害

「自分は特別な人間」だと信じ、
批判や傷つくことに耐えられない

自己愛性パーソナリティ障害って？

自分は特別な人間であり、特別な才能や美貌をもっている。だから、誰からも賞賛されるべきだし、特別な待遇を受けて当然だ——。内心、このように**肥大した自尊心**をもち、**「他人にどう評価されるか」**に非常に敏感なタイプです。

自分の身の丈に合わないほどの自尊心をもっているために、常に**人と衝突しがち**ですが、「自分を認めないまわりが悪い」と思い込んでいますから、なかなかうまく世間と折り合って生きていくことができません。

欧米の場合には、親の愛情を受けられず、褒められもせずに育ったために、逆に「自分は本当は偉いのだ、すごいのだ」と空想的な自己愛が大きくなり、その結果、自己愛が強烈な一方、他者への共感性が乏しい（人の気持ちがわからない）パーソナリティになるというふうに考えられています。

日本はまるで反対で、**母親の過保護**によって生じることが圧倒的に多いようです。幼い頃から過保護によって甘やかされ、まるで王子様か王女様のように大事に育てられた結果、「自分は特別なんだ、すごいんだ」という感覚が植え付けられてしまうのです。

失敗や批判を「恥」「屈辱」と感じ、またそれに結びついた自己批判から、**うつ病**や**不安障害**、**ひきこもり**になったりもします。

自己愛が強すぎるためトラブルに

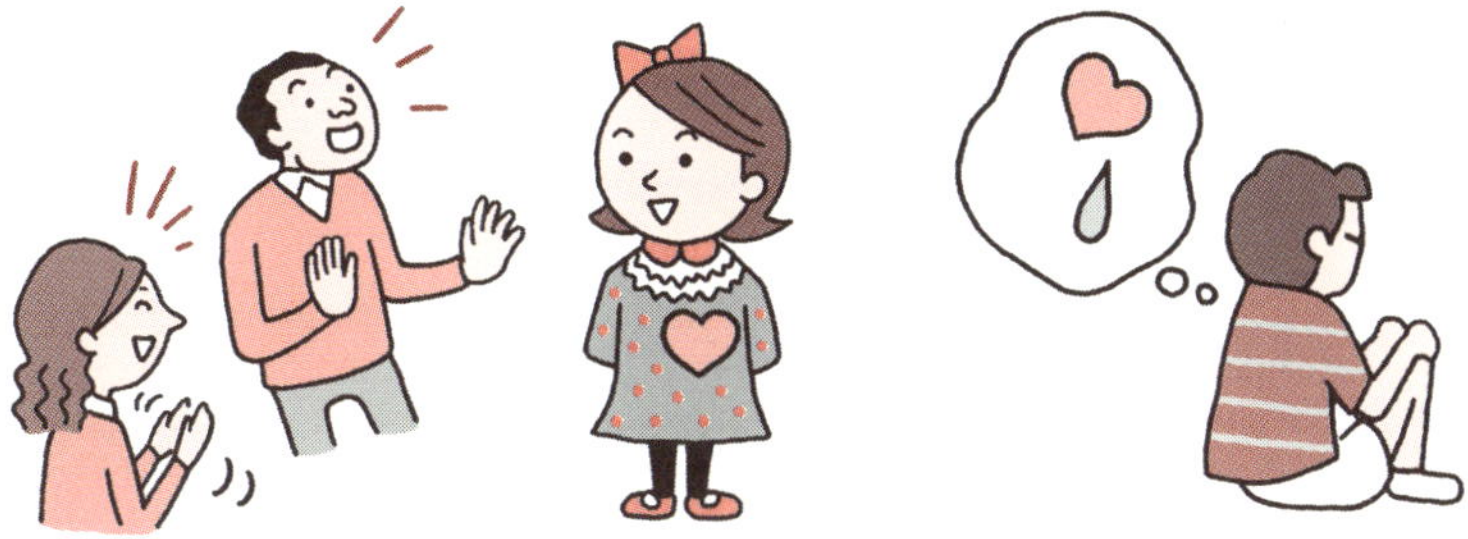

親の過保護や冷たさ

↓

肥大した自尊心

- 自分は特別な存在だと思っている
- プライドが高い

自己愛

他人への共感性に欠ける

- 人の気持ちがわからない
- 利己的で人を利用する

批判や失敗に弱い

- 批判されると傷つき、強い怒りを持つ
- 挫折に弱い

↓

世間とうまく折り合って生きていくことができない

症例

社会が自分の才能を受け入れてくれない…

仕事にもつかず、数年間ひきこもって家に

27歳の男性Eさんは、ある一流大学の文学部を卒業したものの、仕事にも就かずに数年間自宅にひきこもっていました。

20代も後半だというのに、「自分の才能を社会が受け入れてくれない」と言って仕事もせず、食事から何から親の世話になっていることを正当化しています。

しかし、うつ気分が強いこと、また自分でもこのままではいけない、誰かに相談したいということで、私のもとにやって来たのでした。

Eさんはやせ型できつい目をじっと動かさず、緊張感を漂わせていました。

「自分は芸術においても、知性においても、誰にも負けないのに、人間関係がうまくいかないために会社に長く勤められず、この年までぶらぶらしてしまった」

と、言います。

そして、有名人の名前をいくつも挙げて、交流があることを盛んに自慢するのでした。つまり、そのことで「私の能力を高く評価しなさい」「私を褒めなさい」と強要しているわけです。

こうした態度では、対人関係がうまくいかないのも不思議はありません。

また本人も、周囲が自分の能力を思うように評価してくれないと感じると、「こんな会社に勤めていられるか」と思うものですから、結局はちょっとしたことですぐに会社を辞めてしまうことになっていたのでした。

私は彼の話をじっくりと聞いたあと、

「あなたは自分にずいぶん自信があるようだけれど、その年齢で自立できていない

Dr's Advice
精神科医のワンポイントアドバイス

多少能力があったとしても、よほどの天才でもないかぎり、どんな人であれ、いつまでも「自分は特別だ」という意識で生きていくことはできません。いつかは壁にぶつかるものです。

そのときに、勇気をもって自分の問題に直面できるかどうかが大切です。

認められないからといってひきこもったり、傷つくのを恐れて逃げるのではなく、とにかく挑戦して、そこで小さな成功をおさめていくことで、身の丈にあった自己愛に修正していくことができるのです。

のは事実でしょう。それを考えたら、どんなに能力があったとしても、自慢するのは控えざるを得ないのではありませんか」

と、切り出してみました。

「私たちはまず一人前に自立して、そのうえで初めてそれぞれの能力が評価されるものでしょう。自立もしていないのに、〝自分の能力を評価しろ〟とまわりに強要するのは矛盾しているんじゃないかな」

彼はしばらく考えていましたが、やがてその考えを受け入れたようです。

「わかりました。要は〝働きなさい〟ということでしょう。どんな仕事でもいいからとにかく続けてみますよ」

彼は静かにそう言い、その日は家に帰ってから荒れに荒れ、お酒を飲んで壁を蹴飛ばして壊したそうです。

それでも、Eさんはやがてコンビニエンスストアで面接を受け、アルバイトに行くようになりました。

自分の幻想的な自己愛に気がつき、現実の世界に触れてみて、だんだんと自己愛と現実との折り合いを見いだすことができるようになっていったのでしょう。1年後には本屋に勤め、さらには出版社に就職することに成功しました。

こうして、彼は社会でもまれる経験をしながら、自己愛性パーソナリティ障害から脱却していきました。

自己愛性パーソナリティ障害について

どんなパーソナリティ障害？

自己愛がきわめて強く、「自分は特別だ」「誰よりも重要な人間だ」という、**誇大的な考え**を持っていることが特徴です。

そのため、人から尊敬や注目を集めたり、賞賛されたりするのが当然だと考えています。

プライドが高く人からの評価に敏感な分、プライドが傷つくことに耐えられず、ちょっとした挫折で会社や学校をやめ、**ひきこもり**になるケースも多く見られます。

また、他人への共感性が欠けていて、自分の目的のためには、人を利用するという**利己的な面**を持つ人もいます。

多く見られるのは思春期や青年期で、このパーソナリティ障害と診断される人の**50～70％は男性**です。

表面化するのはどんなとき？

自己愛性パーソナリティ障害の人たちは批判されたり、自尊心を傷つけられたりすると、きわめて**強い怒り**を持ちます。また、とても傷つきます。

とくに多いのは、自尊心が肥大したまま家から**社会に出て**いき、そこで大きなストレスにぶつかってトラブルを起こすというパターンです。

彼らはいつも相手に「自分は特別なのだ」と思ってもらいたがり、そう扱われることを要求しますから、当然人とうまくいかないことが多くなります。

とくに会社などでは「オレは一流大学を出ているのに」などと言って他人より能力があると信じていても、評価されないことはあるものですから、そこで**壁にぶつかる**といったケースも出てきます。

経過

どんな人であれ、いつまでも「自分は特別だ」という意識で生きていくことはできません。

診 断 基 準

次の9つの基準のうち、5つ以上が当てはまる場合には
自己愛性パーソナリティ障害が疑われます。

- □ ① 自分は特別重要な人間だと考えている。
- □ ② 限りない成功、権力、才気、美しさ、理想的な愛の空想にとりつかれている。
  たとえば、自分は才能にあふれているから、どんな成功も思いのままだなどと思い込んでいる。
- □ ③ 自分は特別であって独特なのだから、同じように特別な人たちや地位の高い人たちにしか理解されないし、そういう人たちと関係があるべきだと信じている。
- □ ④ 過度な賞賛を要求する。
- □ ⑤ 特権意識がある。自分には特別に有利なはからいがあって当然だと思い込んでいる。
- □ ⑥ 自分の目的を果たすためなら、いいように他人を利用する。
- □ ⑦ 共感する力に欠けている。つまり、他人の感情や欲求が理解できず、認めようともしない。
- □ ⑧ しばしば嫉妬する。または、他人が自分に嫉妬していると思い込んでいる。
- □ ⑨ 尊大で傲慢な行動や態度が見られる。

たとえ本当に能力があったとしても、あるいは本当に美貌があったとしても、いずれはそれが通らない時期がくるものです。

その時期に耐えられるかどうかが、この人たちの予後に大きく関わります。本当に勇気があるなら、自分の問題に直面し、治癒していくでしょう。

治療

薬物療法よりも、やはり心理療法がきわめて重要です。それもかなりのベテランの医師でないと、なかなかうまくいきません。

というのは、彼らは「自分は特別だ」と思って生きてきていますから、それを突き崩すというのは、アイデンティティを崩すということにほかなりません。これは非常にたいへんな作業なのです。

したがって、少しずつ支持療法的に接して、自尊心を一応守りながら、信頼を得たところで、本当の問題は本人の人格にあることを話して、問題点の本質を突いていき、納得してもらうことになります。

その際には、幼児期からの分析も必要です。つまり、親など養育者の態度がこのような肥大した自己愛を育てた可能性が大きいからです。

家族にできること

自己愛性パーソナリティ障害は、身の丈以上に自尊心が肥大してしまっているために起こります。

そして、なぜ、そこまで自尊心が肥大してしまったかと言えば、ほかならぬ**親の過保護**や、逆に**冷たさ**に原因がある場合が圧倒的なのです。

冷たさというのは、子ども時代に親に愛され、受け入れられた経験に欠けているということです。

その親が急に子どもに「あなたは、自分を過大評価している」「自己愛が非現実的だ」などと指摘したところで、対立するだけですから、少しずつ本人が傷つかないように、身の丈に合った自尊心をもつように促すべきでしょう。

むしろ、治療者に頼ったほうが妥当なことが多いものです。

Column-6

今どきの「困った人たち」に多い
パーソナリティ障害

「パーソナリティ障害」とは、その人がもっている人格（パーソナリティ）がいきすぎて、社会生活に破綻をきたすというものです。

ここでいう「パーソナリティ（人格）」は、「性格」とほぼ同じものと考えてもらってもいいのですが、精神医学では、中核に遺伝的な要素の強い「気質」があり、周囲を社会・文化的な影響の強い「性格」が包んでいるとし、その「気質」と「性格」を含めた全体を「人格」としています。

現在では、精神障害はその人がもっている「素質」と、ストレスが影響し合って起こると考えられています。

「人格」は、この「素質」の中に入ると言えます。言い換えれば、現代の精神医学では、パーソナリティ障害を考慮せずには、どんな治療も成り立たなくなっているのです。

パーソナリティ障害は、奇妙で風変わりなクラスターA（A群）、感情的な混乱の激しいクラスターB（B群）、そして不安や恐怖感が強いクラスターC（C群）の3グループに分けられています。

A群
奇妙で風変わり
- 妄想性パーソナリティ障害
- シゾイドパーソナリティ障害
- 失調型パーソナリティ障害

B群
感情的な混乱が激しい
- 反社会性パーソナリティ障害
- 境界性パーソナリティ障害
- 演技性パーソナリティ障害
- 自己愛性パーソナリティ障害

C群
不安や恐怖感が強い
- 回避性パーソナリティ障害
- 依存性パーソナリティ障害
- 強迫性パーソナリティ障害

演技性パーソナリティ障害

魅力的で人をひきつけるが、
自分中心でないと我慢できない

●●●演技性パーソナリティ障害って？●●●

その名前どおり演技的で、**いつも注目されていたい、自分が中心**にならなければ気がすまないという人たちです。

人を引きつけようとし、実際に引きつけるのが上手です。一般的に女性に多く見られ、たとえば自分の美貌によって人を引きつけ、「自分がどう振る舞えば、相手の心をつかめるか」を考え、そのように振る舞います。また非常に**誘惑的**で、**人を操作する**のが巧みです。ただ、感情表現は豊かで会話もなめらかですが、中身は浅いことが多いものです。

このように自己中心的で「注目を集めたい」という欲求がきわめて強いため、それが満たされないと怒りを爆発させます。

他人が〝この世を生き抜く鍵〟となっている点は、**依存性パーソナリティ障害**と共通していますが（279ページ参照）、他人の愛情を得ようと、自分から積極的に働きかける点で異なります。

自分や自分の行為すべてについて、誰からも愛され賞賛される必要があると思っており、このことから逆に、**拒絶されることに対し、強い恐怖**をもつことになります。

ある年齢を過ぎて容貌が衰えたり、能力があまり評価されないような状況になり、人を引きつける力を失ってしまうと、うつ状態になり、**うつ病**や**アルコール依存症**におちいりやすくなります。

人の心をつかむために「演技する」パーソナリティ

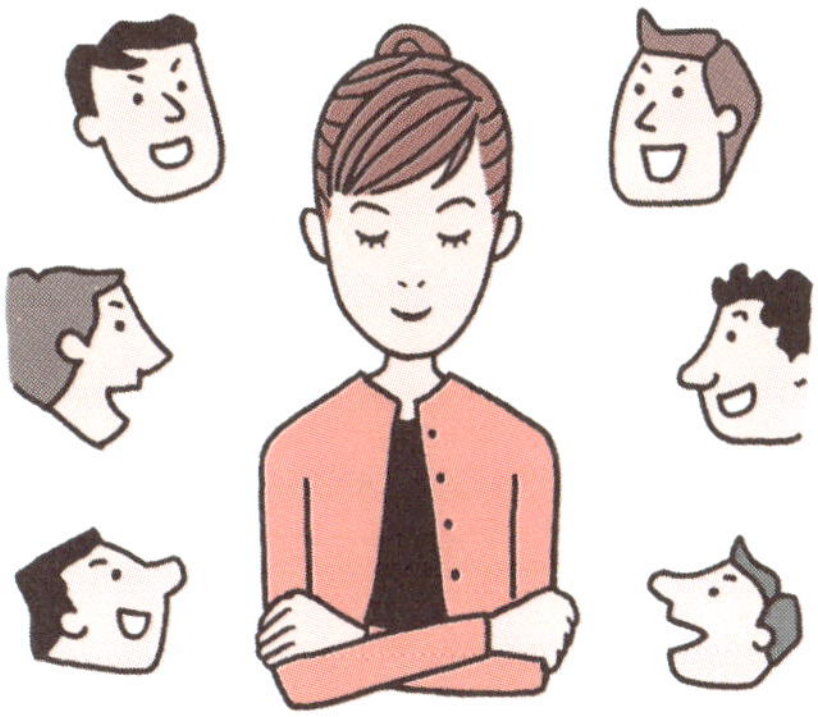

- 自分が注目を集め、中心にならないと気がすまない
- 誰からも愛されて、賞賛されるべきだと思っている

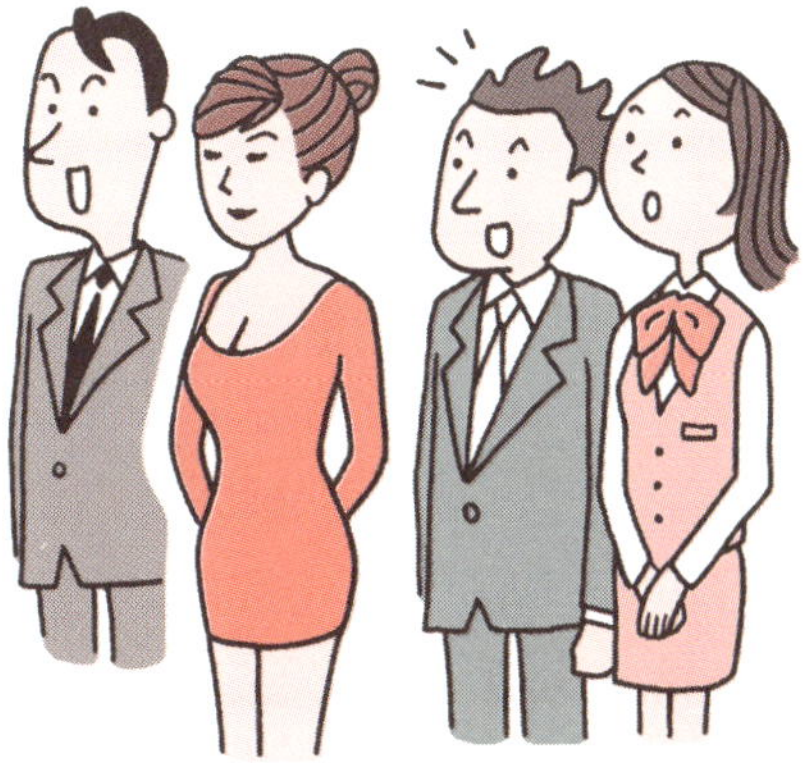

- 不適切なほど性的に誘惑的な態度をとる
- 自分の身体的な魅力を強調して、人の関心を引こうとする

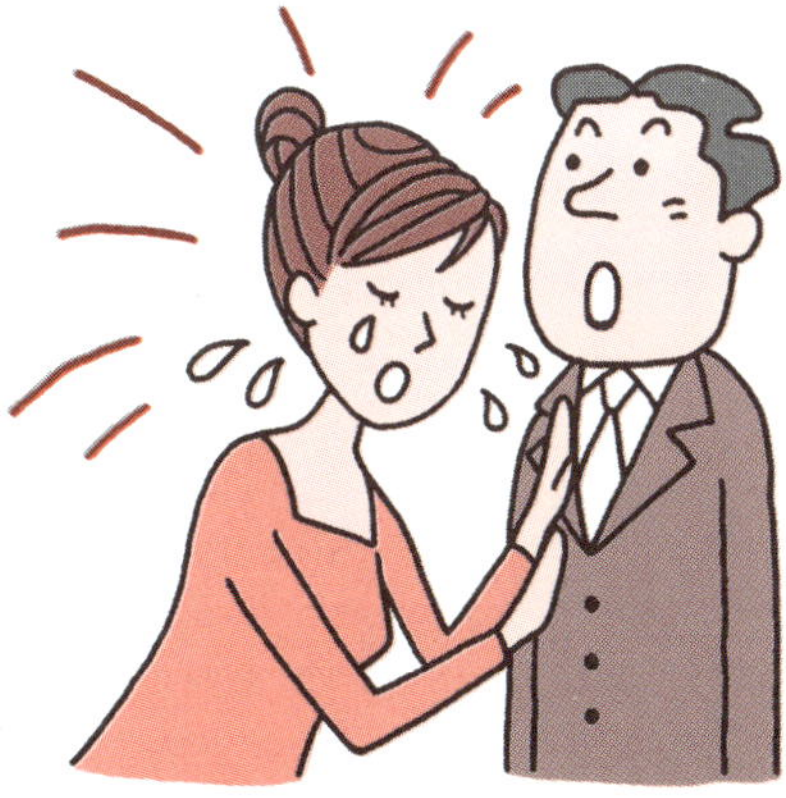

- 感情表現がオーバーなわりに内容が浅い
- 芝居がかった態度をとる
- たいして親しくもない人になれなれしく振る舞う

みんなにちやほやされたい…

症例

不倫に破れて自殺未遂、病院内でも誘惑し続ける女性

26歳の女性、Nさんは会社の上司との不倫がうまくいかないのを理由に自殺未遂を起こし、入院してきました。

服薬でしたが、飲んだ量があまり多くなかったので、本当に死ぬつもりだったのかどうか、かなり疑わしいものでした。

ともあれ、この事件が親や不倫相手に大きな打撃を与えたことは事実です。人に感情的なインパクトを与え、自分への関心を集めることができたという面で、この自殺未遂は彼女にとって大きな意味があったと思わざるを得ませんでした。

Nさんは元気になってからも病院内でいつも他人の注意、とくに男性の注意を集めようとし、実際、彼女のまわりにはいつも若い男性が誰かしらいました。そして買い物に行かせたり、まるで女王のように振る舞っていたのです。

夜になると、今度は治療者、つまり私への甘えがきわめて強くなり、私からも愛情をもぎ取ろうとする様子が明らかに見受けられました。

私はそのような雰囲気を十分に察していたので、距離をおいていたのですが、私が当直するある夜に突然ヒステリー性の失神発作を起こして倒れたのです。

多くの患者さんや看護婦さんが驚いて現場に駆けつけようとする中、私は「あまり行かなくてもいいよ。かえって行くと、発作がますます続くから」と言い、行くのをやめさせていました。

そうして、わざとゆっくり行ってみると、案の定、彼女は非常に腹を立てており、たいへんなけんまくで私に食ってかかってきました。

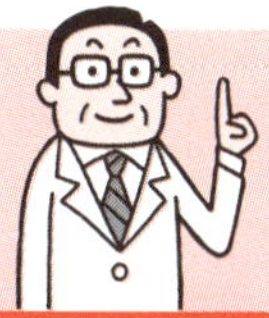

Dr's Advice
精神科医のワンポイントアドバイス

若いうちは人を引きつけ、注目を集めることができても、それがいつまでも続くとはかぎりません。人は誰でも、ある年齢を過ぎれば容貌や能力が衰えてくるものですし、それは仕方のないことです。

本人に「治そう」という自覚がないかぎり改善は難しいものですが、家族は患者の自己中心的な傾向に注意深く配慮し、助長しないよう心がけましょう。

「患者が倒れているのに無関心で、すぐ来て治療しないなんてどういうことですか」

彼女は本当は私が愛情を向けてくれないから、怒っていたわけです。

私はもちろん、治ってほしいという意味での愛情は持っていましたが、彼女が望むような愛情は与えられるはずもありません。

「今あなたは倒れたけれど、私はそれがどの程度危険なのかをわかったうえで来たんですよ。本当に危険なら、もちろんすぐ飛んで来ましたよ」

と、私は彼女に向かって静かに言いました。

「正直言って、あなたは私からも愛情を得ようとしている。けれど、私の職業はあなたに愛情を与えて治すことではないんです。あなたは不倫をして失敗しているでしょう。またここで愛情を強引に得ようとしても、また失敗に終わりますよ。ここでやはり自分の愛情の問題、甘えや自己中心性の問題について、きちんと考えてみるべきではありませんか」

彼女は私のあまりに実直な態度にびっくりしたようです。

これはかなり彼女の心に響いたらしく、それからは、とりたてて目立つ言動はなくなり、Nさんは静かに退院していきました。

演技性パーソナリティ障害について

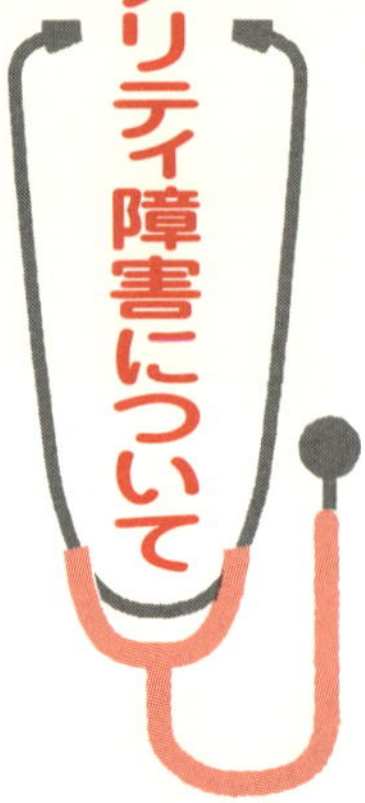

どんなパーソナリティ障害？

その名称どおり**演技的**で、いつも人の**注目を集め**、**自分が中心に**ならなければ気がすまないという人たちです。とても自己中心的で、自分がその場の中心になっていないと、怒りを爆発させることがあります。

女性に多いのですが、男性にも見られます。

男性の場合は能力や肉体的な強さ、精力的な側面が賞賛されるように生きていることが多く、**女性の場合**は華やかな化粧や服、愛想のよさ、かわいらしさ、美貌などで人を引きつけようとします。

感傷的に泣いてみせたり、ささいなことに**大げさに喜んで**みせたりもします。

要は、人の心をつかむために演技することや「自分がどう振る舞えば、まわりの人がどう反応するか」を考えて行動することを身につけてしまっているのです。

また、性的な誘惑を含め、**誘惑する**のが非常に上手く、**人を操作する**ことに長けています。

表面化するのはどんなとき？

ある年齢を過ぎて容貌が衰えたり、能力があまり評価されないような状況になったりして、人を引きつける力を失ってしまうと、孤独からうつ状態に沈みやすくなります。

その結果、**うつ病**（24ページ）や**アルコール依存症**（204ページ）におちいりやすくなります。

治療

本人に「治そう」という自覚がないかぎり、きわめて難しいと言えるでしょう。

演技性パーソナリティ障害の人は、だいたいうつ病やアルコール依存症で病院にやって来ます。

薬物療法はたいてい抗不安薬が中心ですが、あまり重要ではなく、むしろ治療者とじっくりと向き合う1

診断基準

次の8つの基準のうち、5つ以上が当てはまります。

- □ ① 自分が注目の的になっていないと楽しくない。
- □ ② しばしば不適切なほど性的に誘惑的・挑発的な態度をとる。
- □ ③ 感情表現が浅く、変わりやすい。
- □ ④ 自分の身体的な魅力を強調して、人の関心を引こうとする。
- □ ⑤ 感情表現がオーバーなわりには内容が乏しい。
- □ ⑥ 芝居がかった態度や感情表現をする。
- □ ⑦ まわりの人や環境の影響を受けやすい。
- □ ⑧ 対人関係を実際以上に親密なものと思い込み、大して親しくもない人になれなれしく振る舞ったりする。

対1の**心理療法**、とくに認知行動療法を中心にして、"考え方のゆがみ"を正していくことが重要です。本人が自分の幼児的で非現実的な依存的空想に気づくよう、助けていくわけです。

ただし非常に自己中心性が強いので、最初から人格の問題点をつくと大きな屈辱感を与えてしまい、かえって反発されてしまいます。ですから、まず治療者との間に信頼感を築くことが大切です。

家族にできること

演技性パーソナリティ障害の場合、本人の自覚はもちろん不足しています。ですから、家族がそのような演技性人格、つまり人の注目を集めたがる傾向に注意深く配慮して、**助長しない**ように心がけなくてはなりません。

ただし、いっぺんに自己中心性や演技的な側面を無視してしまうと、それはそれでまた大きなトラブルの原因になりますから、ほどほどの理解とほどほどの無関心が必要でしょう。

反社会性パーソナリティ障害

冷徹に犯罪を行う一方で、
人を操作するのがうまく、魅力的

反社会性パーソナリティ障害って？

このパーソナリティは、何よりも**反社会的な行動**や**犯罪**を頻繁に繰り返すことによって特徴づけられます。

アメリカの精神科医、ガンダーソンの報告によると、刑務所では反社会性パーソナリティ障害が見られる人は50～75％にも上ると言います。

彼らの多くは犯罪的な行動を繰り返すものの、良心に乏しいのでほとんど**罪悪感を感じることがなく**、不安やうつ気分に襲われることもありません。

当然ながら、彼らは愛する能力に欠けていて、人の気持ちがわかる力や優しさが不足しています。

しかし、一方では相手の顔色を見ながら嘘をついたり、言うことを変えたりして、人を操作することに非常に長けてもいます。

ですから、表面的には**魅力的に見える**ことも多いのです。

反社会性パーソナリティ障害は診断基準に「18歳以上」とありますが、15歳以前から嘘をつく、万引きをする、暴力をふるう、動物を虐待するなど、**行為障害**（333ページ）と呼ばれるさまざまな**問題行動**をとっているのも特徴です。

また、**ADHD**（324ページ）の子どもは反社会性パーソナリティ障害になりやすいと言われています。

多くはさまざまな段階を経て、反社会的な人格がかなりまろやかになっていきます。

反社会性パーソナリティとADHD、行為障害

反社会性パーソナリティ障害は、18歳になる前からずっとその年齢なりの反社会的な行動が見られていたのが、18歳になっても続き、さらに18歳以降は年相応の実行力に支えられて、犯罪性を帯びてしまうほどの行動に及ぶものと言えます。

反社会性パーソナリティ障害、ADHD、行為障害の関係

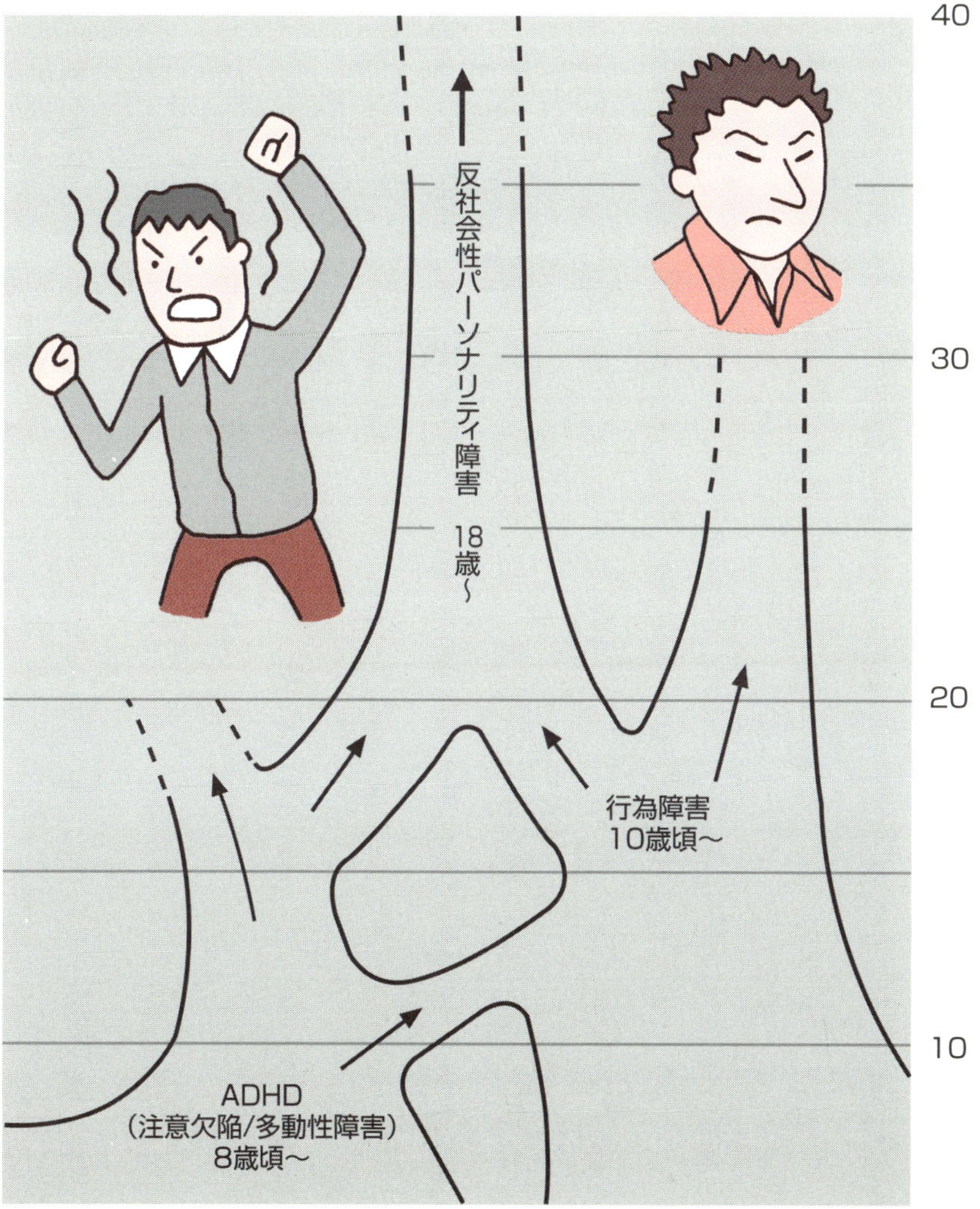

万引きやひったくりも、日常茶飯事

症例

“見捨てられ感”から反社会的な行動に

ある22歳の女性の例です。Hさんの父親はアメリカ人で、弁護士でした。日本で彼女の母親と知り合い、結婚したのですが、Hさんがまだ10歳のときに突然母国のアメリカに帰ってしまい、それっきりとなってしまいました。

Hさんは父親を愛していたがゆえに「見捨てられた」と強く感じ、そのころから反社会的な行動が見られるようになりました。

万引きは一つのスリルにすぎず、まったく罪悪感を感じませんでしたし、家で母親のお金を盗むのも、また街で女性のハンドバッグをひったくるといったことも日常茶飯事だったのです。

彼女は性的にも奔放で、男性といつも夜を共にし、男性遍歴を重ねていました。また覚せい剤やシンナーなどを使っており、時には乱交パーティーを開くことさえあったようです。

警察に2度捕まり、少年院にも2回ほど入ったのですが、少年院ではおとなしくしているので、すぐに外に出ることができます。

やがて彼女は22歳となり、今度捕まれば刑務所に入るのは確実でしたが、覚せい剤や援助交際は相変わらずで、家にも時々しか帰りません。母親は嘆くばかりでした。

そのような状況下で彼女は入院してきたのですが、心理療法を中心とした治療を進めるなかで、次第に「こんなことを続けていても、誰も自分を助けることはできない」ことをさとっていったようです。

そのような考えに向いていった大きなきっかけは、非行仲間の女性友達が男性との性的なトラブルがきっかけで自殺してしまったことでした。彼女はたいへんなショックを受け、一時は自分でも死を考えたそうですが、どうやらその苦悩をくぐり抜け、安心できる人生を真剣に考えるようになったのです。

やれることは全部やりつくし、本当の意味で自分を救うことができるのは自分自身しかない、というぎりぎりの境地に追い込まれたときにはじめて、彼女は自らの人生を生き始めたと言えるでしょう。

その後しばらくして彼女は退院し、老人ホームで働き始めたと聞いています。

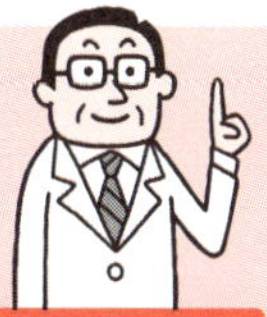

Dr's Advice

精神科医のワンポイントアドバイス

多くはさまざまな段階を経て、反社会的な人格がかなりまろやかになっていきます。40歳前後にはおさまることが多いのですが、中にはほかの精神障害や薬物乱用に移行するケースも少なくありません。

治療にあたっては時には入院も必要です。治療を通じて、まずは罪悪感を感じる心を育てることが必要であり、嘘をつかない習慣を身につけることも重要になってきます。

反社会性パーソナリティ障害について

どんなパーソナリティ障害？

社会の一般的な**常識や規則、モラルに反する**行動を繰り返します。

犯罪者や**非行者**に見られるパーソナリティ障害です。自分の利益や快楽のために嘘をついたり、人をだましたりします。また、**衝動的**で向こう見ず、怒りっぽく**攻撃的**で、人を傷つけたりものを盗んだりしても、反省するどころか正当化しようとさえします。

表面化するのはどんなとき？

穏やかで平和な環境にいるなら、つまりストレスが少なければ、当然、反社会性パーソナリティ障害へは発展しにくくなります。

ストレスについては、とくに父親の暴力や犯罪など、攻撃的なストレスが少ないことが望まれます。

経過

多くはさまざまな段階を経て、反社会的な傾向がかなり緩和されていきます。厳密に言うと、40歳を過ぎる頃には、このようなパーソナリティ障害から離れていきます。

ただし、慢性的な薬物乱用やほかの精神障害を呈するという形に変化するケースも少なくはありません。

治療

反社会性パーソナリティ障害の人たちを外来で治療しようとすることはほとんど無意味です。罪悪感を持っていませんし、また失敗から学ぼうなどという考えは持ち合わせていないからです。

入院して、自分の問題に直面せざるを得ないようにするのが第一だと言えます。反社会性パーソナリティ障害の患者は概して制限があるほうが落ち着いてい

診断基準

1　15歳以降、次の7つのうち、3つ以上が認められる。

- □① 逮捕の原因になる行為を繰り返し行う。
- □② 人をだます傾向がある。
- □③ 衝動性が強く、将来の計画が立てられない。
- □④ 怒りっぽく、攻撃的で、頻繁にケンカしたり、繰り返し暴力をふるう。
- □⑤ 向こう見ずで、自分や他人の安全を考えない。
- □⑥ 一貫して無責任である。
- □⑦ 良心の呵責を感じない。

2　18歳以上である。

3　行為障害が15歳以前に見られている。
たとえば、盗み、ケンカ、放火、家出、不登校、窃盗、嘘をつく。

る場合が多く、入院すると静かで素直な人が多い気がします。

入院中に徹底的に力動精神療法や支持療法で対応します。

また**集団療法**も重要ですが、参加メンバーは「すでに反社会的な傾向から離脱した人たち」であることが条件です。十分に離脱していないと、グループで集まることで、かえって反社会的な傾向で一致してしまい、治療目標とは逆の方向に向かってしまうからです。

家族にできること

家族はこの「治ろう」という意欲の乏しい患者に、絶えざる励ましと愛情のこもった支持を送ることが必要です。

ですが、反社会性パーソナリティ障害は遺伝性が強く、親もまた反社会的であったり、反社会性パーソナリティ障害であるケースがたいへん多いため、なかなか親の協力と理解を得られない場合が多いのも事実なのです。

回避性パーソナリティ障害

傷つきやすく、不登校や出社拒否、ひきこもりになるケースが多い

回避性パーソナリティ障害って？

不安や恐怖感が強い人格群であるクラスターC（259ページ）の中でも、もっとも**不安が強く**、非常に**傷つきやすい**パーソナリティです。

彼らは**人からどう思われているか**といった不安が強く、「自分が人に受け入れられるかどうか」に対してきわめて敏感で、「確実に受け入れられる」と確信できないかぎり、その場所に行こうとしません。

私の治療経験では、とくに**男性に多い**という印象があります。

回避性パーソナリティ障害は日本人に目立って多いうえ、80年代以降は急速に増えています。**不登校**や出社拒否などの約半分は、このパーソナリティ障害の人たちだと言われています。

彼らは日本の少子化、母子密着型の**過保護**の落とし子とも言えます。

大切に大切に育てられて、人の間でもまれた経験が乏しければ、当然ちょっとしたことでも傷つきやすく、自分が大事にされるような場所でなければ行こうとしない人間になるのも不思議はないでしょう。

その意味で、回避性パーソナリティ障害は、現代日本の若者の典型的な一類型とも言えるのです。

回避性パーソナリティ障害には、**ひきこもり**、**うつ病**や不安障害がつきものです。とくに**社会不安性障害**、あるいは**全般性不安障害**が多く見られます。

未成熟なため、傷つくことを回避する

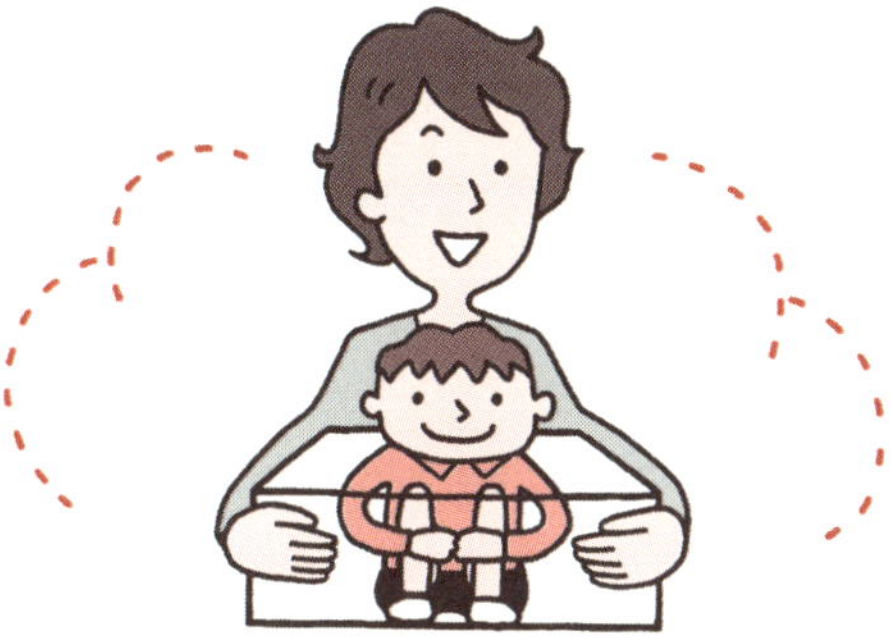

過保護に育てられ、
人の間でもまれた
経験が乏しい

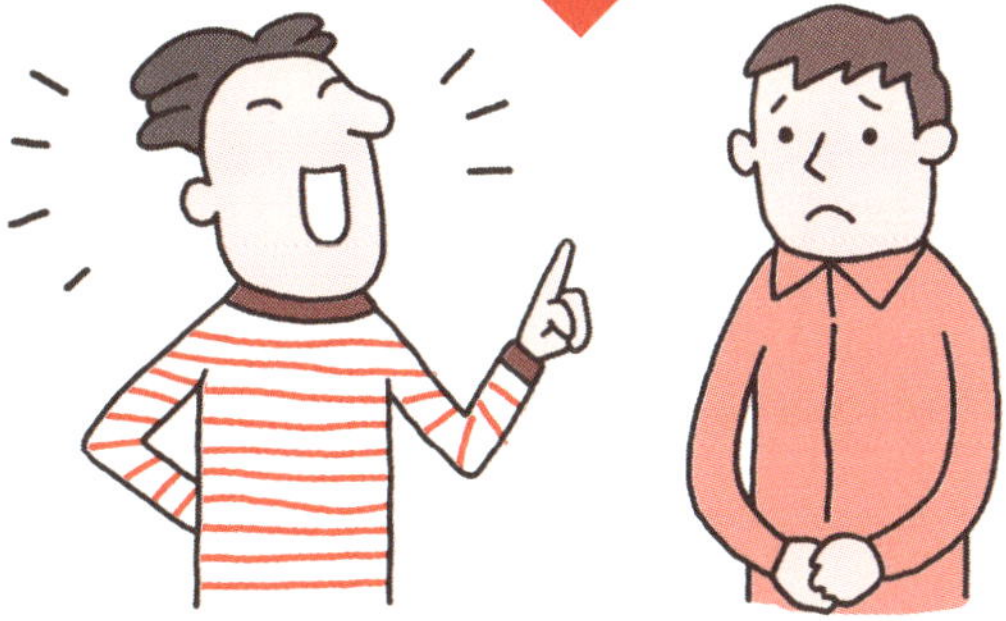

未成熟なため
「人にどう思われるか」
という不安が強く、
傷つきやすい

問題と向き合わず、
傷つくことを「回避する」

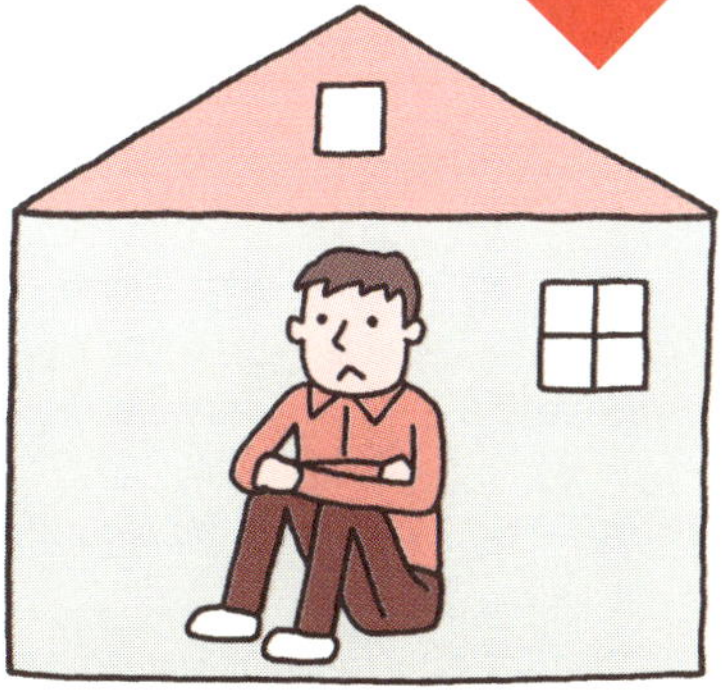

ひきこもりや不登校

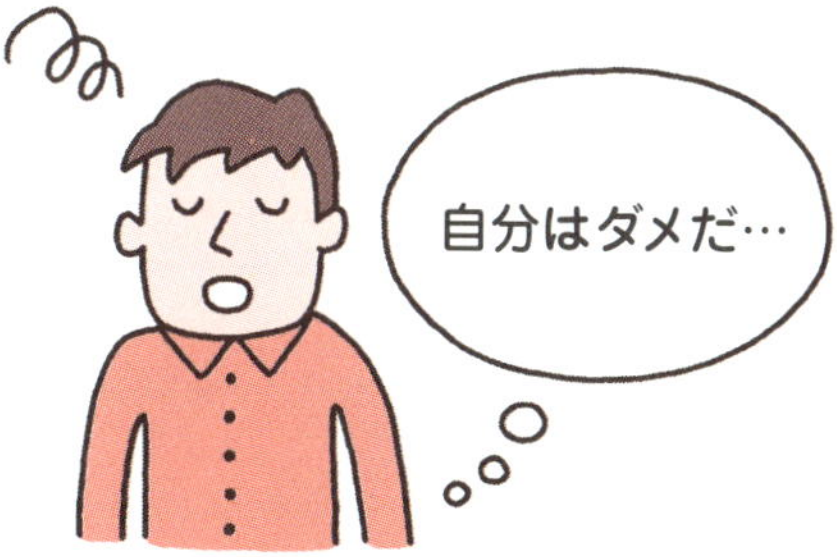

自分を卑下する
＝
自己愛の防衛

症例

友達がいないので、大学に行けない

お昼を食べる相手がいなくてつらい…

東京に住む女子大生のMさん（21歳）は「大学に行けない」という相談で私の外来にやって来ました。

理由をたずねると、「大学に行っても友達がいないので、さびしくてたまらないから」と言います。

「どうして、ひとりでいるのがそんなにつらいのかな」と聞くと、

「ひとりでいるのがつらいというわけじゃないんです」と言います。

「みんなの中に入りたいのに、なかなか入っていけないのがつらいんです。みんなが私を嫌っている気がして、こわくて……」

実際、お昼を食べるのにも、一緒に食べる友達がいないので、わざわざ大学から遠く離れたところまで行き、そこで食事をすると言います。

「なぜ、学校の食堂でひとりで食べるのが嫌なの」とたずねると、

「ひとりで食べていると、友達がいないと思われますから。ひとりで食べるというのは、暗いとか嫌われていると思われてしまうんですよ」

と、説明してくれました。

同じクラスの人を誘いたい気持ちもあるのですが、「断られるのがこわくて誘えないんです……」ということでした。

Mさんのような受け身の姿勢で友達ができるわけがありません。

そして友達がいないと、ますます学校に行きづらくなるという悪循環で、私のところに相談に来た頃には、出席日数が足りず、卒業も危ぶまれるような状況に

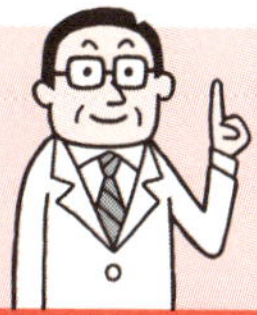

Dr's Advice
精神科医のワンポイントアドバイス

母親は過保護をやめて、「本人の強さをどう築きあげ、自立させるか」という点で治療者に協力していきましょう。

回避性パーソナリティ障害の人は自信に乏しいので、親は褒め上手になることで本人の自己受容を高めるべきです。

一般に若ければ若いほど治りやすく、25歳を過ぎるとやや難しくなりますが、パーソナリティ障害の中では比較的治りやすいものです。

までなっていました。

それでも治療に通いながら、何とか卒業できたのですが、今度は社会に出て働く自信がなく、つまり会社に就職して多くの人と触れ合いながら仕事をすることに自信がなく、家で何をするでもなしに終日過ごすようになっていました。

家では「こんな自分にした親に責任がある」とケンカが絶えず、親もほとほとあきれて、私の外来では家族療法になることもたびたびでした。

彼女は治療者である私には依存的で、言うことにも素直に耳を傾ける感じなのですが、親には反抗的で、そういったところでも回避性パーソナリティ障害の特徴が見られました。

そこで、就職してフルタイムで働くのは難しくても、まずは自立を目指してちょっとしたアルバイトを始めてみるようにアドバイスしたのです。

するとある日、彼女はファミリーレストランにふいに就職しました。アルバイトでしたので、ある程度気楽に続けることができたようです。

そうして治療に支えられながら、少しずつ実社会に触れ、慣れていくにつれて、だんだんとたくましくなっていきました。

回避性パーソナリティ障害について

どんなパーソナリティ障害？

回避とは、文字どおり**「避ける」**ことで、自分が受け入れられない人・場所・状況や、傷ついたりすることを避け、自尊心が傷つく場面を避けます。

「人が自分をどう評価しているか」「自分にどう対応してくれるか」といった**不安が強い**ので、まわりの環境や対人ストレスにはとても敏感です。

このタイプの人たちは精神的にとても**傷つきやすい**ので、できれば人の中に出たくないのですが、出ていったとしても、何か失敗してしまうのではないか、嫌われているのではないか、変なことを言ってバカにされるのではないかと、いつもびくびくしています。

そして、実際に困難にぶつかったりすると「自分はダメだ」と**自己卑下**してしまいます。ちょっとしたからかいなどもいじめと受け取って、不登校や出社拒否におちいったりします。

自己卑下は**自己愛の防衛**でもあります。自己愛が傷つきたくないからこそ、「回避」するのです。

自己愛性パーソナリティ障害の場合は、自己愛が傷つけられるとひきこもりますが、回避性パーソナリティ障害の場合は自信がないので、最初から傷つきそうな場は回避してしまうのです。

表面化するのはどんなとき？

精神的に未成熟ですから、社会という大人の場にもたいへん弱いものです。

入社や入学、人間関係のトラブルといったストレスをきっかけに、**不登校**（334ページ）や出社拒否、**うつ病**（24ページ）になったり、完全に**ひきこもり**（174ページ）、自分の部屋から出てこなくなるケースも増えています。

経過

パーソナリティ障害の中では**比較的治りやすい**ほう

診断基準

次の7つの基準のうち、4つ以上が当てはまります。

- □ ① 人から批判、否認、拒絶されるのを恐れて、仕事で重要な人と会わなければならない機会を避けてしまう。
- □ ②「好かれている」と確信できる人としか、つき合おうとしない。
- □ ③ 恥をかくことを恐れて、親密な相手に対しても遠慮してしまう。
- □ ④ 人が集まっているような状況では拒絶されないかと、そればかり考えてしまう。
- □ ⑤「人とうまくつき合えない」と思っているため、新しい対人関係がつくれない。
- □ ⑥「自分は社会的にうまくやっていけない」「自分にはいいところがない」などと思っている。
- □ ⑦ 新しいことを始めたり、リスクを冒すようなことに対して、異常なほど引っ込み思案である。

です。若ければ若いほど改善しやすく、25歳を過ぎるとやや難しくなります。

治療

軽い抗精神病薬、抗不安薬や抗うつ剤などで人へのおびえを取ることが重要です。

しかし薬物療法だけでは不十分で、やはり社会技能訓練を中心にした**集団療法**や「ロールプレイ」を中心とした**行動療法**によって、本人自身が自分の抱える問題の中核、つまり「保護されていなければ安心できない」という点に気がつくようにすることが肝心です。そして「傷つきやすさから、どう脱して強くなるか」という問題に焦点を絞ります。

家族にできること

家族、**とくに母親**はこの病理と深く結びついています。過保護をやめて「本人の強さをどう築きあげて自立させるか」という点で、治療者に協力していくことが大切です。

依存性パーソナリティ障害

甘えが強く、自信がない…
何でも人に頼らずにいられない

依存性パーソナリティ障害って？

自分に自信がないため、何でも人に**頼らずにはいられず**、自分のことであっても人に決めてもらいたがります。

日本的に言えば**甘えの強い人格**と言ったら、わかりやすいかもしれません。

このパーソナリティ障害の人たちは、**うつ病**ということで外来にやって来ることも多く、治療を進めるうちに、その根底に依存性パーソナリティ障害があることに気づく場合も少なくありません。

表面的には人当たりのよい雰囲気があるのですが、心の底では自分が無力で、**自分自身で何かをやっていく**ことに対する恐怖を持っています。

他人のアドバイスなしでは普通の事柄を決定することができず、また自分が支持されなかったり、愛情を受け入れてもらえなかった場合には急に緊張が強くなり、ふさぎ込んでしまうことが見られます。

頼れる人がいれば社交的になりますが、その相手を失うと、うつ病や不安障害になってしまうこともあります。

しかし、ほかのパーソナリティ障害にくらべると**治りやすく**、心理療法も効果が出やすいと言えます。自己主張訓練やロールプレイなども効果があります。

他人の承認や愛情を強く求めること、他人の願望と一致して生きようとする点で、**演技性パーソナリティ障害**（260ページ）と共通するところがある人格です。

「依存性パーソナリティ障害」と「演技性パーソナリティ障害」

共通点

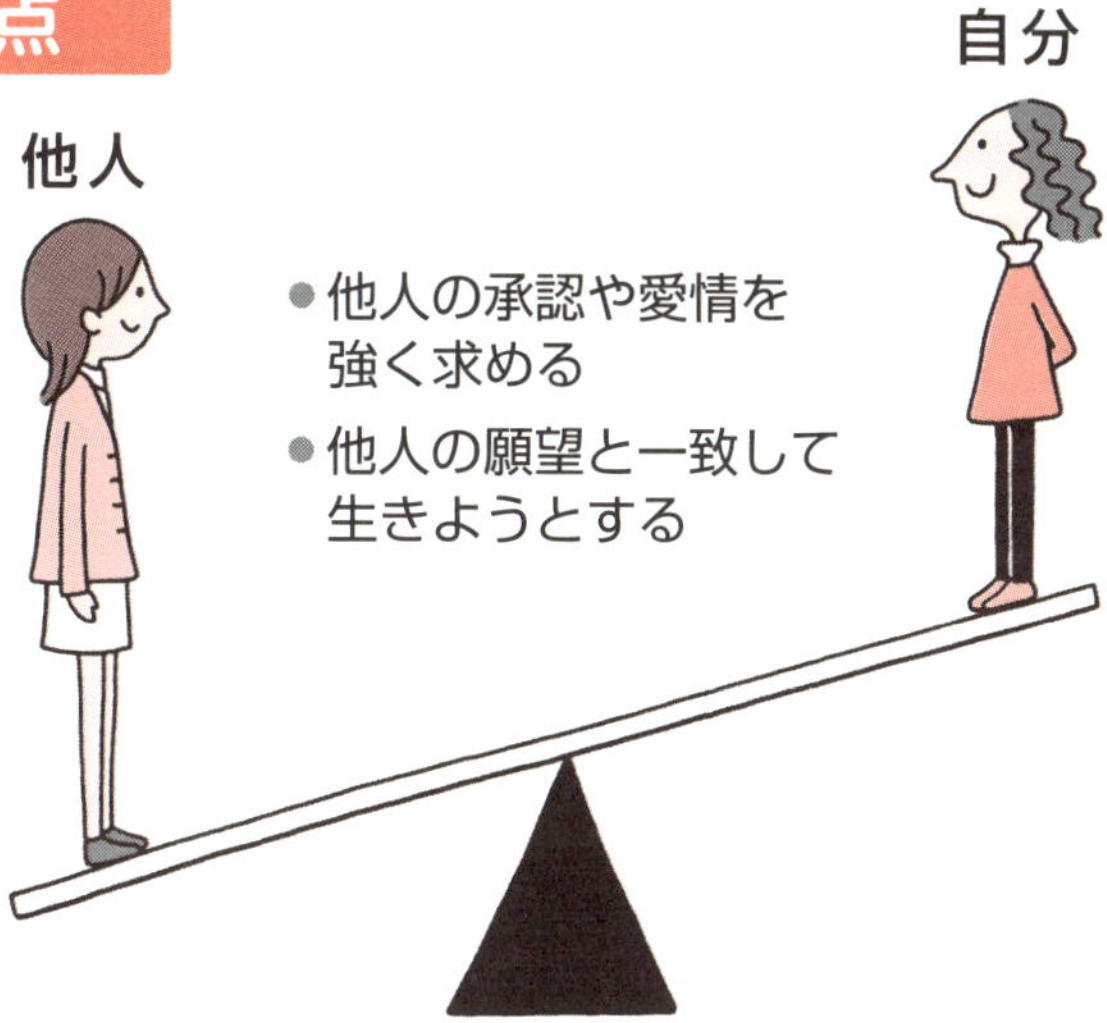
自分
他人
● 他人の承認や愛情を強く求める
● 他人の願望と一致して生きようとする

他人の中に重心の中心があり、自分の中にはない

異なる点

依存性パーソナリティ障害

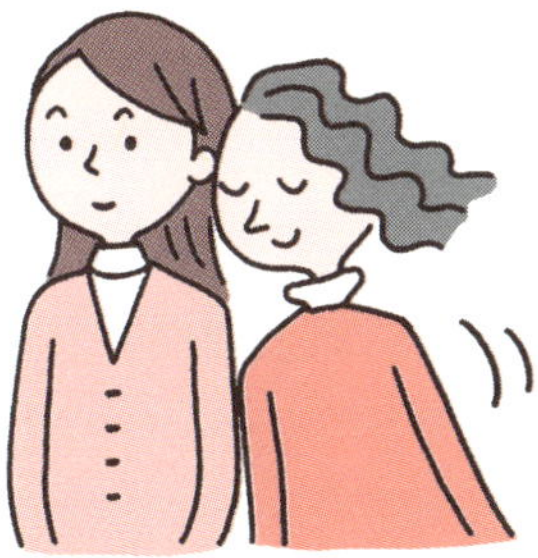

受け身のスタンス

- 他人に寄りかかる
- 他人が自分の人生を支配してくれることを望む

演技性パーソナリティ障害

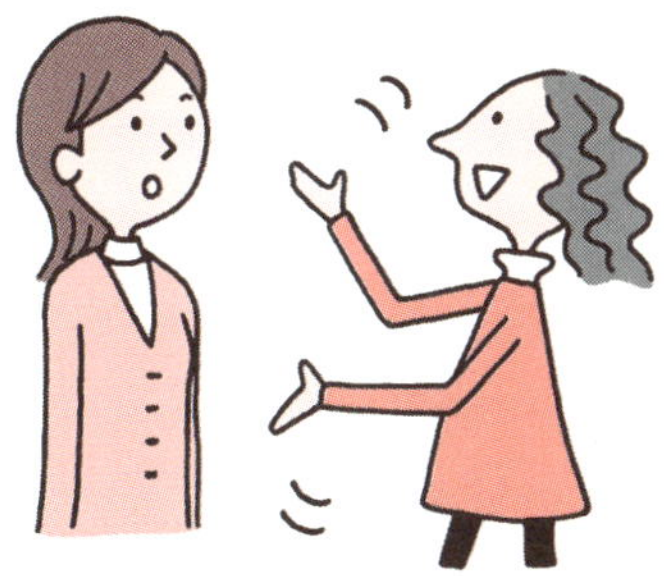

積極的なスタンス

- 他人の承認と気遣いを得ようとする
- 自分の人生の責任をとる意志と能力を持っている

症例

自分ひとりでは何も決められない

頼っていた相手に見放されると、パニック状態に

21歳の若者、K君は高校卒業後、3年あまり家にひきこもっていた後、私の勧める病院に入院することになりました。

K君はまったく目立たず、人と和気あいあいと話すこともありません。ただ毎日ベッドでごろごろして、本を読んでいるばかりです。

そして、何かと年上の優しそうな男性にくっついてまわり、その人の言うがままに行動し、何でも彼の言葉で決めているという状態でした。

ところが頼られていた男性のほうも、最初は面倒を見ていたのですが、そのうちに「わずらわしい」と言ってK君を遠ざけてしまうようになり、彼は完全に孤立してしまったのです。

そのため、K君は一時は不安とショックからパニック障害のような症状におちいったのですが、逆にそのときが私にとって絶好の治療機会となりました。

それまでも私は心理療法の過程で、

「いかに人に頼って一時的に安心しようと思っても、最終的な安心は得られないよ」

「人間は結局はひとりであって、自分で決定しなくてはならないし、孤独にも強くなるしかないんだよ」

などと、助言をしていたのですが、そのときはじめて彼はそのことを真剣に受け止める気になったようでした。

彼は自分が他人に対していつも受け身であり、それでいて愛情や世話を受けようとし、それが得られないとふてくされてうつ的になる自分のパターンに気づい

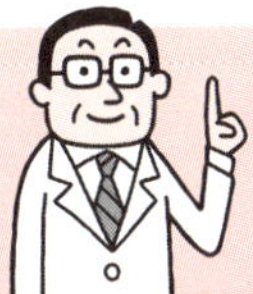

Dr's Advice
精神科医のワンポイントアドバイス

日本では、依存性パーソナリティ障害はあまりに多いため、治療者もそのことに気づいていないことが多いのではないかと思われます。

いかに人に頼り、安心を得ようとしても、得られるのは一時的な安心にすぎません。孤独に強くなる、人に嫌われてもいいから自分の信念を貫く、自己主張ができるように自分を励ます、イエス・ノーをはっきり言うことなどを心がけましょう。

ていきました。いわば認知療法による治療です。

さらに心理療法を通じて、母親との死別が彼の依存性パーソナリティ障害の形成にかかわっていることもわかりました。

もちろん、遺伝的な分離不安の弱さがあったにしろ、母親の突然の死は、彼の依存的な人格を形成する上で大きな役割を果たしていたのです。

そうしたことを話していくうちに、彼自身も自分の依存の発生源を知ることによって、自分の依存性パーソナリティ障害の本質を理解するようになったことで少し安心したのか、明るくなっていきました。

やがてK君は退院すると、アルバイトを始めました。

そうして、社会で生きるにはどの程度の力が必要なのかが、徐々にわかってくるようになったようです。

それをきっかけに、彼はいっそう自立を目指して自分で物事を決めたり、自己主張を心がけるようになっていったのです。

依存性パーソナリティ障害について

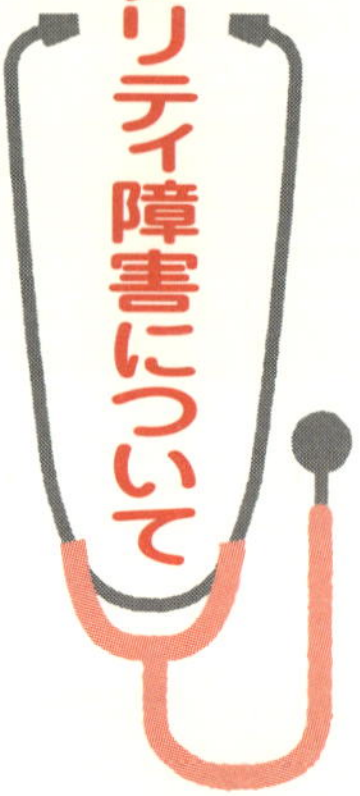

どんなパーソナリティ障害？

自分自身の判断能力に自信がなく、いつも**人に頼り**、**服従的な行動**をとりがちなパーソナリティです。

そのため、人からの助言や保証がないと行動に移せなかったり、重要なことはほとんど他人にしてもらう、また相手のほうが間違っているとわかっていても、ついつい従ってしまったりします。

自信がないのでひとりでいることを恐れ、いつも「人に見捨てられるのではないか」あるいは「他人に認めてもらえないのではないか」という不安を抱いています。

また彼らの自尊心は、他人の支持と励ましによって決定されるため、自分をおとしめたり、自分がやったことに対して悪く言ってしまうなど、**自らを卑下する**傾向があります。

表面化するのはどんなとき？

実際に頼れる人がいるうちは問題ないのですが、甘えることを拒絶されたり、頼れる人がいなくなると、**うつ病**（24ページ）や**不安障害**（349ページ）におちいりやすくなります。また、**ひきこもり**（174ページ）になるケースもあります。

経過

ほかのパーソナリティ障害にくらべると、いいほうだと考えられます。

治療

もともとが依存的ですから、治療者にも依存します。そのため、心理療法はかなりやりやすいものとなりますが、そこでまた依存することが問題となります。

肝心なのはその**依存性を脱する**ことにほかならず、そのためには自分の意見を人前ではっきりと主張でき

診断基準

次の8つの基準のうち、5つ以上が当てはまります。

- ☐ ① 日常のことでも、人からありあまるほどのアドバイスと「大丈夫だよ」「何かあったら助けてあげるよ」といった保証をもらわないと決められない。
- ☐ ② 自分の生活上の重要なことでも、人に責任を持ってもらいたがる。
- ☐ ③ 人の支持を失うのがこわくて、人の意見に反対できない。
- ☐ ④ 自信がないために、自分の考えで計画を始めたり、物事を行うことができない。
- ☐ ⑤ 人から愛情や支持を得るために、不快なことまでやってしまうことがある。
- ☐ ⑥「自分で自分のことができない」という、強い恐怖や無力感を感じている。
- ☐ ⑦ 親しい関係が終わったときに、自分を支えてくれる別の関係を必死に求める。
- ☐ ⑧「誰にも世話をされずに放っておかれる」という恐怖にとらわれている。

るように練習する「自己主張訓練」、家族療法、集団療法、「ロールプレイ」を中心とする行動療法などが必要です。

家族療法では家族と一緒に話し合うなかで、親も本人も親が過保護であったことに気がつき、自立への歩みを決心することが多くあります。

薬物療法では、抗うつ剤や抗不安薬などが主に使われます。

本人・家族へのアドバイス

依存性パーソナリティ障害の人たちというのは、まわりから見ると個性がなく、ただただ人の陰に隠れて目立たないようにし、何か決定しなければならないことも人任せにして生きていこうとしているように見えます。

家族は過保護をやめ、本人も人任せにせず、**イエス・ノー**をはっきりさせる、**自己主張**ができるように自分を励ます、人に嫌われてもいいから自分の**信念を貫く**、**孤独に強くなる**といったことを心がけることが大切です。

強迫性パーソナリティ障害

**きまじめで完璧主義、
秩序が大好きで、仕事にのめり込みやすい**

強迫性パーソナリティ障害って？

何事も完全でなければ気がすまないという完全癖が強く、**規則や形式**といったものに非常に従順です。

完全に成し遂げようとするあまり、**少しでもうまくいかない**と不安になったり、抑うつ状態におちいったりします。また**頑固**で**柔軟性に欠け**、一つのことに長くこだわります。

当然ながら、**強迫性障害**（98ページ）とのつながりも強く、強迫性障害のうち、72％に強迫性パーソナリティ障害が見られたという報告もあります。

また、とくに日本では**うつ病**（24ページ）になりやすい人は強迫的な性格が多いと言われており、このパーソナリティとうつ病の関係はかなり強いものです。

やはり融通がきかない性格というものは、とくに職場でも家庭でも変化が起こりやすい中年期には、うつ病になりがちです。

彼らは「完全であれば価値がある」と信じており、仕事や勉強も完璧にやり抜こうとするため、実際に**人より秀でている**ことも多く、**うぬぼれ**も相当もっています。

しかし、柔軟性に欠けていて変化に弱いために、昇格や転勤、異動といった**大きな変化**を経験したときに挫折してしまうのです。

本人は**「重要なことをきちんとやる」**ことに意味があるのであって、重要でないものまで完璧にやっても、あまり意味がないことを知らなくてはなりません。

何事も「完全」でなければ気がすまない人格

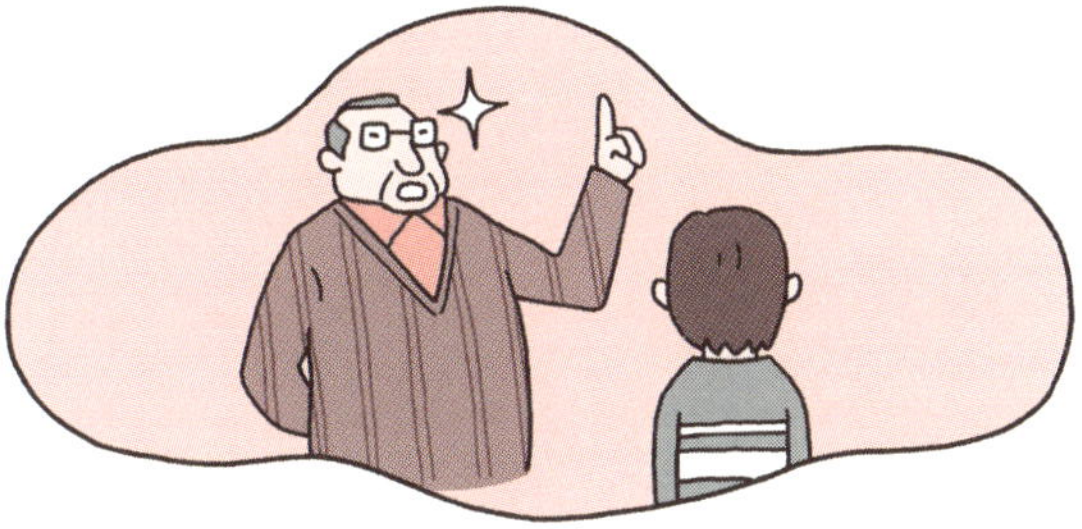

親のオーバー（過度の）コントロール

↓ トラブルを起こさないこと、強迫的行動を学習

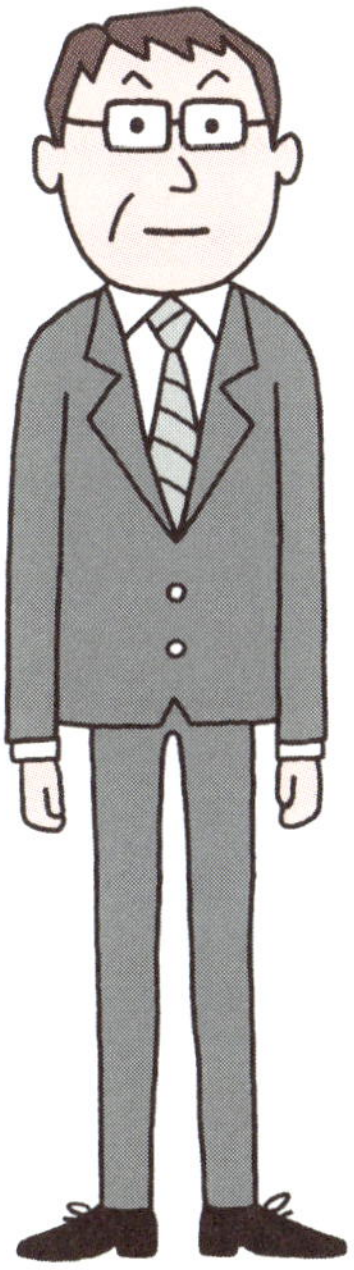

融通がきかない
- 頑固で柔軟性に欠ける
- 臨機応変にできない

完全主義的
- 物事を完全に成し遂げようとする
- 細かいことにとらわれて、ポイントを見失う
- 規則や秩序にきわめて従順

人格が硬い
- きまじめで感情が硬い
- 感情を外に出さない
- ユーモアに欠ける

仕事を最優先
- 娯楽や友人関係より仕事を重視する

↓

大きな変化が起きたときに対応できない

症例

すべて完璧にやらないと気がすまない…！

強迫性的な性格から、うつ病を発症

44歳の男性Tさんは、市役所に勤める地方公務員ですが、うつ病ということで外来にやって来ました。

診察した結果、入院することになったのですが、うつ症状が重く、まったく気力がわかないため、最初はただただ何もせずに寝ているだけでした。

しかし、抗うつ剤が効いて3週間くらい経つと、ほとんどうつ症状は見られなくなりました。

ところが、ようやくベッドから抜け出ることができるようになったかと思うと、今度は病院の掃除や庭掃除を徹底的にやりだし、自分の洗濯もシワの一つひとつまで几帳面に伸ばしてやるようになったのです。

Tさんの完全癖はさまざまなところに及んで、はては病院の規則の矛盾をこまごまと指摘し、もっと改善するように再三みんなの前で話し、強く要求するようになりました。

たしかにTさんが言うことはもっともだったのですが、あまりにもしつこく強引なので、ほかの患者さんからはいささか疎まれるほどでした。

かくてTさんのうつ病の陰には、強迫性パーソナリティ障害が隠されていることがわかったのでした。

強迫性パーソナリティ障害の人は、日常生活が規則的にうまくいかないことからうつ病になりやすいと言えます。

彼らは小さい頃からその傾向を持っている場合が多いので、治療は容易ではあり

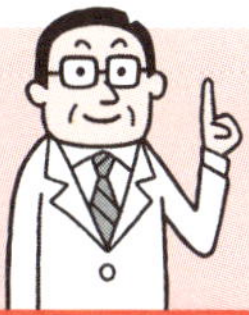

Dr's Advice

精神科医のワンポイントアドバイス

強迫性パーソナリティ障害の人たちは感情が自然ではなく、まるでロボットのように無機的に動く傾向があり、役人とか会計係とか、感情抜きの、規則そのものを重視し、人間の生の感情が入りにくい職種についている人たちに往々にして見られる性格です。

何もかも完全にやろうとするのは心を疲れさせ、うつ病や不安障害になりかねません。完全癖が強い人は「完全であれば価値がある」と信じているものですが、本当に価値があるのは「重要なこと」をきちんとやることであり、生きる喜びがあることです。

ません。最初の3カ月ほどは、Tさんの強迫的な人格にあまり改善は見られませんでした。

Tさんはこれまで妻を顧みず、夫婦関係も希薄であったため、私は妻を含めてのカップルセラピーを取り入れることにしました。

妻は夫とは反対に柔軟でユーモアに富む性格でしたので、奥さんに治療に参加してもらうことはきわめて有効でした。

それと同時に、集団療法によって人が自分をどう見ているかということから、自分の性格に気づくように仕向けました。

そして、「あなたの性格は完璧を重んじるあまり、柔軟性や融通といったものに欠けますね。だから、うつ病になりやすいんですよ」と説明し、治療を進めていったのです。

半年後にはかなりの改善が見られ、今では妻との関係を回復し、子どもが生まれたと聞いています。

日本では、強迫性パーソナリティ障害に至らないまでも、何でも几帳面にしなければ気がすまないという人が多く見られます。

しかし強迫性が強いことは、まじめで仕事を着実にこなすという点では役に立つ面もあるかもしれませんが、どうしても硬直した面が残ってしまい、この例のようにさまざまな心の問題を引き起こしてしまうのです。

強迫性パーソナリティ障害について

どんなパーソナリティ障害？

完全主義的な面が強く、規則や秩序にきわめて従順で、物事を完全に成し遂げようとします。

生真面目で感情が硬く、ユーモアに欠けることが多く、また激しい感情は外へ出さずに抑制します。

また**頑固**で、臨機応変に素早く決断するなどということはできないタイプです。

仕事も完璧に成し遂げなければ我慢できないため、決まり切った仕事や慣れた仕事を一生懸命することでは頼りになるのですが、新しいことをやったり、状況が変化すると、ついていけなくなることがあります。

表面化するのはどんなとき？

自分の気がすむように事が運んでいる間は何も問題ありませんが、**他者の侵入**や**アクシデント**などでうまくいかなくなると、強いストレスを受けます。

ただ遺伝性が高く、なかなか変化しないパーソナリティ障害なので、周囲の影響も比較的受けにくいほうだとは言えます。

経過

遺伝的な面が強く、小さいときからこのような傾向を持っていますから、治療は容易ではありません。

治療しても、もともとが柔軟性に欠け、**変化を好まない人格**ですから、効果も現れにくいものです。

家にひきこもっているようなレベルでは入院が必要でしょう。

治療

もっとも重要なのは、集団療法によって「人が自分をどう見るか」を知り、**自分の性格に気づいて**いくことです。

診断基準

次の8 つの基準のうち、4つ以上が当てはまります。

- □ ① 細かいこと（規則、順序、構成、予定表など）にとらわれて、ポイントを見失う。
- □ ② 一つでも落ち度があると、それを理由に計画の達成を丸ごとあきらめてしまう。
- □ ③ 娯楽や友人関係を犠牲にしてまで、仕事にのめり込んだり、効率をよくすることにのめり込む。
- □ ④ 一つの道徳、倫理、価値観に凝り固まっていて、融通がきかない。
- □ ⑤ とくに思い出があるわけでもないのに、使い古したものを捨てられない。
- □ ⑥ 自分のやり方に従わないかぎり、人に仕事を任せたり、一緒に仕事をすることができない。
- □ ⑦ 金銭的に自分に対しても人に対しても、ケチである。
- □ ⑧ 頑固である。

いかに自分が完全癖にとらわれた硬い人格であるかを知ってもらい、そうした「人格の硬さ」を治す意欲をもたせるようにします。

本人・家族へのアドバイス

何もかも完全にやろうというのは心を疲れさせてしまいます。

本人は**重要なことをきちんとやる**ことに意味があるのであって、「重要でないものまで」完璧にやっても、あまり意味がないということを知らなくてはなりません。決して、何でも完全にやればいいというものではありません。人生を楽しむことも重要なのです。

また、完全癖の人たちは会社では出世しやすく、家族は大いに期待します。

ですが、期待すればするほど強迫性パーソナリティ障害は是正されず、むしろ進行していきます。

家族はあまり「頑張って」などと励ますのではなく、むしろ遊び心やユーモアを学んでもらうような雰囲気をつくりだすようにしましょう。

妄想性パーソナリティ障害

異常に猜疑心が強く、妄想じみた考えをもつ場合もある

妄想性パーソナリティ障害って？

一言でいえば、きわめて**猜疑心が強く**、**嫉妬深い**タイプです。「**人を信じる力**が破壊されてしまっている人たち」と言うことができます。

自分の疑いを裏づけると思うような、ちょっとしたことがあると、「やはりそうだったのか」と怒りを爆発させたりします。

そして会社では、「同僚が上司にうまく取り入って、俺を出し抜こうとしている」などと思い込み、部下に「ちょっと後をつけて調べてくれ」などと言ったりします。

こんなふうに猜疑心が強いあまり**妄想**傾向が顕著なのですが、統合失調症のように現実から遊離した、人が理解できないような妄想とは違い、他人の行動を**意図的に自分を脅かす**ものと考えます。

人を疑ったりねたんだりするため、会社などの組織で嫌がられることも多いのですが、本人は「自分だけが正しい」と思っているため、なかなか自分から組織を抜けようとはしません。

旧オウム真理教の松本智津夫被告も、幼児期から目が悪い、貧乏だということもあり非常に猜疑心が強く、人を信じない性格でした。彼はやがて宗教的、神秘的な主張をするようになりましたが、かつては妄想性パーソナリティ障害だったと思われます。

なお、この障害は**失調型パーソナリティ障害**（296ページ）とオーバーラップすることが多いと指摘されています。

妄想性パーソナリティ障害の「認知のゆがみ」

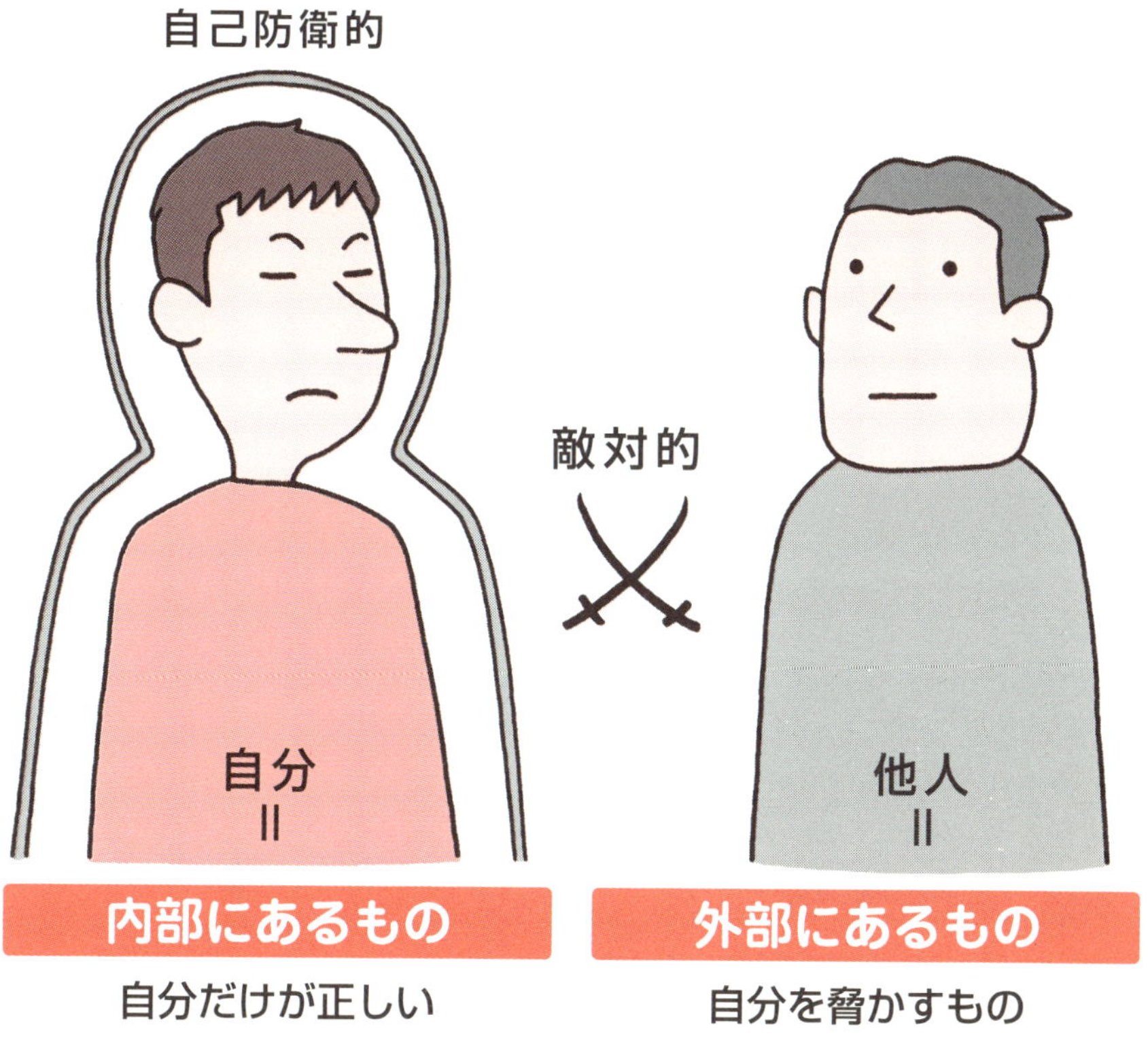

妄想性パーソナリティ障害の特徴

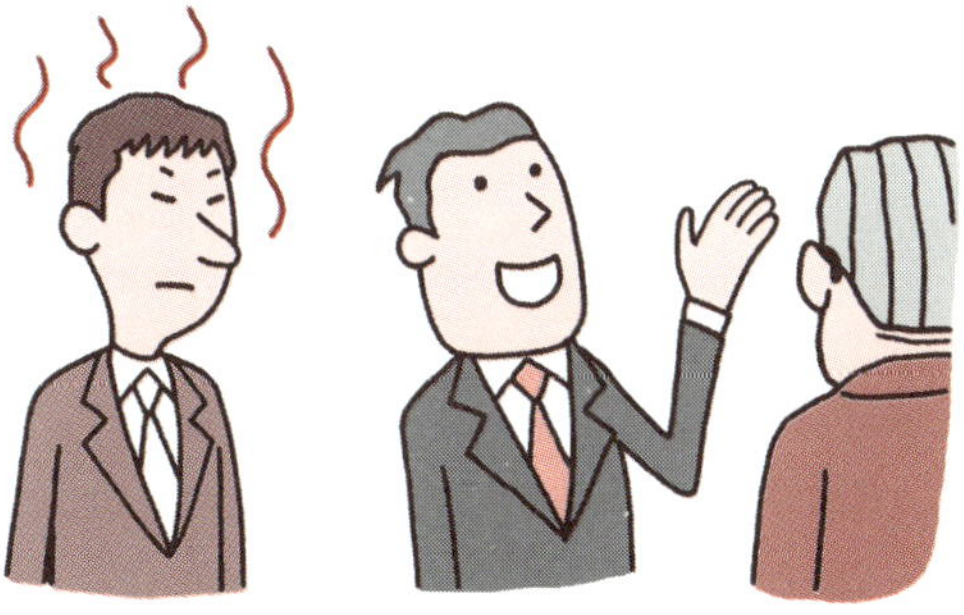

- きわめて猜疑心が強く、人を信じない
- 感情が硬い
- 白か黒の二分法で考える
- 侮辱されたり傷つけられたりすると、深く根にもって恨み続ける

症例

自分だけが大学でつまはじきにされている…

被害妄想の底には、不安とコンプレックスが

24歳の男性Oさんは、別の大学から、ある有名国立大学の大学院に入りました。ところが、入ってしばらくすると、

「よその大学から来たのは自分ひとりだけだ。どうもそれを理由に、差別されているのではないか。能力を低く評価されているのではないか」

このような疑惑を強く持つようになりました。

そう考えてみると、いろいろなことが思い当たります。

教授は自分にはまったく声をかけてくれないし、質問に行っても素っ気ありません。大学院での仕事の分担も、自分にだけ与えられません……。

「教授を含めたみんなが、自分を排除しようとしている」という疑惑は、Oさんの中でどんどんふくらむ一方でした。

何かをしようとしても、そのことばかりが頭に浮かび、時には激しい怒りに襲われたり、時には暗く落ち込んだりと、精神的にも非常に不安定な状態になってしまい、勉強も手につきません。

彼はとうとう困り果てて、私の外来に来たのでした。

私との面接を重ねるうちに、結局は自分の考えすぎであり、妄想にすぎないことが彼自身にも理解できるようになっていきました。

実は彼は内心、その大学院におびえと劣等感を強く感じていたのですが、それは大学院そのものにというよりは大学院の名前、言ってみれば〝ブランド〟に圧倒されていたのです。

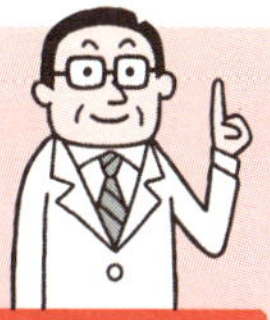

Dr's Advice
精神科医のワンポイントアドバイス

一般にパーソナリティ障害の人たちは、ほとんどは幼少時からそうした性格であるため、家族も本人もとくに性格に問題があると気づいていません。それを治療者に指摘されてはじめて自覚し、正そうと思うようになります。家族はそれを励まし、我慢強く支えてあげてください。

猜疑心の問題は一般論として注意するのではなく、そのような具体的出来事が生じたときに指摘してあげるべきです。なるべく具体的、現実的に是正してあげたいものです。

そのことに気がつくと同時に、もともと強かった猜疑心が、「自分だけが別の大学から入った」ということでいっそう強まり、ほかの学生や教授を疑うようになっていったということが、本人にも見えてきたのです。

こうして自らの猜疑心の強さを自覚し、治そうと努力したことで、Oさんの妄想性パーソナリティ障害はかなりよくなり、少しずつ友達も増えていきました。

また、大学院になじむにつれてパーソナリティ障害もいっそうよくなっていき、その後は無事、大学院を出て就職しました。

妄想性パーソナリティ障害について

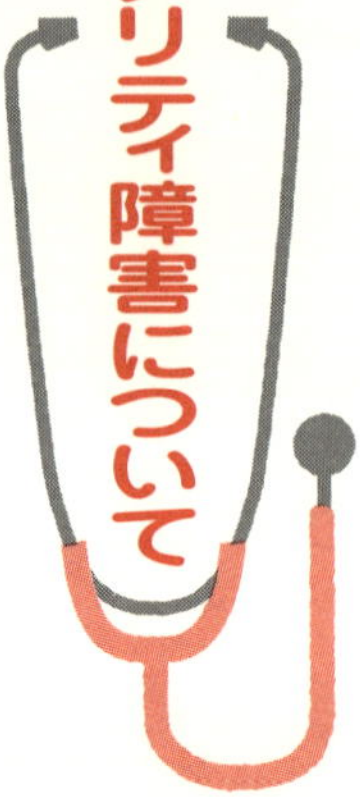

どんなパーソナリティ障害？

きわめて**猜疑心が強く**、人を信じません。まわりの人たちが自分をおとしいれようとしているのではないかと疑い、人のちょっとした会話から、「ああ、やはりそうだったのか」と怒りを爆発させたりします。

猜疑心が強いだけに非常に**嫉妬深く**、自分の夫や妻さえ信じることができません。浮気しているのではないかと疑って興信所に調べさせることもしばしばです。その疑い方が常軌を逸しているため、相手が気味悪がることも多いのです。

また、すぐに人を疑ったりねたんだりするため、会社などの組織で嫌がられることも多いのですが、本人は**自尊心が高い**うえに「自分だけが正しい」と思っており、**闘争心も強い**ので、なかなか自分からは抜けようとはしません。

表面化するのはどんなとき？

遺伝がかなり関係しています。一方で、環境にも影響されやすく、とくに**対人関係のストレス**は強ければ強いほど、病理性が強くなっていきます。

経過

現段階では、まだ研究が十分になされていないため、よくわかっていません。

しかし、概して長いものであり、最悪の場合は人生全般にわたることも考えられます。

治療

本人は「自分が病気だ」などとは思っていませんから、自分から受診に来ることはほとんどありません。妻や夫などの家族、時には職場の上司などが困って連れてくることが多いものです。

本人が自分から来るとすれば、ほとんどが**うつ的な**

診断基準

次の7つの基準のうち、4つ以上が当てはまります。

- □ ① 十分な根拠がないのに、人が自分に危害を加えたりだますのではないかと疑う。
- □ ② 友人や仲間の誠実さを不当に疑い、そのことに心を奪われている。
- □ ③ 自分に不利に用いられると恐れ、他人に秘密を打ち明けたがらない。
- □ ④ 悪意のない言葉や出来事の中に、自分を脅かすような意味があると思い込む。
- □ ⑤ 侮辱されたり、傷つけられるようなことがあると、恨みを抱き続ける。
- □ ⑥ 自分の評判やうわさ話に過敏で、勝手に人から不当に攻撃されていると感じとり、怒ったり逆襲したりする。
- □ ⑦ 根拠もないのに、配偶者や恋人に対して「愛人がいるのではないか」と疑う。

感情や**不安**を訴える場合です。治療者はそのような感情を媒介にして、積極的な治療に入っていくことになります。

基本的な**心理療法**のあり方としては、認知行動療法や力動精神療法によって分析を深めたり、考え方のゆがみを正していきます。**薬物療法**としては、抗精神病薬を少量使うのが一般的です。

家族にできること

一般にパーソナリティ障害の場合、ほとんどは小さいときからそうした性格を持っていますから、家族はとくに性格に問題があるとは気づいていません。

何か社会的なトラブルを引き起こし、専門家に「人格に問題がある」と診断されてはじめて知ります。

もちろん本人も、自分の人格に問題があるとは考えていません。治療者に指摘され、人格上の細かな問題点を教えられることではじめて自覚でき、正そうとするようにもなるのです。家族はそれを励まし、我慢強くサポートしてあげてください。

シゾイド/失調型パーソナリティ障害

人に興味がなく、自閉的。
どちらも統合失調症と関係が深い

シゾイド/失調型パーソナリティ障害って?

どちらも**統合失調症**(184ページ)と症状がよく似たパーソナリティ障害です。

シゾイドパーソナリティ障害は、**自閉的**で**孤独**、はたからみると感情があるのかないのか、ちょっとわからないようなタイプです。

彼らは無表情で、感情を表すことがありませんが、失調型パーソナリティ障害に見られる幻覚や妄想はありません。

異性を含めて他人に興味がない反面、また自分への批判や賞賛にも無頓着です。さらに、人のことを親身になって考えることもないので、自然と対人関係はごく限られたものになります。また趣味や娯楽を楽しんだり、何かに打ち込む様子もあまり見られません。

対人関係をあまり必要としないため、**ひきこもり**(174ページ)の人の中にしばしば見られるパーソナリティ障害でもあります。

一方、**失調型パーソナリティ障害**はシゾイドパーソナリティ障害とよく似ていますが、加えて非常に**神秘的な考え**に駆られたり、**宗教的な思想**に走ったり、「人の心が読める」「未来が読める」「亡くなった親戚の霊を呼ぶことができる」などと言ったりします。

失調型パーソナリティ障害はパーソナリティ障害の中でも、**奇妙さでは群を抜いて**いると言え、遺伝的にもっとも統合失調症になりやすく、約25%が移行すると言われています。

「シゾイドパーソナリティ障害」と「失調型パーソナリティ障害」

シゾイドパーソナリティ障害

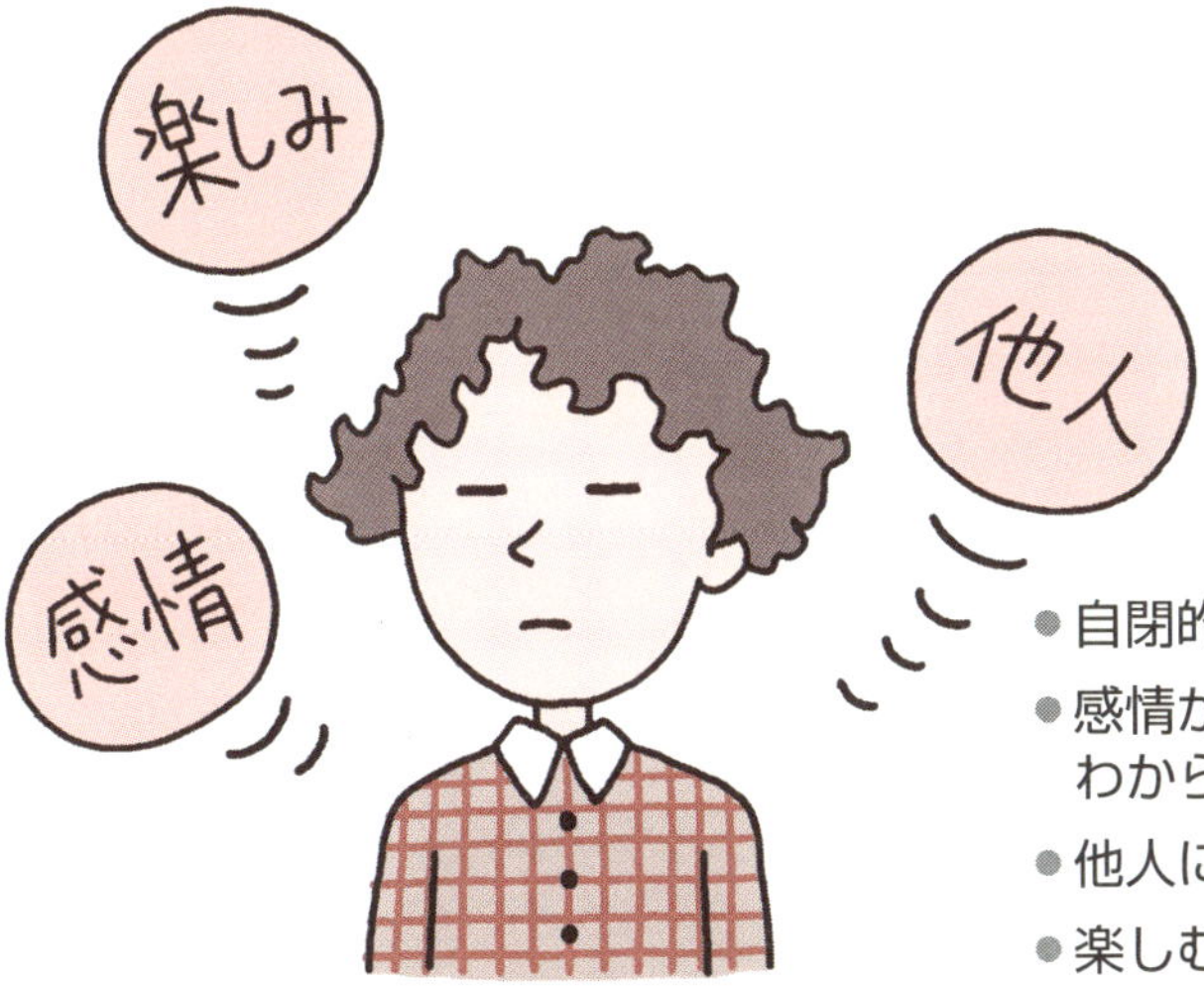

- 自閉的で孤独
- 感情があるかないかわからない
- 他人に興味がない
- 楽しむことに関心がない

失調型パーソナリティ障害

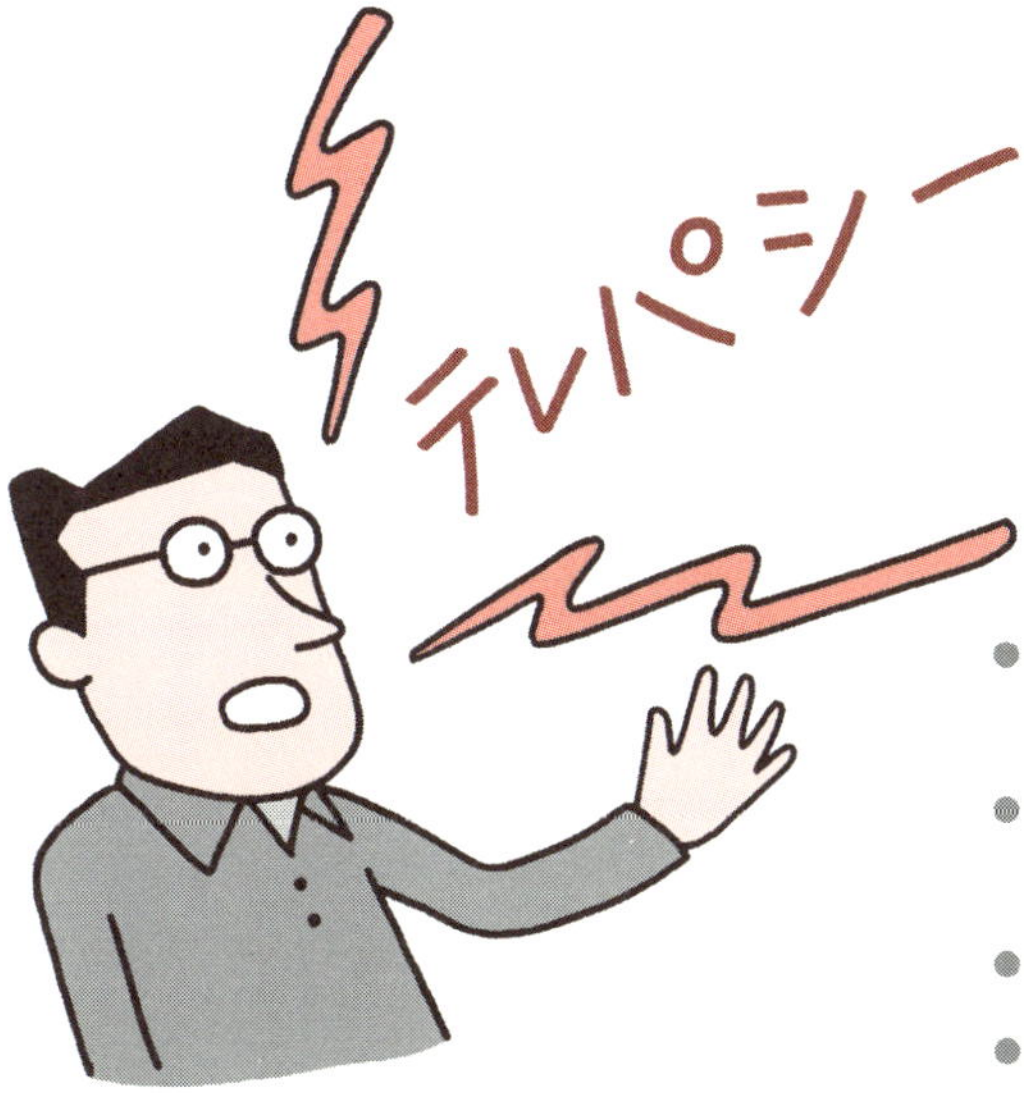

- 迷信、魔術的な思考や奇妙な空想がある
- 疑い深く、妄想じみた考えをもっている
- 感情が不適切で乏しい
- 考え方や話し方が奇異

症例

生活能力はほぼゼロ、結婚生活も破綻

シゾイドパーソナリティ障害の公務員

26歳の男性Aさんが「妻にも出ていかれてしまって、どうしたらいいのかわからないんです……」という悩みで私の外来にやって来ました。

話をした印象では自閉的な感じがあり、感情もやや平板なようです。表情も変わりません。どう見ても、あまり対人関係が得意には見えませんでした。

「結婚はどういう形だったの」と聞くと、「母がすすめたお見合いです」と答えます。さもありなんと思われました。

ところが、母親がかりで結婚はしたものの、彼には「生活を楽しむ」「一緒に分かち合う」という面がまったく欠けていたために、妻から次第に疎まれるようになっていったのです。

そして、とうとう子どもを連れて出ていかれてしまい、別居することになってしまったのでした。

Aさんの場合、母親がほとんど何から何まで世話してやらないと、ちゃんとした生活さえできないレベルでした。

風呂をわかしたり洋服を選んだりといった、こまごましたことですが、誰もが毎日当たり前にやっていることがまったくできません。しかも、そのことについて本人は何とも思っていないようです。

しかし、社会的には公務員でしたし、それで結婚も可能になったのでしょう。ただ、自分で相手を見つけて結婚するというのは正直、難しいと思われました。

「シゾイドパーソナリティ障害」と診断したあとは、抗精神病薬を少量出して、集団

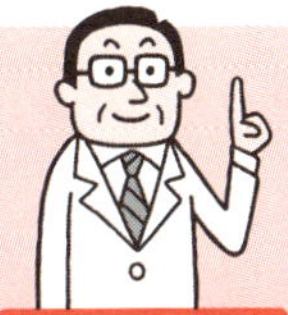

Dr's Advice
精神科医のワンポイントアドバイス

人の意見や環境に影響されにくい人格ですから、あまり予後がいいとは言えません。むしろ治そうとするよりも、どういう場所でどういう仕事をし、どう人とつき合うかなど、「今の人格のままで、どう生きていくか」を考えたほうがいいでしょう。

本人は、自分が病的であると自覚していないことがほとんどです。そのぶん、家族の役割は大きくなります。早めに病院に連れていくとともに、本人が人生を楽しく過ごす方法を身につけられるようにサポートしてあげてください。

療法に参加するように呼びかけました。

ところが、いくらもしないうちに「何も発言できないから」と言って出席しなくなってしまいました。

そして、私との1対1の面接でも、ロールプレイをしようにも押し黙ったきりで、何を考えているのか、表情もボーッとしたままという調子です。

「これからどうしたいのかな」とたずねても、しばらく感情のない目でこちらを見つめたまま沈黙し、表情も変えずに「……どうすればいいのでしょうか」と言うのがやっとです。

言葉が出てこないだけでなく、表情を含めてあらゆる反応が極端に乏しいのです。

結局、いろいろと指導してもどちらにも十分ついてこられず、治療はきわめて困難なものとなってしまいました。

今後も、このような性格が大きく変わるとはあまり考えられません。

結局、シゾイドパーソナリティ障害の場合、多くは「治そう」とするよりはむしろ「この性格のままでどう生きるか」を考えることが必要だと言えます。

Aさんの場合も、そのように改めて指導していくことになりました。

シゾイドパーソナリティ障害について

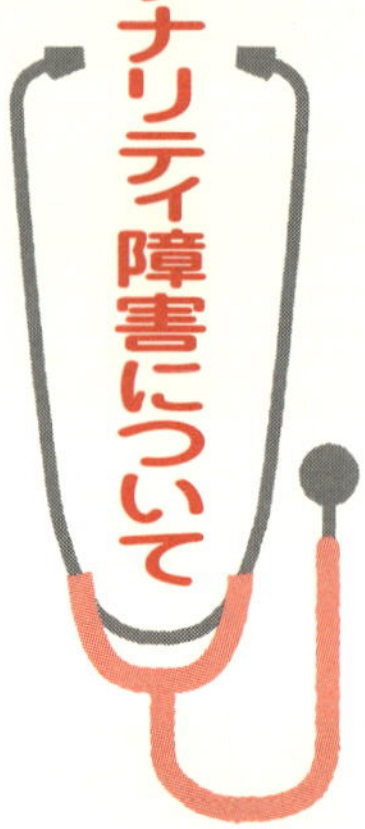

どんなパーソナリティ障害？

人と社会的なつながりを持つことに関心がなく**自閉的**で、実際に親しい友達もほとんどいません。異性にも大して興味を持たず、感情があるのかないのか、はたからはよくわからないほどです。

人からの評価や自分に対する感情を気にせず、誰かが自分のことをほめようが、けなそうが無頓着です。

いつも**孤独**で、たいてい趣味らしい趣味は持っていませんが、それでも自分のささやかな趣味をちょっと楽しんでいたりします。

実際には**きわめてまれ**なパーソナリティ障害です。

表面化するのはどんなとき？

環境に対しても、人の意見や視線に対しても鈍感ですから、ストレスは感じにくいものです。

人とは交わりませんが、「自分なりに生きていく」という殻というか、まとまりがあるのです。

その殻を壊されると、**統合失調症**（184ページ）になる危険性がありますが、よほど大きな出来事でもないかぎり、移行することはありません。

経過

298ページの症例に見るように、決してよいとは言えません。むしろ**「今の性格のままで、どう生きていくか」**という、生きる場所を見つけることを考えたほうがいいでしょう。

自分の性格をよく心得たうえで、どういう場所でどういう仕事をし、また対人関係の面でもどういう人と付き合うかを考えるべきでしょう。

治療

学習を主な目的とする**行動療法**、とくにほかの患者

診断基準

次の7つの基準のうち、4つ以上が当てはまります。

- □ ① 家族を含めて、人と親しい関係を持つことを楽しいと思わず、持ちたいとも思わない。
- □ ② ほとんどいつも孤立した行動をとる。
- □ ③ 他人と性体験を持つことにあまり興味を見せない。
- □ ④ 趣味のような、喜びを感じる活動にあまり関心がない。
- □ ⑤ 親、きょうだい以外に、親しい人や信頼できる人がいない。
- □ ⑥ 他人の賞賛にも批判にも無関心に見える。
- □ ⑦ よそよそしく冷たい。感情の幅が乏しい。

や治療者などと会話の練習をする「ロールプレイ」を通して、さまざまな人との接触の仕方を練習するのがもっとも効果的です。

また**集団療法**によっても、人と接触する機会を増やすようにします。

薬物療法では、抗精神病薬を使います。

家族にできること

本人にはあまり自覚がありませんから、家族がどう導いてあげるかが大切です。

この性格を少しでも是正して社会生活に適応できるように、とくに「人と交わる力」や「人生を楽しく過ごす方法」を身につけるように、援助してあげてください。

失調型パーソナリティ障害について

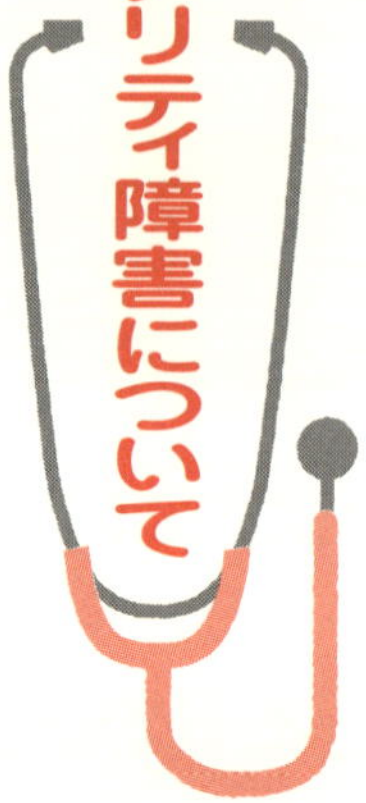

どんなパーソナリティ障害？

自閉的で対人関係はうまくなく、**孤立しがち**です。

さらに、非常に風変わりで、**神秘的**な考えや信念を持ったり、神秘的な宗教に走ったり、「自分はテレパシーで人の心が読める」「未来が読める」「亡くなった霊と話せる」などと、常識的には考えられないような言動が見られます。

思考も**まとまりに欠けて**いて、人から見ると、「なぜ突然こんなことを言うんだろう？」と思うような、それまでの話の文脈からまったく外れたことを言い出すことがあります。

さらに、人が自分の噂をしているのではないか、悪口を言っているのではないかなどと、妄想とまではいかないまでも、**被害的な考え**にとらわれがちです。

表面化するのはどんなとき？

ストレスによって**統合失調症**（184ページ）**に移行しやすく**、およそ25%が移行するとも言われています。

ただストレスによっては**うつ病**（24ページ）や**不安障害**（349ページ）、**身体表現性障害**（110ページ）を生じることもあります。

経過

薬物療法には**かなりの効果**が認められます。

ただ、一応は社会生活を送れるようになったとしても、本人がもともと持っている資質が大きく関係しているものですから、「治る」とは言えません。

本人はそういう自分の資質とつき合いながら暮らしていくことになります。

治療

薬物療法はかなり効果があり、坑精神病薬が使われ

診断基準

次の9つの基準のうち、5つ以上が当てはまります。

- □ ①「あらゆることが自分に関係している」と考える傾向がある。
- □ ②「自分はテレパシーの能力を持っている」など、奇妙な空想を信じている。
- □ ③ 実際には存在しないはずのものの存在を感じるなど、普通にはあり得ない知覚体験が見られる。
- □ ④ 考え方や話し方が奇異である。
- □ ⑤ 疑い深く、妄想じみた考えを持っている。
- □ ⑥ 感情が不適切で乏しい。
- □ ⑦ 行動や外見も奇妙で風変わりになっている。
- □ ⑧ 親子関係以外では、親しい人や信頼できる人がいない。
- □ ⑨ 社会に対して妄想に近い不安をいつも持っている。

るのが一般的です。

ただ、神秘的な考えや奇妙な迷信を信じていたりするために、本人がなかなか治療に応じない場合があります。

心理療法ではそこを粘り強く対応し、いきすぎた考えや奇妙な考えの背景にある不安や、社会に対する恐怖などを明らかにしていきます。

対人関係能力や人と会話する能力など、社会で生きていくために必要なコミュニケーション力を身につける**社会技能訓練**（SST）も有効です。

家族にできること

ほとんどの場合、本人を説得して外来に連れてくる家族の**役割はきわめて大きい**と言えます。

家族は患者の奇妙な考えに取り込まれたりせずに、どんなときも客観的かつ理性的で常識を心得ていることが重要です。そして、それに基づいて本人を説得し、治そうとする意欲を高めていくべきでしょう。

Column-7

いじめ

いじめは現在もなお増えていて、日本だけでなく、人間一般に見られると言ってよいでしょう。

哺乳類や鳥類などでも、いじめに近い闘争は絶えず起こります。テリトリー争い、つまり自分の生きる領域を守るための戦いですが、これは悪意のいじめというよりも、自分を保護するためのものです。

そして、その戦いに勝ったものはそれ以後、負けた動物をいじめようとはしません。

オオカミやイヌなどでは、ケンカして負けたほうは頭を下げて首を相手に向けます。そこは延髄の部分で生命に重要な場所です。その急所を相手に見せることで「負けた」ことを知らせ、それによって相手がそれ以上襲ってくることはぴたりと止まるのです。

このように動物では種の保存のためにお互いが殺し合いにならない規則が遺伝的にできあがっています。

しかし人間の場合、戦いによって勝敗が決まったとしても、なおかつ強いものが弱いものをいじめようとします。つまり人間はいじめを自己抑制する遺伝的力が弱いと言えます。

したがって人間は、いじめないことを幼いときから学ばなければなりません。

高校生や中学生がホームレス殺人のような事件まで起こしていますが、このように相手を殺すまでいじめることは、人間にしか見られません。

人間の場合には、自分がいじめられている場合に、自分よりさらに弱いものをいじめることによって欲求不満をはらそうとすることが多く見られます。

いじめは小学校高学年から中学校にかけてがもっとも多いとされていますが、その段階でいじめを止めようと思っても、すでにいじめる行動スタイルができあがっており、それを突き崩すことは容易なことではありません。やはり親や学校の先生が、小学校3年生ぐらいまでに「いじめは悪い」ということを教えなければならないでしょう。

人類の歴史は戦争や殺戮の歴史とも言われるほどに、人間は残酷です。だからこそ学習して、あるいはしつけを受けて、相手をこれ以上攻めない、相手を認める、相手を愛する気持ちを育む必要があるのです。

なぜなら、人間だけが優劣を越えた民主的で平等の社会を目指しているからです。

4

子どもの心のトラブル

～発達障害～

自閉症（自閉性障害）

人と交流しようとせず、
母親に触られるのを嫌がる子も

自閉症って？

「自閉症」という言葉は、１９４３年にアメリカの精神科医カナーによってはじめて使われました。カナーは、次のような特徴を取り上げて「自閉症」と呼び、精神遅滞（知能的な遅れ）でもなく、小児統合失調症でもないという見解を示しました。

- **自閉的な孤立**
- **言われた言葉をオウム返しに繰り返す**（反響言語）
- **言葉の発達の遅れやゆがみ**
- **優れた機械的な記憶**（たとえば国旗、年号などを覚えるのが得意）
- **パターン化した行動を好む**（常同行動）
- **いつもと同じがよく、違うとパニックになる**（同一性保持）

その後さらに研究は進み、現在では診断基準もより明確になっています。

かつて自閉症児は「母親の子育てに問題がある」などと言われたものですが、そういった因果関係は証明されておらず、現在では生まれもった障害に原因があると考えられています。

自閉症の子どもは、家族を含めて人への関心が薄かったり、赤ちゃんの頃から、ほかの子のような人見知りをしないなどの面が見られます。

また、多くは言葉に発達の遅れがあり、言葉を話さないことも多く、「ママ、パパ」といった通常最初に覚えるような言葉を言い始めるのがかなり遅かったりします。

自閉症の子どもの特徴

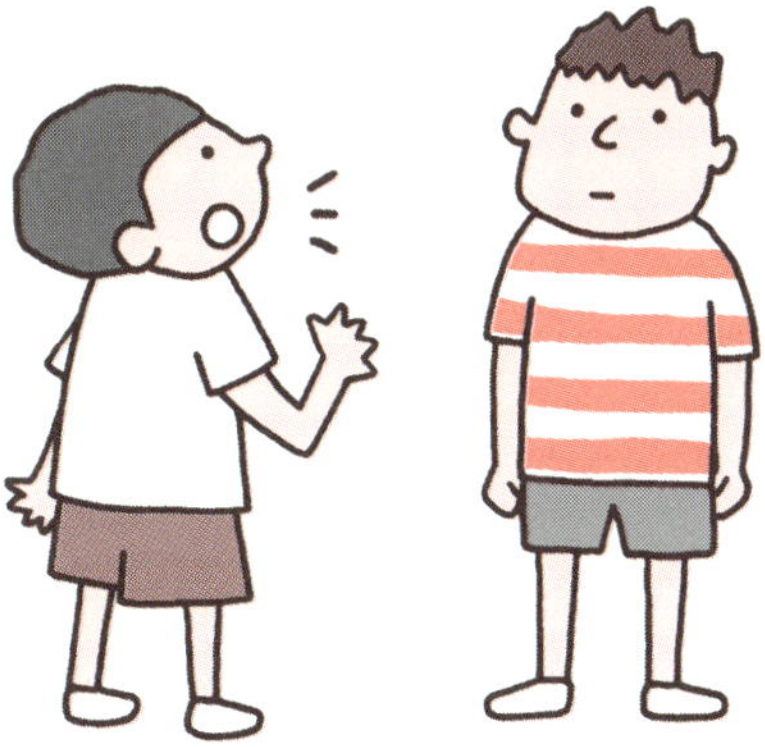

人に対する反応

- 目と目で見つめ合うことがなく、人を無視しているように見える
- 友達づくりができない
- 楽しみや興味について、人に話そうとしない
- 相手の気持ちをくみ取ることがない

意思の伝達

- 言葉の発達が遅れているか、まったくしゃべらない
- 同じ言葉を繰り返したり、独特な言葉を使う
- 年齢に応じた「ごっこ遊び」や「ものまね遊び」をしない

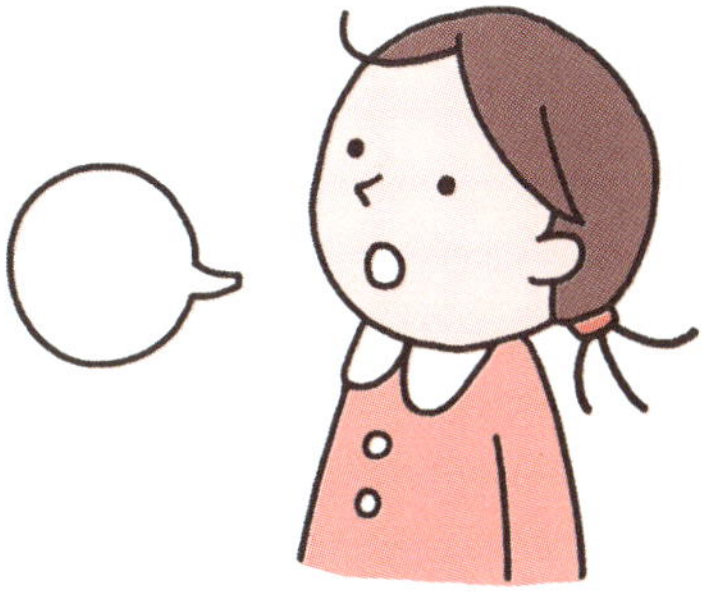

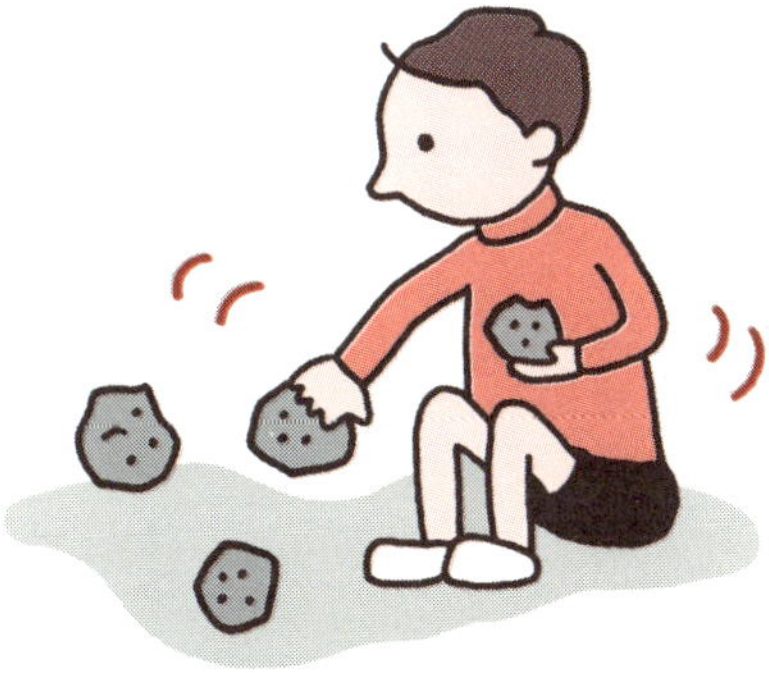

パターン化した行動

- ある対象に異常なほど興味をもち、熱中する
- 意味のない習慣にかたくなにこだわる
- パターン化した奇妙な行動を繰り返す
- 物体の一部に長期間熱中する

症例

いろいろなものをひたすら並べて遊ぶ…

3歳児健診で指摘され、その後確定

T君(8歳)は、3歳児健診で自閉症の可能性が指摘され、その後、診断が確定した男の子です。

幼いときから、じっとしていることができず、言葉にならない言葉や叫び声は発するものの、言葉を話すようにはなりませんでした。また、人と交流することにも関心を見せなかったと言います。

私の外来に来て話をしているときでも、私の目を見ることはなく、目が合ったとしてもすぐにそらしてしまいます。

お母さんによると、「幼い頃から、私の膝の上に座るのでも、まるで椅子のようにポンと座るだけでした」ということで、外来で観察していても、とくにお母さんへの愛情や温かな交流の姿勢といったものは見られません。

プレイルーム(遊戯療法室)で遊ぶ様子を見ていると、いろいろな物をひたすら並べる、それも部屋中にただ直線に並べて、それを見ては喜々としています。

自閉症の子はパターン化した行動を好むのが一つの特徴ですが、T君もそうでした。駅から病院まで歩いてくるときも、自分が決めたいつもの道を通らないと絶対に気がすみません。それ以外の道を通ろうとすると、駄々をこねて泣いて騒ぎます。

お母さんが「今日は予約の時間まであまりないから、近道しようね」などど、いくら必死で説得しても聞きません。

お母さんは同居する両親にT君が「なぜ自閉症になったのか」とたずねられ、「お医者さんによると、原因ははっきりしないけど、自閉症は遺伝性が高いそうで、

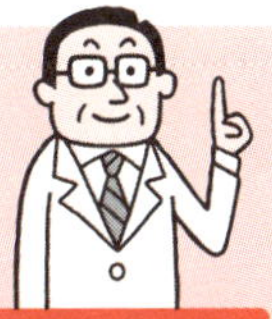

Dr's Advice
精神科医のワンポイントアドバイス

年齢とともに脳が成熟し、それによって自然と障害が改善されていく面はあるものの、これといって有効な治療法はないのが現状です。周囲の大人たちの教育や保護、また治療が非常に大切な役割を果たします。とくにスキンシップを心がけてください。

なお、子どもに障害がある場合、父親は母親任せにしないことが大切です。家族は学校の先生や専門家、自治体の相談機関はもちろん、周囲の助けを借りながら、なるべく無理のないようにしていきましょう。

生まれつきっていうことなの。でも、先生たちの力を借りながら育てていけば、社会に適応する力が育っていくそうなので頑張ります」

と、答えたそうですが、

「うちの家系に自閉症はいない。母親の愛情が足りないから、こんなことになったんだろう」

などと言われ、泣いたこともあったそうです。

T君が小学校に上がる際には就学相談でいろいろと話を聞いてもらい、公立小学校の知的障害のある児童のためのクラスに入ることが決まりました。

そこではいい先生とめぐり合うこともでき、T君にも変化が見えてきて、集団生活の中でも以前より落ち着いて過ごせるようになってきたと言います。

現在はT君にとって、できるかぎりの支援体制は整っているように思われましたが、むしろ心配だったのはお母さんの疲れでした。

病院でも、私とお母さんが話をしているうちに、T君は急に走り出してエレベーターに乗り、ひとりで屋上へ行ってしまったのです。ほんの数秒、一瞬のことでした。

大あわてで追いかけていくと、やはりそこでもいろいろな物を見つけてはひたすら直線状に並べ、そのたびに何かを叫んでは、心から楽しそうにしています。

「T君、そろそろ帰る時間だよ。さあ、一緒に下に降りて帰ろうね」

と、声をかけましたが、まったく帰ろうとしません。そこでもまた、強いこだわり傾向が見られ、お母さんの苦労がしのばれました。

自閉症について

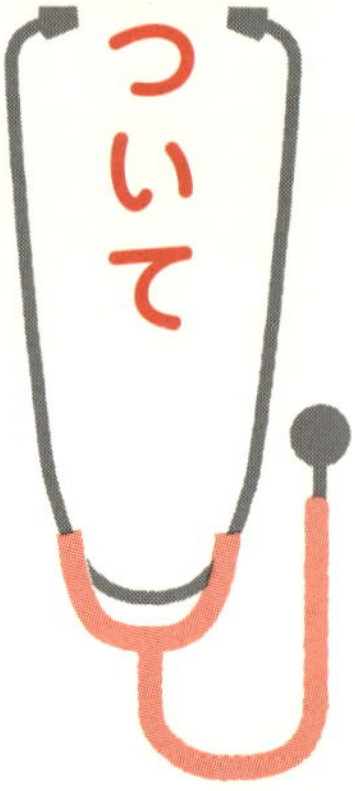

症状

人に**笑いを見せる**ことがなく、大人に抱き上げられてもそれに応じる姿勢をとろうとしません。

愛着心が欠けており、母親の膝の上であろうと他人の膝の上であろうと、同じように、まるで椅子に座っているかのように振る舞います。

普通はとくに母親に愛着を示し、声を立てて笑ったりして喜ぶものですが、目を合わせようともしなかったりします。

また、**パターン化した行動**（常同行動）を頻繁に繰り返します。たとえば、同じ人形やミニカーをただひたすら同じように並べるなど、同じ物で延々と同じ遊びを繰り返したり、何の目的もなしに同じ所を行ったり来たりしたり、ある場所へ行くのにいつも同じ道を通ることにこだわったりします。

変化に抵抗を示しやすく、たとえばいつも遊ぶ公園に行くのに、たまたまいつもと違う道を通ってしまうと大声で泣いたりわめいたり、物を壊したりと、ひどい精神的な混乱を示します。

IQについては約7割が70以下であり、50前後という場合が多いようです。

利き手の研究では、自閉症児には両手利きが多いと言われています。

身体的な面の特徴としては、風邪などの感染症にかかっていても熱が出なかったり、痛みをあまり感じなかったりする、といったことも報告されています。

経過

かなり厳しく、60％は不良、20％以上は悪化すると言われています。

しかし、治療が早期であればあるほど経過はよく、先天的な原因が大きいとは言っても、ほかの精神障害と同じように**早期治療が有効**であることは間違いありません。

診断基準

①から2つ以上、②から1つ以上、③から1つ以上、
合わせて6つ以上が当てはまる場合には、自閉症が疑われます。

① 人に対する反応について

- □ 目と目で見つめ合うことがなく、表情や姿勢、身振りなども人を無視しているように見える。
- □ 発達水準に応じた友達づくりができない。
- □ 楽しみ、興味、成し遂げたことを自分から話すなどして、人と共有しようとはしない。
- □ 相手の気持ちをくみ取ることも、人と心を通い合わせることもない。

② 意思の伝達について

- □ 言葉の発達が遅れているか、まったく話さない。
- □ 話すとしても、人と会話を始めたり、続ける力が明らかに欠けている。
- □ 同じ言葉を繰り返したり、独特な言語を使う。
- □ 発達水準に応じた、変化に富んだ自発的な「ごっこ遊び」や社会性をもった「ものまね遊び」をしない。

③ 行動・興味・活動が限られており、パターン化した行動を好む。

- □ ある対象に異常なほど興味をもち、熱中する。
  たとえば、なぜかわからないが、ある石をもって離そうとしない。
- □ 意味のない、ある習慣や儀式にかたくなにこだわる。
  たとえば、近所の公園に行くのにも必ず同じ道を通らないと気がすまない。
- □ パターン化した奇妙な行動を繰り返す。
  たとえば、同じ所を延々と行ったり来たりする、くるくると回って大声を出す。
- □ 物体の一部に長期間熱中する。
  たとえば、何でもない紙の切れ端、机の下から2番めの引き出しといったものに執着する。

治療

自閉症に対する治療を一言で言えば、**行動面**や**言語**、**自分をコントロールする力**といったものの成長を伸ばすように、本人に働きかけることです。

ですから、**行動療法**と**教育**がきわめて効果的な治療法です。

とくに効果的な薬というのはありませんが、攻撃性やかんしゃく、落ち着きのなさ（多動性）などを抑えるために、多くは抗精神病薬のハロペリドールが使われます。

また、親に対して心理療法を行い、子どもに対して妥当な態度がとれるように導きます。それと同時に、子育てしていくうえで心理的な負担やストレスが大きい場合には、そうした面をフォローしていくことが望まれます。

家族にできること

両親、とくに母親は抱いてあげる、頭をなでてあげるなど、積極的な**スキンシップ**を心がけてください。

自閉症の子どもたちは母親に抱かれてもまるで表情が変わらなかったり、嫌がったりするものですが、愛情をこめて肌を触れ合わせるようにしましょう。

また、自閉症児の子どもたちの遊びはだいたいが奇妙で無意味な行為に見えるものですが、好きな遊びを好きなようにやらせてやり、**「喜びの感情」**というものを覚える機会をつくってあげるようにしてください。

できるだけ家にこもらず、親族やご近所の人たちなど周囲の理解と協力を得ながら、親自身もストレスをためないようにしていきましょう。

研究

自閉症は**統合失調症**（184ページ）とよく似ているところがあるため、かつては統合失調症の早期発症例と見なされていたことがありました。また、**精神遅滞**とひとくくりにして扱われていたことなどもありましたが、現在では研究が進み、どちらともはっきりと区別されています。（左ページ参照）

自閉症と小児統合失調症、精神遅滞

小児統合失調症との違い

小児統合失調症とは、子どもに発症する統合失調症のことで、診断基準は成人のものと変わりませんが、一般に、大人ほど症状がはっきりせず、妄想や幻覚が確認できないことも多いものです。

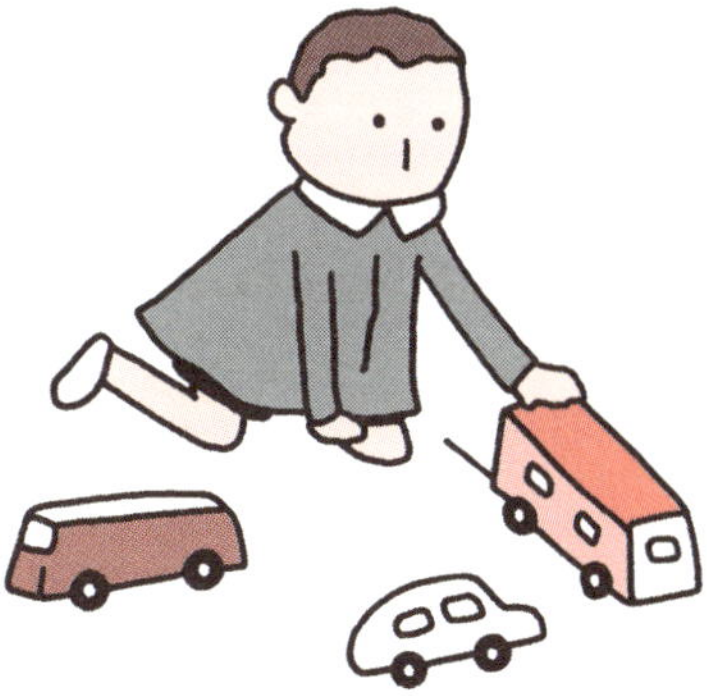

	自閉症	統合失調症
発症年齢	3歳以前から見られる	5歳以下には見られない
性別	男子のほうが女子の3～4倍と多い	ほぼ同じかやや男子に多い
原因	統合失調症のような高い遺伝性は見られないが、難産や鉗子分娩といった出産前後の障害は、自閉症のほうが多く見られる	遺伝性が見られる
ＩＱ	約7割は、70以下	ほとんどは正常範囲内
てんかん発作	見られることがある	見られないか、あったとしてもわずか

精神遅滞との違い

一番大きな違いは、自閉症児が対人関係をもてないのに対して、精神遅滞の子どもたちが言葉をしゃべり、人と遊ぶのも好きだという点でしょう。

また、「自閉症児は一見、精神遅滞児とは違う、利発そうで魅力的な外見をもっている」と、カナーは指摘しています。

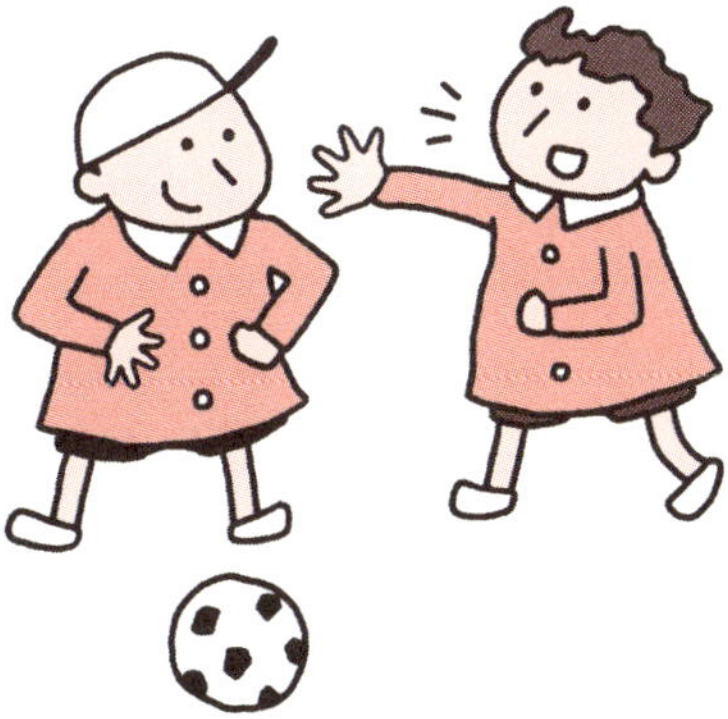

アスペルガー症候群

知能的には問題ないが、
社会性や対人関係に困難を抱えやすい

アスペルガー症候群って？

アスペルガー障害とも言われ、**人との関わり方**に問題があって対人関係がうまく結べない、こだわり行動がある、その場に応じて臨機応変に対応することができないといった特徴のある障害です。

知的能力に問題はないのですが、**人の気持ちや場の空気**を読むのが苦手で、たとえば、相手に面と向かって「太っているね」とか「変な髪型」などと平気で言ってしまったりします。本人は全く悪意はないのですが、自然と人とのコミュニケーションにおいてトラブルが起きやすくなります。

言葉の裏を読むとか、言葉のあやを理解するといったことも苦手です。

自閉症とよく似ていますが、**言葉の発達**に遅れが見られない点が大きく異なります。言葉の発達に遅れがないために**発見されにくい**面があり、小学校に入ってから、こだわり行動やコミュニケーションのトラブルなどをきっかけに、親が公の相談機関などに連れて行き、判明することも多いものです。

一方で、親や教師が〝困った子〟くらいにしか思わなかったため、大人になってから知るケースも多いのです。その間、本人は「自分はなぜ、人とうまくやれないのだろう？」という生きづらさを抱えたまま成長するわけですから大変です。

障害をできるだけ早く発見し、子どもの頃から教育によって人とのかかわり方やコミュニケーションの力を育てていくことが望まれます。

言葉の発達に遅れはないが、対人関係に問題がある

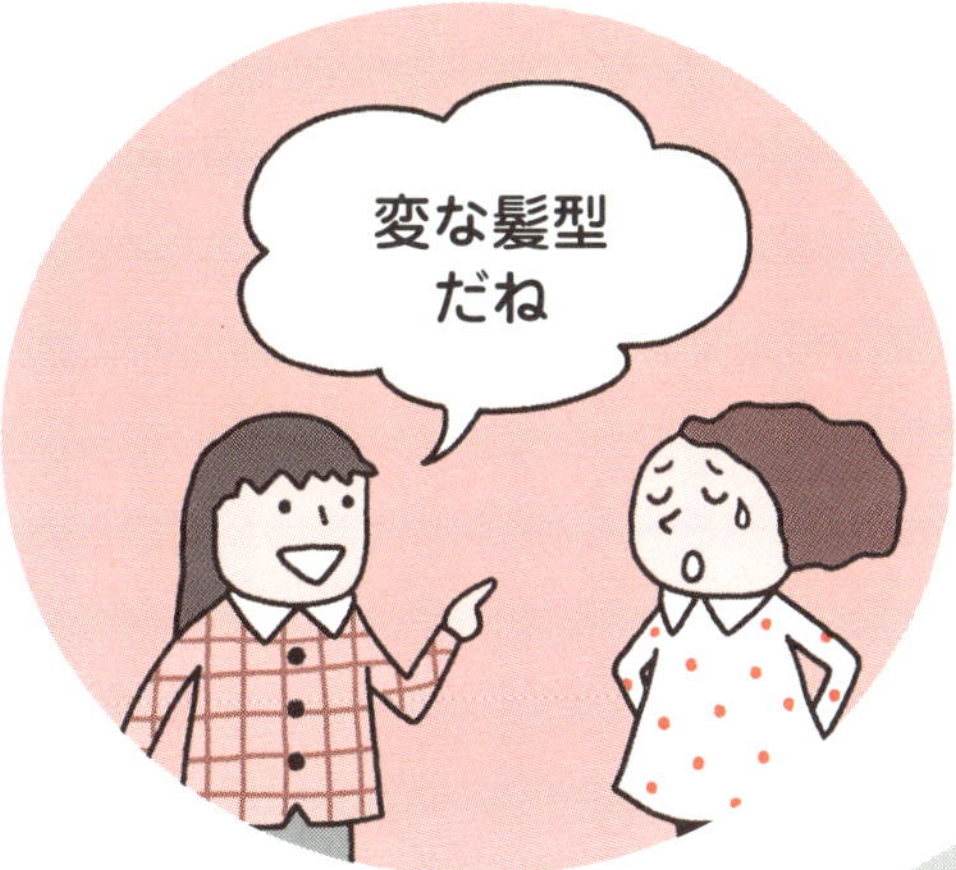

人の気持ちや場の空気を読むのが苦手なため、本当のことを言って相手を傷つけたりしてしまう

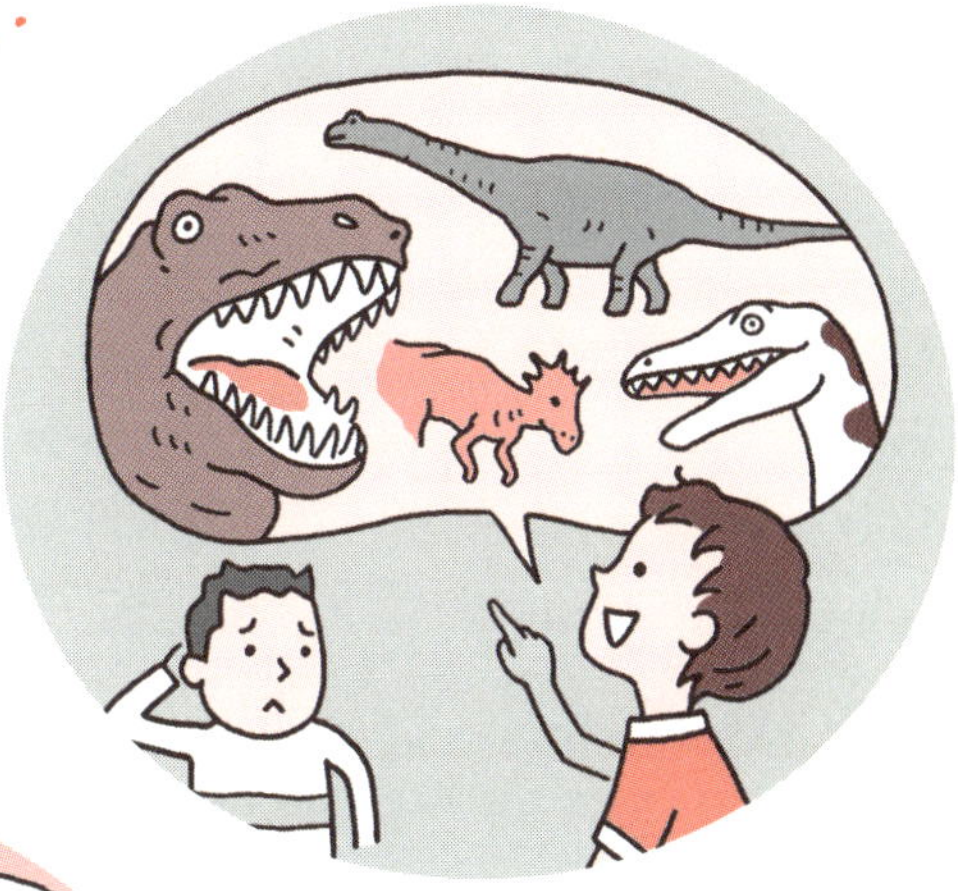

自分の話したい特定の話題を一方的に、くどいほど話し続け、止めようとすると怒り出す

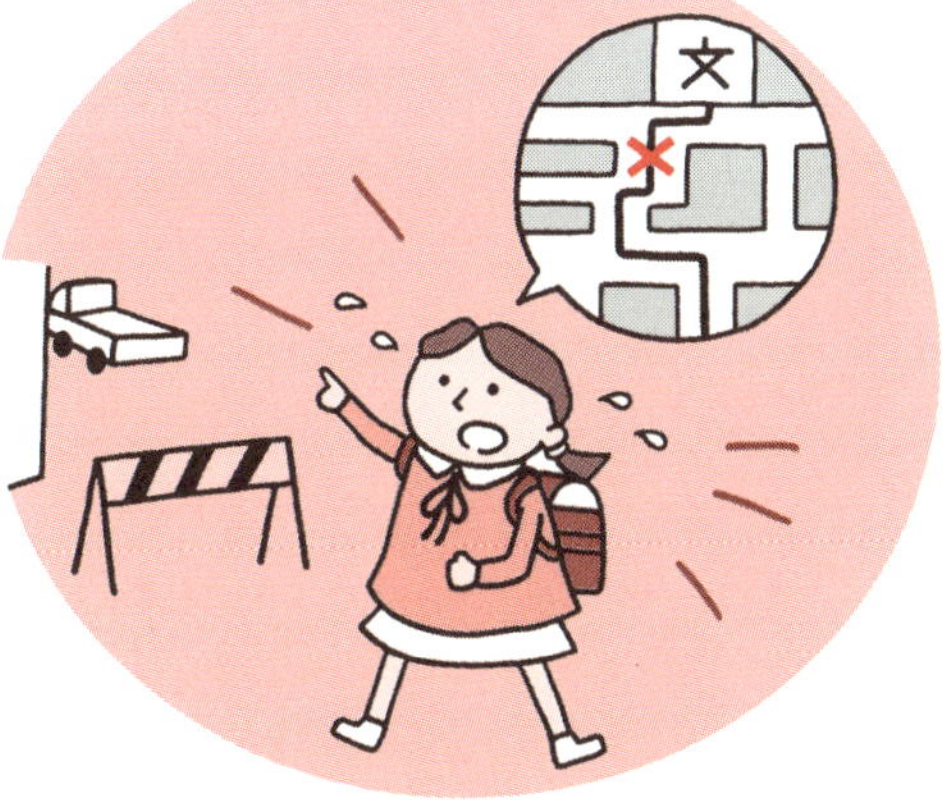

同じ手順や道順にこだわり、それから外れるのを極端に嫌がり、「いつもと違う」と泣き騒いで拒否する

症例

人とうまくつき合えず、仕事が続かない

幼い頃から集団になじめずに孤立

28歳の青年Sさんは「仕事についても人とうまくいかず、長続きしない。最近では、仕事を探す気力もない」ということで、母親に連れられて外来にやって来ました。うつ気分もあり、今は家にひきこもっている状態だと言います。

彼は話をしているときでも私の顔を見ることはなく、しかも手は落ち着きなく動いていて、緊張が高いことがわかります。

「どうして仕事が長続きしないのかな?」と聞くと、

「……人とすぐ衝突するから、だと思います」とは答えるのですが、

「どうしてだと思う?」と聞いても、自分自身の問題について論理的に十分に説明することができないのでした。

Sさんは小さいときから集団の中に入ることができず、孤立したり、いじめられたりすることが多かったと言います。

また小学校時代は授業中に勝手に教室内を立ち歩いたり、先生にも言わずにトイレへ行ってしまったりするため、叱られることが多かったのですが、何度注意されても、同じことを繰り返してしまうのでした。

Sさんは知能には問題なく、私はアスペルガー症候群と判断しました。

彼が今仕事を探しても、また対人トラブルを起こすことは目に見えています。

たとえば、同僚たちが世間話をしている場で誰かが「最近私、太っちゃって」と言うと、「本当ですね」とサラッと言ってしまったりするのです。

しかも、それで一瞬にして場の空気が変わっても、彼にはわからないため冗談で

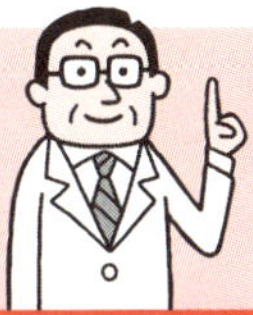

Dr's Advice
精神科医のワンポイントアドバイス

アスペルガー症候群は、個人によって障害の内容がさまざまで、幅がありますが、多くは仕事を臨機応変にこなしたり、優先順位を見きわめるといったことが苦手で、困難を感じていたりするものです。比較的、近年になって知られるようになったこともあり、子ども時代に診断されないまま、大人になってからわかったというケースが増えています。とくに年齢が高くなってからは、うまく社会に適応できないために、うつ病にかかりやすく、それで来院してアスペルガーであることが判明したりします。

ごまかすとか言葉を濁すといった機転も利かせられません。

あるいは、それまでファストフード店で働いていたのですが、「このへんを適当に片づけておいて」と言われても、その「適当に」がわからないのです。

極端な話、「○○はこの箱に入れ、どこのどの棚に入れる」というように具体的に指示されないと、身動きがとれないのでした。

私は就職を考える前に、Sさんにまずデイケア施設へ行くことをすすめ、紹介しました。そして抗精神病薬を少量投与したところ、かなり表情が改善し、人と接触するときの緊張もやわらぎました。

しかし、なお、まだ仕事に就くことはできていません。

通常、アスペルガー症候群の治療としては、行動療法的な治療を行いますが、日本ではそのような体制が十分にできていません。

心理療法で対人関係を少しずつ学べるように指示しましたが、まだ就職までは時間がかかりそうです。

とは言え、アスペルガーを抱えながら就職している人も大勢います。対人関係能力が比較的高く、人とうまくやれる人も少なくありません。

職場や仲間に理解を求め、自分らしく働ける環境が整えば理想的でしょう。

アスペルガー症候群について

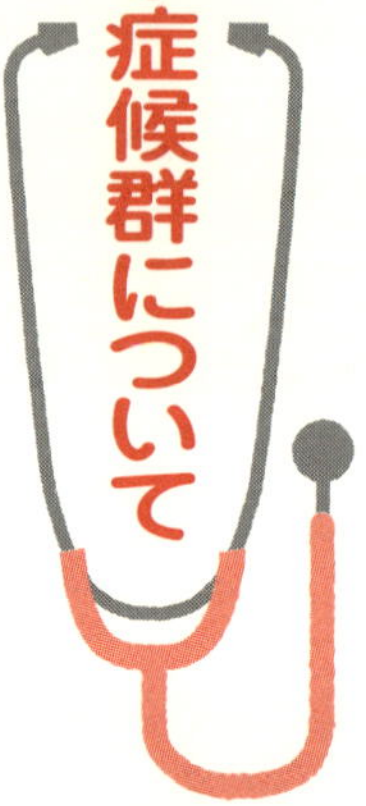

症状

対人的な相互関係に障害があり、相手の話に合わせたり、表情を読んだり、言外の意味を推察するといったことができません。

一つの話題に多くの表面的知識を持っていることがありますが、実際の話題はその時々で次々に変わるものですから、そのためにかえって人とうまく会話できず、交流を途絶えさせてしまうこともあります。

自分の話したい**特定の話題**を一方的に、くどいほど話し続けることも多く、止めようとすると怒り出すこともあります。

特定の話題とは、たとえば虫や恐竜、テレビ番組など、その子によって違いますが、ある特定の物に極端に強い興味を持っていることがあります。

ただ、**記憶力が強い**一方で、知っていることをもとに想像して臨機応変に答えたり、対応したりということは苦手です。

また、ある一つ（または一つ以上）の行動や型、物に**こだわる**面があります。

たとえば、**同じ手順や道順**にこだわり、それからはずれるのを極端に嫌がり、時にはパニックのように泣き騒いで拒否します。「いつもと違うこと」に不安を覚えやすいのです。

また、手や足をバタバタさせるのをひたすら繰り返すといった**常同行動**を繰り返すこともあります。

遊びでも、ひたすら穴に石を落とし続ける、階段をひたすら上ったり下りたりを繰り返すなどが見られます。

自閉症とは違い、アスペルガーではとくに目立った言語習得の遅れは見られません。

しかし、これまで述べたような特徴から、社会的な交流が苦手で、周囲から孤立してしまったり、時にはいじめを受けたりすることが少なくありません。

時に**動作が不器用**なことも多く、十分に習得されていないことも多いのです。

診 断 基 準

①から2つ以上、②から1つ以上が当てはまる場合には
アスペルガー症候群が疑われます。

① 人に対する反応について

- □ 目と目で見つめ合うことがなく、表情や姿勢、身振りなども人を無視しているように見える。
- □ 発達水準に応じた友達づくりができない。
- □ 楽しみ、興味、成し遂げたことを自分から話すなどして、人と共有しようとはしない。
- □ 相手の気持ちをくみ取ることも、人と心を通い合わせることもない。

② 行動・興味・活動が限られており、パターン化した行動を好む。

- □ ある対象に異常なほど興味をもち、熱中する。
  たとえば、なぜかわからないが、ある石をもって離そうとしない。
- □ 意味のない、ある習慣や儀式にかたくなにこだわる。
  たとえば、近所の公園に行くのにも必ず同じ道を通らないと気がすまない。
- □ パターン化した奇妙な行動を繰り返す。
  たとえば、同じ所を延々と行ったり来たりする、くるくると回って大声を出す。
- □ 物体の一部に長期間熱中する。
  たとえば、何でもない紙の切れ端、机の下から2番めの引き出しといったものに執着する。

③ その障害は社会的、職業的、または他の重要な領域における機能に著しい障害を引き起こしている。

④ 著しい言語の遅れがない。
たとえば2歳までに単語を用い、3歳までにコミュニケーション的な句も用いる。

⑤ 認知の発達、年齢に応じた自己管理能力、(対人関係以外の)適応行動、および小児期における環境への好奇心について明らかな遅れがない。

たとえば、自転車に乗ることや口を開けることが十分にできないことなどがあります。

視覚などほかの感覚を同時に使いながら行う協調運動がうまくできず、歩行や姿勢の奇妙さも時に見られます。

経過

年齢が上がるとともに目立たなくなっていくこともありますが、基本的には自閉症と同じで、アスペルガーという〝個性〟とずっとつき合っていくことになるでしょう。

ただ、できるだけ幼いうちから親が理解し、かかわり方を工夫し、教師や専門家の指導や援助も得ながら育てていくことで、その子の〝生きにくさ〟は改善できるはずです。

そのため、子どもの場合は、年齢によって学校の先生、もっと幼ければ療育センターや保育園の先生の力量も大切になってきます。

治療

日常生活における問題解決の方法を、言葉で指導しながら、マスターしていくようにします。

まず問題状況を認識し、それをどう解決したらよいかということを、さまざまな選択肢から選ぶ練習をするトレーニングをしていきます。

また、**人とのかかわり方**（ソーシャル・スキル）やコミュニケーションスキルも取り上げ、個人療法および集団療法を使って、その習得を目指します。

その際は、言葉でのやりとりだけでなく、相手の表情や雰囲気といった非言語的な面も理解できるようになるよう導いていきます。

子どもの場合は、プレイセラピー（遊戯療法）も活用します。

家族にできること

治療と同じように、他人とのコミュニケーションが少しでもスムーズにできるように指導することです。

肯定的に接して、ほめて伸ばそう

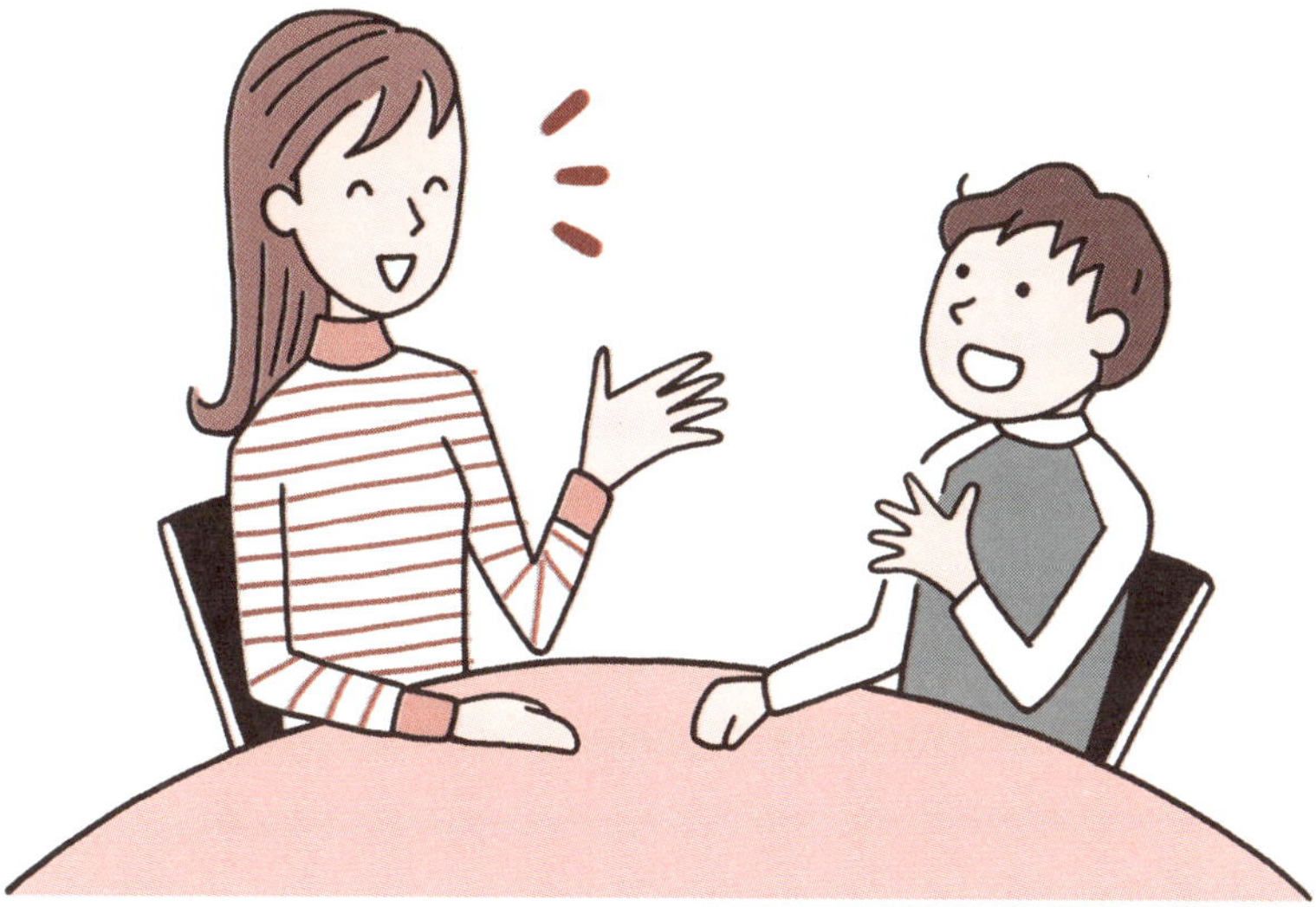

また、バランスよくまわりの状況の把握ができるように導いてあげること、とくに**場の空気や雰囲気**がわかるように教えることが重要です。

生まれもった特質ですから、そう簡単にできるようにはなりません。根気よく、その場その場で教えていきましょう。

マイペースなため、周囲からは「わがままな子」「勝手な子」というレッテルを貼られることもありますが、本人に劣等感を抱かせることがないように、努めてやりたいものです。

親自身もついイライラすることがあると思いますが、怒鳴って叱ったり、きょうだいやよその子とくらべたりする言葉を投げかけるのは避けましょう。

その子自身も、困っていても、**自分ではどうしようもない**ことを忘れないようにしてください。

できるだけ本人が自信を持てるように肯定的に接し、ほめて伸ばしていきましょう。

さわられたり、さわること、濡れること、音やにおいに極端に敏感な子に対しては無理強いせず、だんだんと少しずつ慣れるようにしていきましょう。

また、ある程度の年齢になったら、本人にアスペルガーであることを伝えましょう。

本人も「ああ、だから、自分は人とトラブルが起きやすいのか」と納得できて気持ちが楽になり、「では、どうすればいいか」を考えて努力しやすくなることが多いからです。

教師や相談機関の助けを借りるのはもちろん、親の会に参加したり、近所のお母さんたちにも理解を求めていくなど、できるだけ**周囲の助け**を借りるようにしましょう。

本人へのアドバイス

ある程度、自分の**問題点を理解する**ことがポイントになるでしょう。

人の気持ちや場の雰囲気をくみ取ることが得意でないから浮いてしまうということを知っているだけでも、自分としては「なるほど」と理解でき、気をつけられるようになるものです。

もちろん、だからといってすぐに共感性が高まるものではありませんが、それに応じた自分の行動パターンを選べることにはなります。

また、社会にうまく適応できなかったり、思うように人とうまくいかなかったりしても、焦らないようにしましょう。自分を否定せずに受け入れ、少しずつ、自分が生きやすいようにしていけばいいのです。

関連する精神障害

人と同じようにできなくてからかわれたり、嫌われたりといったことから、劣等感や自己嫌悪感を持ってしまうことが少なくありません。

時には、**不登校**（334ページ）、**対人恐怖**（95ページ）、**ひきこもり**（174ページ）、**うつ病**（24ページ）、**心身症**（54ページ）などの問題が二次的に起きる場合があります。

また、**ADHD**（324ページ）や**LD**（323ページ）を同時に持っている場合もあります。

こうした発達障害は、もともと重なり合う部分があるため、診断名にとらわれず、その子に応じた対応をしていくことが望ましいと言えます。

Column-8

学習障害（LD）とは？

学習障害（LD）は、知的能力は標準以上でありながら、特定の領域を学習する能力に障害があるために、読み・書き・計算などの能力が著しく遅れてしまう障害です。

小学校に入ってから明らかになるケースが多く、読字障害（読む力の遅れ）、算数障害（計算する力の遅れ）、書字表出障害（字を書く力の遅れ）の3つがあります。

この3つが重なり合っていたり、話したり聞いたりすることがうまくできない「コミュニケーション障害」をともなっている場合もあります。

①読字障害——正確に読んだり、理解したりできない

知能は正常であり、ほかに問題もないのですが、言葉を認識する能力に障害があるために、読み方が遅かったり、正確さに欠けるなど、「言語を理解する力」が乏しくなります。

通常は小学校2年生くらいまでに、音読するときに間違いがあまりに多いことや理解力が劣っていることなどから、明らかになります。

②算数障害——数字を認識し、扱うことができない

だいたいは8歳前に現れますが、早ければ6歳頃、遅いと10歳以降になってから出現することもあります。

多いのは小学校2、3年生で一けたの数を数えたり加えたりするといった基本的な数の扱い方が十分にできずに明らかになるケースです。

③書字表出障害——読んで理解できるが、書けない

字を書く能力がきわめて低く、たいていは作文などを書かせたときに、明らかに問題となるレベルの文字や文章を書くことから発見されます。

小学校低学年のうちから文字を書くことや、その年齢相応の文法を使って文章を書くことが難しく、書いたとしても文法的な間違いが多すぎます。そして、学年が上がるにつれて、書く文章が幼く稚拙で奇妙なことがますますはっきりしていきます。

親や教師は、学習障害の可能性が少しでもあると判断したならば、できるだけ早く、小学校入学前だとしても治療を始めるべきでしょう。

ADHD（注意欠陥／多動性障害）

注意力が散漫で落ち着きがない
衝動的で感情のコントロールが苦手

ADHDって？

女子よりも男子に多く見られ、中には非常に攻撃心が強く、すぐほかの子と取っ組み合いのケンカをするような子もいます。

ADHD（注意欠陥／多動性障害）の特徴は、次の3点です。

- **しきりに動きまわる**（多動性）
- **注意力が散漫である**
- **衝動性が高い**

また、多動（Hyperactivity）が見られず、注意力に著しい障害がある場合は、Hを抜いてADD（注意欠陥障害）という診断名になります。

ADHDは、小学校に入ってから「あまりに忘れ物が多い」「授業中でも、じっと座っていられない」「友達に暴力をふるう」などの行動が問題となり、専門医などにかかって診断がつくことが多いのですが、発症そのものは**生後6カ月頃**から見受けられます。

一般に**年齢とともに落ち着き**、中学生くらいになると多動が少なくなり、20歳までにはかなり落ち着きます。

その間、親は大変ですが、専門医の指示を受けながら、適切な行動のしかたを教え、自分で言動がコントロールできるように育てていくことになります。

ただ、成長とともに改善するとはいっても、多くは大人になってもADHDあるいはADDとして続きます。

ＡＤＨＤの３つの特徴

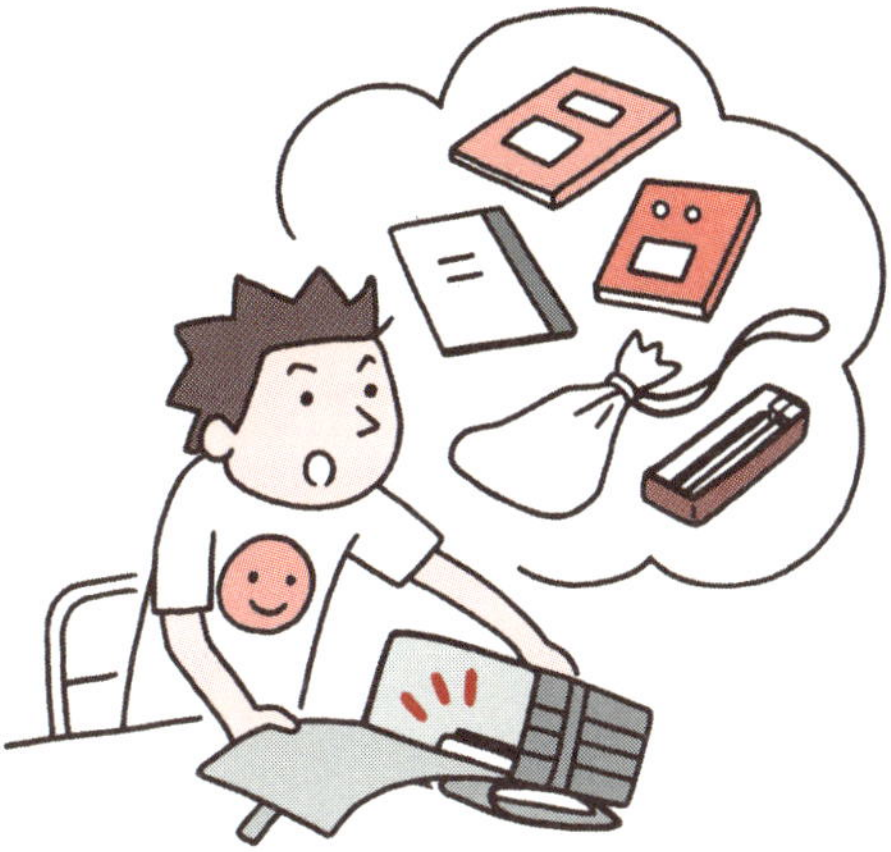

注意力が散漫

- 忘れ物が多い
- 決まりを守れない
- 指示に従えない
- 大切なものをなくす
- やらなくてはいけないことをすぐ忘れてしまう
- ちょっとした刺激に注意をそらされる

多動性がある

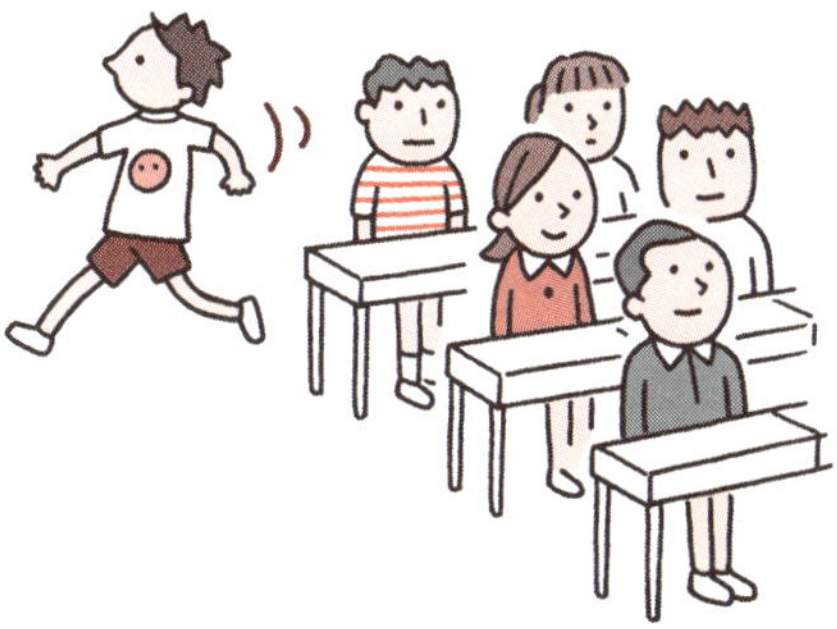

- 授業中、じっと座っていられずに立ち歩く
- そうすべきではない場所でやたらと走りまわる

衝動性がある

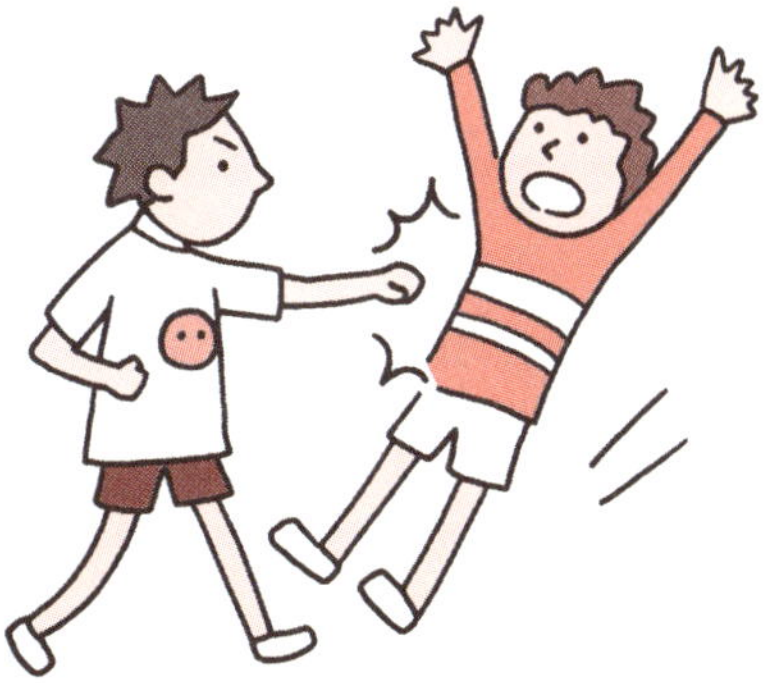

- 自分の順番が待てない
- 先生に反抗的な言動をとる
- カッとなって友達に暴力をふるう

症例

じっとしていられず、ケンカが絶えない

学校を離れて、施設で働くように

H君は中学2年生の男の子です。

学校でじっと座って授業を聞いていることができず、始終そわそわと動いたり歩きまわったりし、先生に注意されると、そのまま教室から出ていってしまうのでした。

一番困るのは、やはりケンカが多いということで、何度も血の出るようなケンカをし、また女の子の背中を鉛筆で突き刺すというような事件もあり、PTAで大きな問題になってもいたのです。

また、彼は他の生徒をいじめることも多く、彼の席に近い生徒たちが学校に来なくなるということもありました。

そして、とうとう困り果てた家族によって私の外来へ連れてこられて、ADHDと診断されたのでした。

H君はすぐに入院となり、刺激の少ない場所にいられるようになると、ようやく落ち着くことができましたが、新しい人と接したり新しい場所に行くとなると、ひどく緊張して、ADHDの症状が一挙に出てしまいます。

私は薬物療法として、主にカルバマゼピンを処方し、攻撃性を抑えるようにしました。

それでもしばらくの間は、病院の壁を叩いたり、椅子を壊すようなことがあったり、あるいは食事をもらう順番が待てずに一番前に勝手に行き、ほかの患者さんと大ゲンカするということがよく見られました。

しかし1カ月も経つと、薬の効果が出てきたのかだんだんと静かになり、「ここの

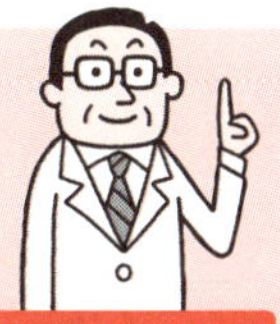

Dr's Advice
精神科医のワンポイントアドバイス

ADHDの全体を考えない突出した行動は友達から違和感を持たれてしまい、その結果、彼らは孤立してしまうか、自分より幼い、または年上の子どもと遊ぶようになりがちです。

ADHDの子どもは、重度であればあるほど、学校という組織の中に閉じこめるということは、ある意味で残酷であり、彼らの落ち着きのなさ、衝動性、注意力の散漫さを考えるならば、治療がうまくいくまで、一時期学校から離してあげたほうがよい場合もあるように思われます。

ほうが家にいるよりも静かで落ち着く」などと言ったりするようになりました。

彼はいつもノートに歌詞のようなものを書いており、それを私に見せてくれていました。知能はやや低く、IQは80前後でした。したがって勉強はあまりできず、彼の書いた詩はいささか幼稚であり、また単調でした。

H君がこれからどこへ行ったらよいのか、私にも全く検討がつかない状況でした。なぜなら、彼の評判は町全体に知れ渡っていましたし、家に帰しても、また家庭内暴力を起こすことが懸念されたからです。

兄弟妹たちも、彼が帰ってくることを望まなかったため、彼はずっと病院にいるしかない状況でした。

しかし1年が経った頃、H君はある施設のそばにアパートを借り、施設で働きながら、彼がわりとよくなついていた実のお祖母さんと暮らし始めました。

その施設は、ある自立支援組織が造った精神障害者の集まりで、自分たちで家を建て、農作業や牧畜の仕事をしているというものでした。

その後、H君は薬を飲みつつも、ADHDの症状は軽くなり、ほとんど問題なく過ごしています。

最近は時折連絡をとると、自分で書いたロックの歌詩を恥ずかしそうに聞かせてくれるような具合になっています。

ADHDについて

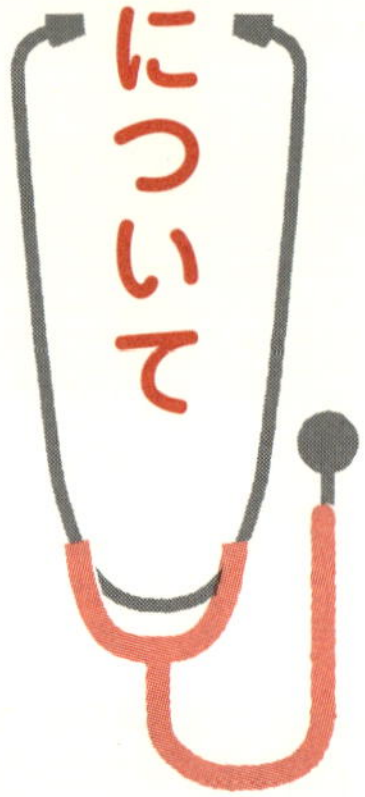

症状

ＡＤＨＤと診断されるきっかけは、**学校生活にうまく適応できない**というものが一般的です。

注意力が散漫で多動ですから、**「忘れ物が多い」「授業中、じっと座っていられずに立ち歩く」「決まりを守れない」「いたずらが度を過ぎる」「カッとなって友達に暴力をふるう」**などといった行動が見られ、それが問題視されて、医師の診断を受けることに結びつくことが多いのです。

家にいるときはわりあい穏やかで、テレビや本などにもけっこう集中を示すのですが、学校など集団の中に入ると、とたんにそれができなくなります。

刺激が多く、本人の緊張も増すため、症状が出やすくなるのです。

ですから、家族が見落としたり、治療者が母親の話を聞いただけでは十分な対応ができないこともあります。

経過

一般に**年齢とともに落ち着いて**きます。

中学生くらいになると多動が少なくなってきて、20歳までにはかなり落ち着いてくるものです。

とは言え、**大人になって**多動がおさまり、衝動性を抑えられるようにはなっても、注意力の欠陥は続き、「仕事を計画的にこなせない」「大切なものをよくなくす」「整理整頓ができない」「片づけられない」「手際よく家事をこなせない」「すぐに部屋がゴミだらけになってしまう」など、日常生活で支障を感じることは少なくありません。

また、なかには子ども時代に他人や動物に暴力をふるう、盗む、他人をだますといった**行為障害**（333ページ）が見られる場合もあり、やがて犯罪的な行為を繰り返す**反社会性パーソナリティ障害**（266ページ）になるケースもあります。

ＡＤＨＤの薬物療法と心理療法

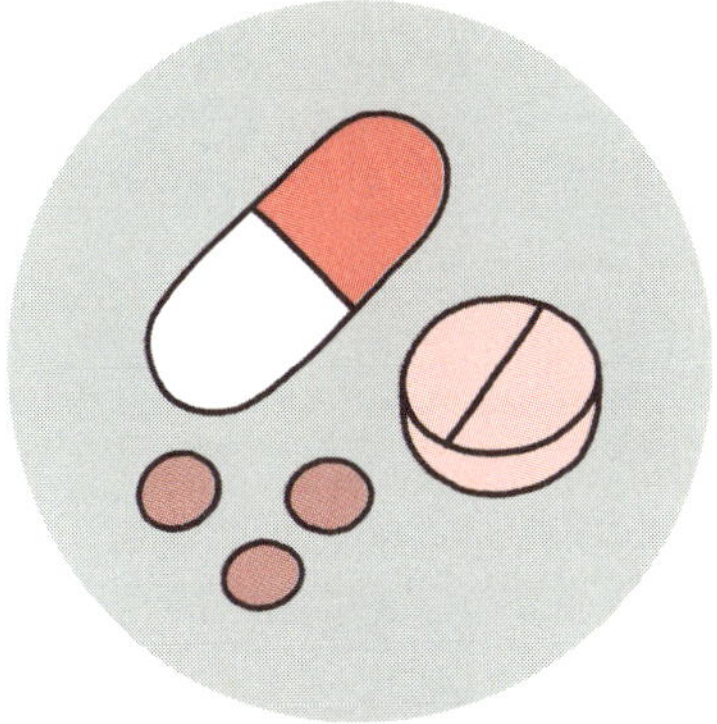

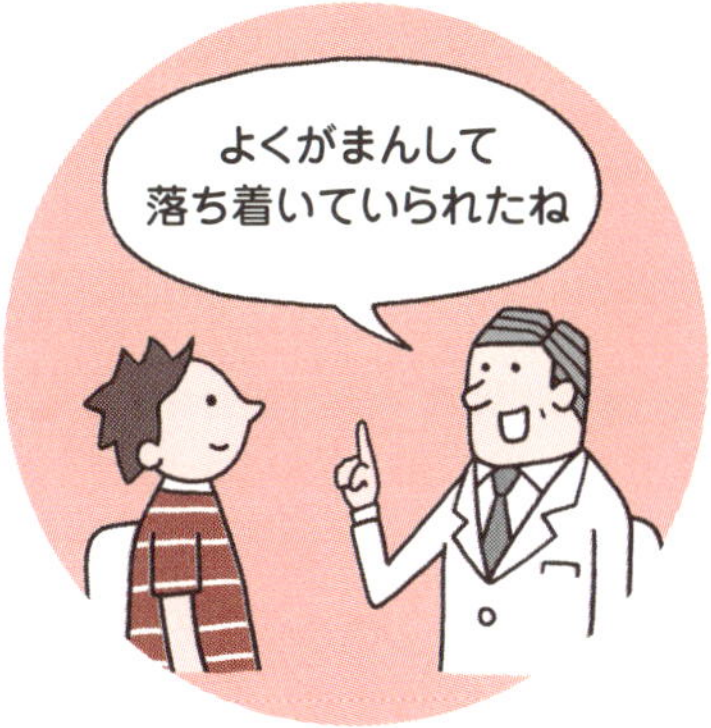

薬物療法

リタリンやSSRIなどの抗うつ剤のほか、抗精神病薬や抗てんかん薬などが使われる。

心理療法

多動、集中力の欠如、暴力性の3つの面から行動をチェックする行動療法的なプログラムを行う。

治療

薬物療法では主にリタリンというアンフェタミンが使われています。アメリカでは三環系の抗うつ剤、抗精神病薬、SSRIなどが使われているほか、リタリンも4分の3に効果があったというデータが出ています。

私の治療経験ではきわめて高いというほどの効果はありませんが、かなり有効であることは確かです。抗精神病薬のハロペリドールや、抗てんかん薬のカルバマゼピンも効果があります。

心理療法では行動療法的なプログラムを実行します。「多動」「集中力の欠如」「暴力性」という3つの面から行動をチェックし、抑制できたときには十分にほめてやり、抑制できなかったときにははっきりと指摘し、場合によっては〝保護室〟のような刺激の少ない部屋にしばらくとどまってもらうこともあります。

保護室を使うというと、いかにも非人道的なように思われるかもしれませんが、決してそうではありません。

刺激に**敏感に反応**しやすく、その結果、**多動**や**集中力の欠如**、**暴力性**が表面化してしまうADHDの人たちにとっては、刺激の少ない場所は行動の破綻を防いでくれる場所でもあるからです。

家族にできること

家族は、本人が学校にスムーズに適応できないことや、その子がふるう暴力のために、学校やまわりの子どもたち、その親たちから非難されることがめずらしくありません。

中には「親のしつけの問題だ」「本人の甘えだ」などと非難する人がいますが、そうではないのですから、あまり気にしすぎないようにすることです。

医師や専門の相談機関、あるいは就学しているなら学校の先生と相談しながら、育てていきましょう。

〈衝動性〉

- □質問が終わるのを待たずに、出し抜けに答え始める。
- □自分の順番が待ちきれない。
- □突然、他人の邪魔をする。たとえば、会話やゲームに割って入る。

2　①か②の症状のうち、いくつかは7歳になる前から見られる。

3　こうした症状のために、2つ以上の状況で支障をきたしている。たとえば、学校と家庭など。

4　社会的、学業的、または仕事で、実際に支障をきたしている。

診断基準

次の項目が当てはまる場合にはADHDが疑われます。

1　①か②のどちらかが当てはまる。

① 注意力が散漫で、次のうち6つ以上が6カ月以上にわたって、よく見られる。

〈不注意〉

□ 勉強や仕事に集中できなかったり、不注意からミスを犯す。

□ 課題や遊びの最中に、集中力が途切れてしまう。

□ 話しかけられているのに、聞いていないように見える。

□ 指示に従えず、学業、用事、仕事をやり遂げられない（反抗しているわけでもなければ、指示が理解できないわけでもない）。

□ 課題や活動を順序立てることが困難である。

□ 学業や宿題など、精神的な努力を持続させなくてはならない課題は、やらないか嫌々やる。

□ 課題や活動に必要な物をなくす。

□ 外から何か刺激があると、すぐに注意をそらされてしまう。

□ その日にやらなくてはならないことを、忘れてしまう。

② 落ち着きがなく衝動的であり、次のうち6つ以上が6カ月以上にわたって、よく見られる。

〈多動性〉

□ 落ち着いていられず、手足をそわそわと動かしたり、椅子の上でもじもじする。

□ 教室内やそのほか、座っていなくてはならない状況で席を離れる。

□ そうすべきではない状況で、やたらと走りまわったり、高い所へ登ったりする。

□ 静かに遊ぶことが苦手。

□ まるでエンジンで動かされているかのように行動する。

□ しゃべりすぎる。

また、普通学級に適応するのが難しい場合は、あらためてどういう形で学ぶのが一番その子にとっていいのか、考えていく必要があります。

暴力が激しかったり、非行がひどい場合は、児童相談所や医師に相談し、特別な施設に入ることも必要でしょう。

関連する精神障害

ＬＤ（323ページ）や**自閉症**（306ページ）、**アスペルガー症候群**（314ページ）のほか、**トゥーレット症候群**をともなうことがよくあります。

●トゥーレット症候群

チックの一種であり、手や足が勝手に動いて自分では止められない**運動チック**、声が突然出てしまう**ボーカルチック**などがあります。

ボーカルチックは、どちらかと言うといわゆる「汚い言葉」「卑猥な言葉」が出てしまうことが多いので、教室内ではすぐに目立ってしまいます。

だいたいは18歳以前に見られる、思春期の典型的な神経症の症状ですが、どちらかというと**強迫性障害**（98ページ）の仲間に入ります。

ＡＤＨＤと同様、原因としては遺伝性や脳内ホルモンの異常などが指摘されています。

研究

中枢神経系に障害があると予想され、ドーパミンやノルアドレナリンといった**脳内ホルモン**の異常や器質的な**脳の変化**、とくに感情を抑制する側頭葉や、脳の機能全体を支配する前頭葉の変化などが指摘されていますが、はっきりしたことはわかっていません。

ただし、遺伝性は認められています。

また、**親から離れて**育てられると、ＡＤＨＤや行為障害におちいりやすいことがデータからわかっていますから、環境的な要因も考えられます。

食べ物についても言及されており、とくに**糖類は多動の原因**になりやすいと言われていますが、十分には検証されていません。

Column-9

行為障害

問題になる行動を繰り返す子どもたち

行為障害とは、暴力をふるう、いじめる、盗みをはたらく、嘘をつく、規則を大胆に破る、動物に残酷な危害を加えるなど、問題になる行動を繰り返すという精神障害です。

アメリカでは少年の6～16％、少女の2～9％に見られ、男子に多いのが一つの特徴です。一般に、田舎よりも都市部に多く見られます。

このほか、問題行動の内容としては、放火、他人のものを壊す、性行為の強要（レイプ）、物品の破壊、ひったくり、強盗、怠学、バットやナイフといった武器の使用などがあります。

行為障害はＡＤＨＤから流れてきたり、両方をあわせもっていることが多くあります（267ページ図を参照）。

軽いものであれば一過性で終わることが多いのですが、重度の場合はおよそ半分がやがて反社会性パーソナリティ障害に至り、犯罪行為などに手を染めるようになります。

原因は、家庭環境にある場合が圧倒的です。両親の不仲や離婚、児童虐待、厳しく罰する親、反社会性パーソナリティ障害など社会的に問題のある親、アルコール依存症や薬物乱用の親に育てられるなど、混沌とした家庭状況であることがほとんどです。

治療法はＡＤＨＤとよく似ていますが、家族の調整も同時に重要であるという点で、いささか異なっていると言えるでしょう。

プレイセラピー（遊戯療法）や集団療法、また社会技能訓練などで、社会的な基準やモラル、人の気持ちをくみ取る共感能力などを身につけることを目指します。そうして社会にうまく適応し、対人関係を損なわないために必要な力を自分のものにしていくのです。

また行為障害の場合、そもそも家族に問題がある場合も少なくないので、家族も一緒にカウンセリングを受ける「家族療法」によって家庭の混乱を少なくし、環境を整えることも大切です。

家族は責任をもって、けじめあるしつけをきちんとしておくべきです。暴力については自分たちで対応しきれなければ、家族以外の第三者に頼るか、時には警察に頼ることも必要でしょう。

不登校

学校に行きたいのに行けない。きっかけはいじめ、転校、成績低下など

不登校って？

不登校とは、**30日以上**にわたって、**「本当は登校したいが、できない」**あるいは**「登校しない」**というもので、病気や経済的な理由による欠席は含みません。

日本では50年代の終わりから注目され始め、その後、次第に増えていき大きな社会問題となっています。近年は小中学校あわせて、毎年10万人以上が不登校となっており、その大半は一番プレッシャーがかかる中学生です。

原因は大きく分けると、次のようになりますが、最初は「なんとなく行きたくない」という理由で始まり、長期化する場合もあります。

- **小学校低学年…分離不安**（母親から離れるのが不安で学校に行けない）
- **小学校高学年以上…友達関係やいじめ、成績低下、転校など**

登校を無理強いするのはよくありませんが、早いうちに教師や相談機関、医師などと相談しながら、積極的な対策を探ることも必要です。

欠席が長引くにつれてクラスの友達と疎遠になったり、勉強がわからなくなったりして、**本格的に行けなくなる**という2段階で進むケースも多いからです。

また、不登校から**ひきこもり**に発展したり、家庭内暴力をふるうようになったりするケースもありますから、いずれにしても**できるだけ早く対応**することが望まれます。

不登校の原因はその子によって違うため、個々に応じた対応をしていく必要がありますが、支援体制は自治体や学校によってまちまちというのが現状です。

不登校の年代とその主な原因

小学校低学年

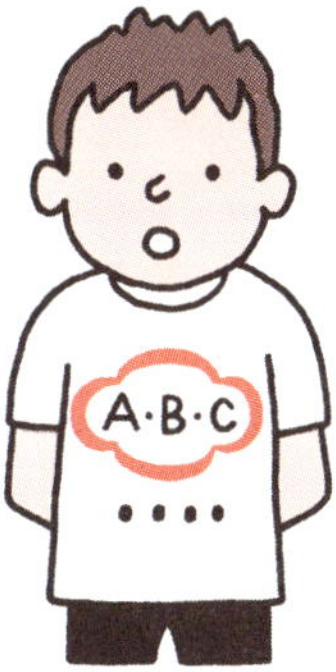

- 母親から離れるのが不安

小学校高学年以上

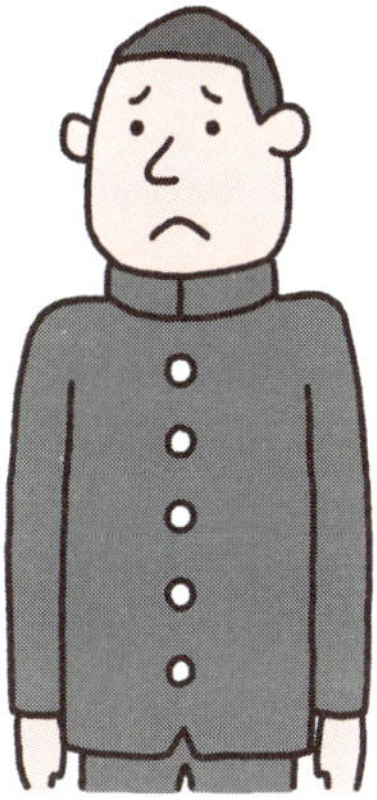

- いじめ
- 友達関係
- 成績低下
- 転校など

不登校は2段階で進む

1次災害

なんとなく
行きたくない

いじめられるから
行きたくない

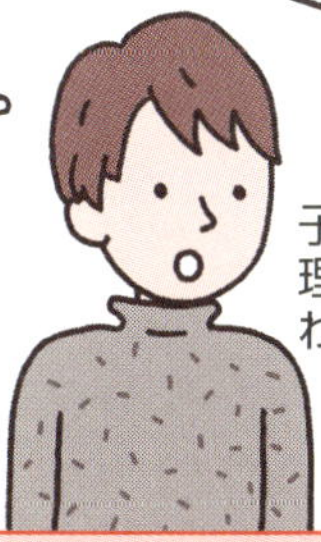

子ども自身も
理由が
わかっている

あるきっかけで学校に行かなくなる
||
まだ解決しやすい

→

学力が低下
友達も失う

2次災害

学校がこわい

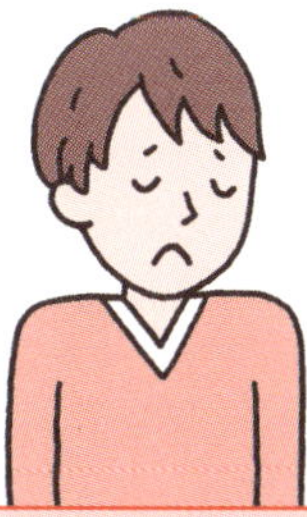

理由があいまい
になり、漠然と
した恐怖感に

本格的に学校に行けなくなる
||
解決しにくくなる

「学校に行けない…」

症例 1

分離不安が原因の小学生

Sちゃんは小学校2年生で不登校になり、母親と一緒に相談にやって来ました。学校に行かなくなったのは1カ月ほど前からで、その頃から、夜は必ず母親が一緒でないと眠れなくなってしまったと言います。

話を聞いていくと、原因は父親が3カ月前に肺ガンで亡くなったことにあることがわかりました。

父親が亡くなったことで母親が情緒不安定となり、経済的な問題でも悩んでいたのですが、そうした母親の不安が子どもにそのまま移り、「分離不安」となって母親から離れられなくなり、学校にも行けなくなっていたのでした。

治療にあたっては、まず母親の心を安定させるように働きかけるとともに「朝、学校の玄関まででもいいですから、連れて行ってください」と伝えました。

母親はさっそく次の日から、Sちゃんと一緒に学校の玄関まで行っては家に戻る、ということを始めました。

根気よく繰り返すうちに、やがて今度は母親と一緒に学校に行き、教室には行かないで保健室で過ごすという「保健室登校」に進みました。

しばらくすると、自分から保健室に行けるようになり、余裕のあるときは授業にも出られるようになり、2カ月後には問題なくひとりで登校できるようになりました。

その間、母親自身も私に相談したり、信頼できる友人に愚痴を言ったりすることで自分の心が安定するように努め、できるだけおおらかに構えて子どもに接するようにしていました。

症例2 「自分だけが、みんなから浮いている」

回避性パーソナリティ障害の高校生

T君は高校1年生です。

もともと中学生の頃から不登校ぎみだったのですが、高校に入ってからさらにひどくなったということで、母親と一緒に相談にやって来ました。

「人が集まっている中に入っていけない。みんなとなじめない」

「みんなにジロジロ見られている気がして、こわくて教室にいられない」

「授業中の、あの緊張感に耐えられない」などと、訴えます。

こうした回避性パーソナリティ障害の傾向は、彼がひとりっ子で母子密着の度合いがとても強いことが原因であると思われました。

つまり、母親に大切に育てられすぎたために、自尊心が非常に傷つきやすく、人間関係をつくる力も育っていないために、他人になじむことができないのです。

T君の場合は、軽い抗精神病薬と抗不安薬を使いながら、対人関係の力が育つようにロールプレイを通して、何度も看護婦さんやほかの患者さんと会話の練習を繰り返しました。そして傷つきやすさを治し、自己主張できるように自己主張訓練も行いました。

だんだんといろいろな人と接する自信がつくにつれて、T君は少しずつ登校する日が増えていき、高校3年になった時点では毎日登校できるようになりました。

その後は無事に卒業し、大学に入りました。

不登校について

症状

私は、最初に学校に行けなくなる理由を**1次災害**と呼び、休み続けたために学力が低下して、友達も失ってしまうのを**2次災害**と呼んでいます。

子どもたちが母親とともに自治体の教育相談センターや児童相談所、精神科外来を訪れる頃には、だいたい、すでに「2次災害」に及んでしまっています。

しかし、もっと早く「1次災害」の段階で、悩んでいる子どもの心に介入してやっていれば、不登校はずっと**解決しやすい**のです。

と言うのは、最初のうちは子ども自身、悩んでいる内容がはっきりとわかっていることが多いのですが、「2次災害」の頃にはすでに数カ月、時には数年も経っているため、不登校の理由があいまいになっており、むしろ**「学校がこわい」**という漠然とした恐怖感に広がってしまっているからです。こうなると、当然ながら解決しにくくなります。

また、不登校で家にひきこもるようになると、家庭内暴力に発展するケースも多く、万引き、性行為、覚せい剤、シンナーといった非行への道に走る場合も見られます。

なぜ不登校になるのか?

不登校それ自体は、もちろん精神障害名ではありません。ですが、原因は**やはり心にある**場合がほとんどだと言えます。

小学校の低学年で多いのは、**分離不安障害**といって、母親から離れられるほど人格が育っていないために、不安で学校に行けないというケースです。

そして小学校の高学年、中学校、高校と、年齢が上がるにしたがって多くなってくるのは、本人の性格的な問題や**パーソナリティ障害**にかかわる問題です。

なかでも多いのは、「自分が受け入れられない場所には、こわくて行けない」という**回避性パーソナリティ障害**

不登校に見られる精神障害

パーソナリティ障害

- 回避性パーソナリティ障害
- 自己愛性パーソナリティ障害
- 反社会性パーソナリティ障害

発達障害

- ADHD(注意欠陥/多動性障害)
- アスペルガー症候群
- LD(学習障害)

その他

- 強迫性障害などの不安障害
- うつ病
- 統合失調症

(272ページ)の傾向をもつ子どもたちです。

「学校に行っても、受け入れてもらえないかもしれない」とおびえ、やがて行かなくなってしまうケースは現在、**不登校の40%**を超えています。

また、回避性パーソナリティ障害の人たちは、自尊心が非常に傷つきやすいため、ちょっとした他人の言動を〝いじめ〟と受け取りやすいという面もあります。

もちろん、本当にいじめが原因で不登校になるケースも多く、不登校の**60%はいじめが原因**だというデータもあります。

さらに、日本の学歴社会も俎上に載せなくてはなりません。学校は〝楽しむ場所〟ではなく、いい成績をとらねばならない〝義務的な場所〟となってしまっているため、**「成績が下がったから」「もう勉強するのに疲れたから」**という理由で、不登校になることも多いのです。

ほかに、**アスペルガー症候群**(314ページ)などの発達障害があるために集団生活に適応できず不登校になってしまったり、**強迫性障害**(98ページ)や**対人恐怖**(95ページ)といった精神障害を抱えていることもありますが、やはり多いのは人格(パーソナリティ)や発達の問題がからんでいるものです。

年齢が上がってくると、先ほど述べた回避性パーソナリティ障害のほかに、**自己愛性パーソナリティ障害**（252ページ）がよく見られます。

どちらも大きな原因は日本的な**母子密着型の過保護**なのですが、自己愛性パーソナリティ障害のほうは自信満々で、「自分には人よりも優れた能力がある」「自分は特別な人間だ」などと信じています。

そのため、思うような高校・大学に入れなかった、クラスでちょっとしたことで笑われた、テストの出来が悪かったなど、自己愛が傷つくようなことがあると激しく怒り、学校へ行かなくなってしまうのです。

したがって、不登校という現象だけを見るのではなく、そこに何か障害がないかという目で観察し、場合によってはその専門家に相談することも重要です。

経過

遅かれ早かれ、だいたいは**ある時点で**学校に行くようになるものですが、そのまま家に**ひきこもってしまい、**20歳を超えたり30歳近くになっても就職もしないまま、自分の部屋を中心に生活するようになるケースもありますから、注意が必要です。

治療

抗精神病薬や抗不安薬も使われますが、**中心は心理療法**です。

ただ「1次災害」の段階であれば、心理療法もわりあい進めやすいのですが、「2次災害」まで進んでしまうと、本人が本音では行きたがっているとしても、実際に行けるようにするのはかなり難しくなります。

とは言え、子どもはもともとたいへん柔軟な適応力を持っていますから、**プレイセラピー**（遊戯療法）を通じて治療者と信頼関係を結ぶことで、だんだんと不登校の理由を明らかにし、登校する際のさまざまな作戦を一緒に考えられるようになっていきます。

登校する際の作戦でもっとも多いのは、まずは保健室で過ごす**保健室登校**から開始し、やがて保健室から教室の前まで行ってみる、その次には教室に入ってみ

保健室登校から慣れていく

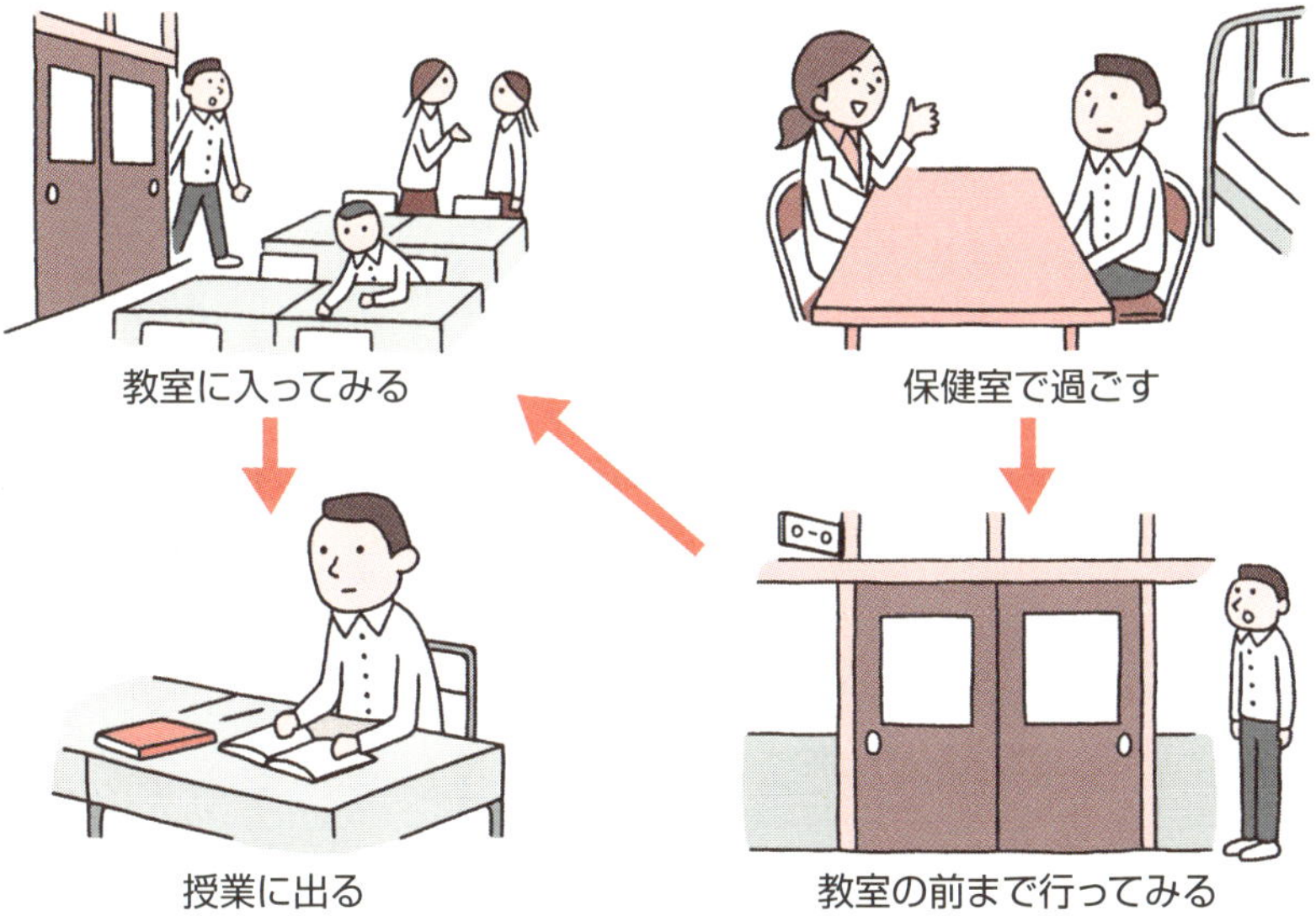
保健室で過ごす
教室の前まで行ってみる
教室に入ってみる
授業に出る

るというように、段階を追って学校に慣れるようにし、ついには授業に出られるようにするというものです。

その際には、治療者が学校の先生や養護教諭と**こまめに連絡を取り合い**、丁寧な話し合いにもとづいて進行することが大切です。

これも行動療法と言ってもよいものですが、ロールプレイで対人関係を学ぶこともあります。

なお、文部科学省がとくに不登校の児童を対象にしている小中学校が全国にいくつかあります。

家族にできること

親が原因を探ることができれば、それが一番望ましいのですが、実際には、とくに年齢が上がるほど、親には**なかなか言わない**ものです。

問いつめるよりは、むしろ専門家となるべく早く連絡をとり、**家族療法**という形で治療者を含めて子どもと話し合うことがとても大切です。

親と話すのを拒否する雰囲気が漂うときには、あえてこちらから不登校について話し合うのは避け、普通の話をするだけにとどめます。

そして、子どものほうから相談してきたときにだけ相談にのるようにして、親が積極的に心の問題に入り込むことは用心したほうが無難でしょう。

親が淡々としていると、かえって子どものほうから悩みを打ち明け、解決をはかろうとすることも実際には多いのです。

また、一方で、明らかに**親自身に問題がある**場合も少なくありません。

両親が不仲で家庭の雰囲気が不安定、父親が仕事で忙しく母親と密着しがち、両親が学歴偏重主義であったり〝いい子〟であることを求め続けたりした結果、子どもが息切れしてしまうケースもあります。

不登校になる子には、もともと勉強もできる〝いい子〟であった場合も多いのです。

研究

不登校が起こると、かつては多くの学校が**登校への働きかけをしてはいけない**（登校刺激を与えてはいけない）という文部省の通達を守っていましたが、数年前に文部科学省がそうした画一的な対応を改めるように発表し、最近では支援する方向に変わってきています。

不登校の子どもに登校を無理強いするのは禁物ですが、だからといって何も登校刺激を与えなかったら、**行かないまま**です。

行かないでいれば、当然学力は低下しますし、友達との結びつきも弱くなっていきます。そうなれば、学校がまるで遠い世界のように映りますから、なおさら行けなくなってしまうものなのです。

また、一部の精神科医には「今の学校教育が問題なのであって、不登校児こそ正常である」と、不登校児に「行かなくてもよい」とする人がいますが、多くの不登校児は**「行きたくても行けない」**と悩んでいるのです。

「行きたい」という気持ちが本音なら、今の学校が問題を抱えているとしても、本人の願いをかなえるようにもっていくことが基本的には重要なのではないかと思います。

実際、子どもたちが学校へ行けるようになったときに見せる顔は喜びで明るく、健康的なものです。

Column-10

家庭内暴力

なぜ、日本にだけ家庭内暴力が起こるのか

子どもが親に対して激しい暴力をふるうという「家庭内暴力」は日本に特有のものです。ほかの多くの国では、家庭内暴力と言えば親が子どもにふるうことを指します。

日本で圧倒的に多いのは、子どもが母親に暴力をふるうというものです。このような「子どもから親へ」という暴力の方向は、諸外国ではおよそ考えられるものではありません。

こうした逆転現象の背景には、やはり、現代日本に特有の〝家庭の事情〟があることを考えなくてはならないでしょう。

父親不在、母子密着がもたらす悲劇

つまり今の日本では、子どもたちは生まれたときから、家の中では母親の愛情を独占し、言うことを聞いてもらえる「王子様」「王女様」なのです。

幼い頃からそうやって育ってくれれば、成長してからも「親は自分の言うことを聞いてくれるもの」と思い、自分の望みが通らないと爆発するという衝動性をもってしまうのは無理もないでしょう。

諸外国では両親という連合があって、その下に子どもがいるのが一般的です。

そのため、子どもが母親の愛情を独占しようと思えば、まず父親と闘わなくてはなりません。ところが夫婦は結びついていますから、父親には勝てず、やがては身を引いて親から一定の距離を置くようになり、自然と自立に向かうのです。

しかし、日本の場合には家庭から父親が離れているために、子どもは闘わずして母親を独占することができます。

そして、両者の結びつきがあまりにも強すぎるために、「愛しているけれども憎い」という愛憎のこもったアンビバレントな感情が噴出して、家庭内暴力が起こってしまいます。

また家庭内暴力のきっかけは、受験の失敗や成績低下など「母親の期待に沿えない状況におちいった」というケースも少なくありません。

母親と心理的に密着しすぎているために、自分への怒りがそのまま母親に移行し、自分をいじめる感覚で暴力をふるってしまうのです。

リラクゼーション「呼吸法」

体の症状は、心が疲れているサイン

頭痛、肩こり、下痢、便秘などの「身体症状」は、心が疲れ始めているサインです。どれも心身の疲労からくるものであり、**緊張が長く続いたために**身体化した症状と言うことができます。

このように軽い疲労の場合には、医師にかからなくても、ある程度は自分で治せる方法があります。もちろん、睡眠や休息を十分にとることが必要なのは言うまでもありません。

ここでは自分でできる「呼吸法」によるリラクゼーションを紹介します。

鼻から吸って、口からゆっくり吐く

まず口を閉じて、深く「腹式呼吸」をする練習をします。

吸うときは鼻から普通のスピードで、**吐くとき**は口から、肺の中の空気を吐き切ってしまうくらいゆっくりと吐きます。

これを10回ほど繰り返します。**一日30回**くらいを目安にして練習するといいでしょう。

人間は腹式呼吸をすると、吐くときには筋肉に込められていた力が抜け、気持ちも楽になるものです。たいてい、やや血圧が下がり、脈がゆっくりになります。

腹式呼吸が上手にできるようになってきたら、次に「体のリラクゼーション」を覚えます。

腹式呼吸で息を吸って吐くときに、吐き出す息とともに**肩の力が抜けていく**とイメージしてください。

続いて**両手の力が抜けていく**、**足の力が抜けていく**、そして**心はとても楽になっている**、**呼吸はリズミカルにできている**と自分に暗示をかけます。

もしリズミカルに深呼吸できていなかったり、目がパチパチと動いていたら、まだかなり緊張しているということなので、多く練習するようにしてください。

リラクゼーション「呼吸法」

深く「複式呼吸」　10回ほど繰り返す

↓

体のリラクゼーション　順番に次のようにイメージする

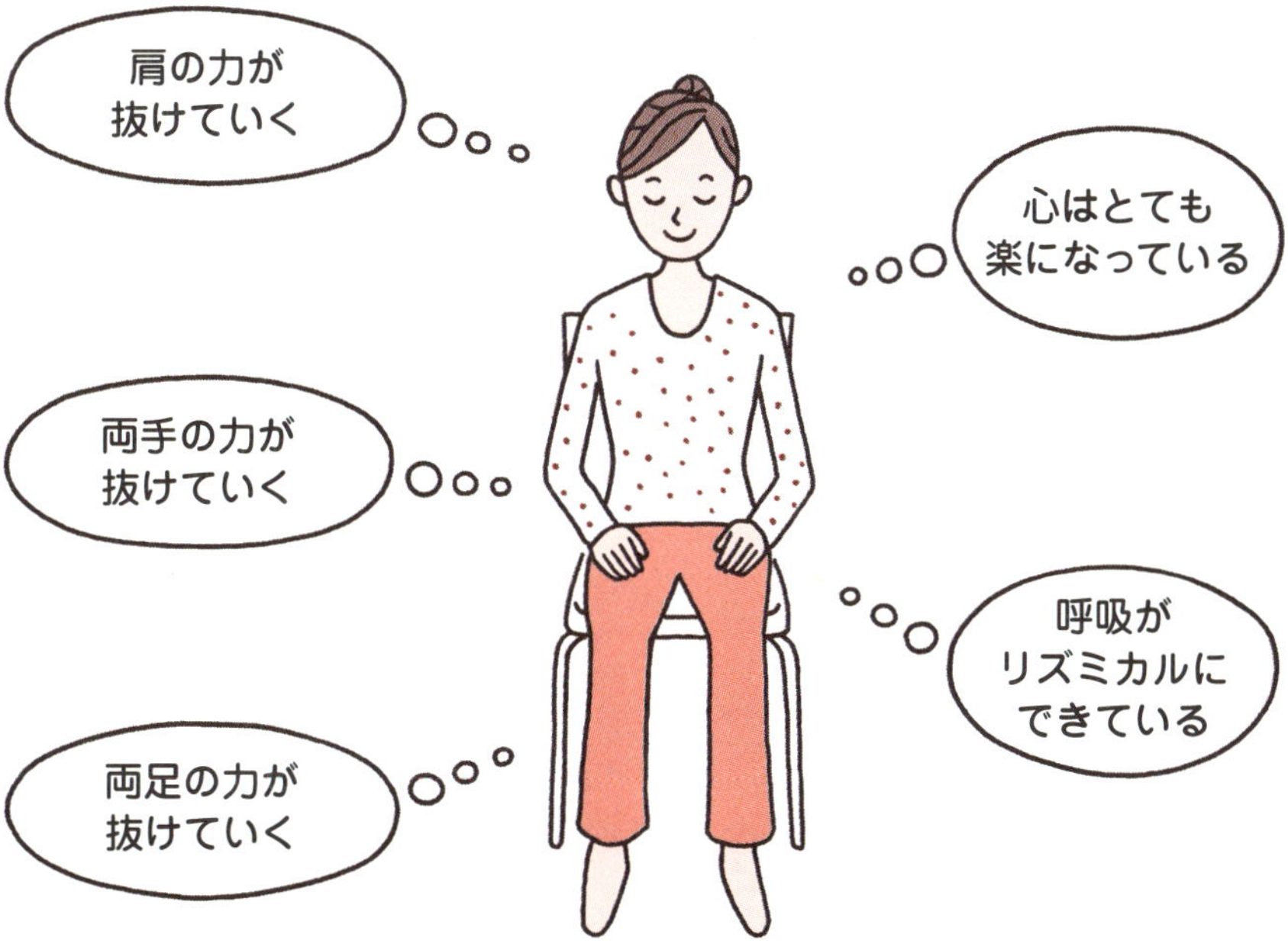

肩の力が
抜けていく
心はとても
楽になっている
両手の力が
抜けていく
呼吸が
リズミカルに
できている
両足の力が
抜けていく

緊張しているサイン

- 呼吸がリズミカルにできていない
- 目がパチパチと動いている

自律訓練法

楽な体勢で、気持ちをリラックス

この自律訓練法を行うときも、鼻から深く息を吸って、口からゆっくり吐き出すという呼吸法を忘れないようにしてください。

気が散らないように静かな場所で、ベルトや時計ははずし、できれば楽な服装で行いましょう。

体勢がととのったら、ある部分に**ギュッと力を入れて**筋肉を強く収縮させてから、**一挙に力を抜いて**筋肉を弛緩させて、力が抜けた状態がどういう状態なのかを確認しておきます。

さらに、「自分の気持ちは落ち着いている。リラックスしている」と自分に言い聞かせます。

イメージすることで、体が変わる

まず、**両手両足が重い**という暗示をかける練習をします。〝重い〟というのは、筋肉の緊張がとけて力が入っていないときに自覚される感じです。

次に**両手両足が温かい**と心の中で繰り返し、温感を覚える練習をします。わからないときには、お腹に両手を当て、その部分の温かさが広がっていくようにイメージします。

3番目に、**心臓が正しく、穏やかに打っている**と暗示をかけます。これは文字どおり、心臓の脈動が規則正しくなるように自分で訓練することです。

かつては「自律神経系は自分ではコントロールできないもの」と思われていたのですが、イメージするだけで心臓の脈動が規則正しくなるということが、実際に可能なのです。

4番目に**呼吸が楽だ**と暗示をかけます。

5番目に**お腹が温かい**と心の中で繰り返します。これは、内臓の働きを穏やかにする効果があります。

6番目に**額が涼しい**と繰り返します。「体は温かいけれど額が涼しい」ということで、精神の安定をはかるのです。

自律訓練法

1回5〜10分、朝夕2回を目安に行う

● 始める前の準備

ある部分にギュッと力を入れてから、力を抜く

↓

リラックスする

↓

自律訓練法

仰向けまたは椅子やソファに座って行う

両手両足が温かい

● **椅子やソファで**

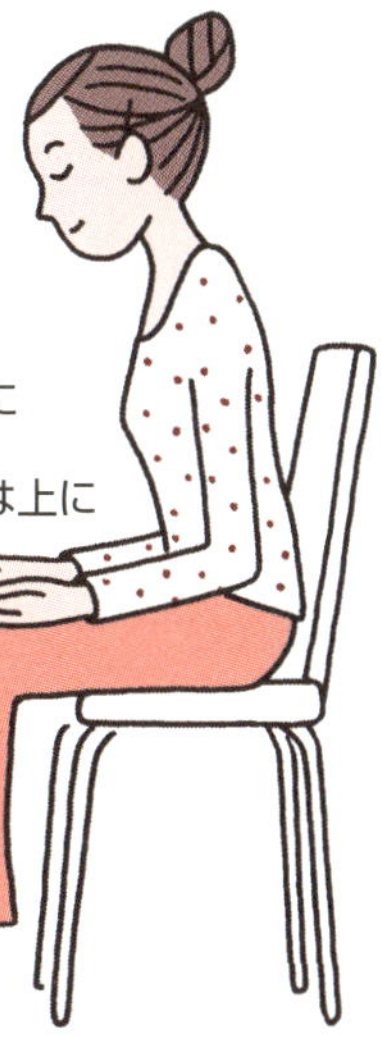

腕は自然におろして手のひらは上に

足はそろえて膝は少し開く

全身の力を抜いて首が自然に曲がるように深めに座る

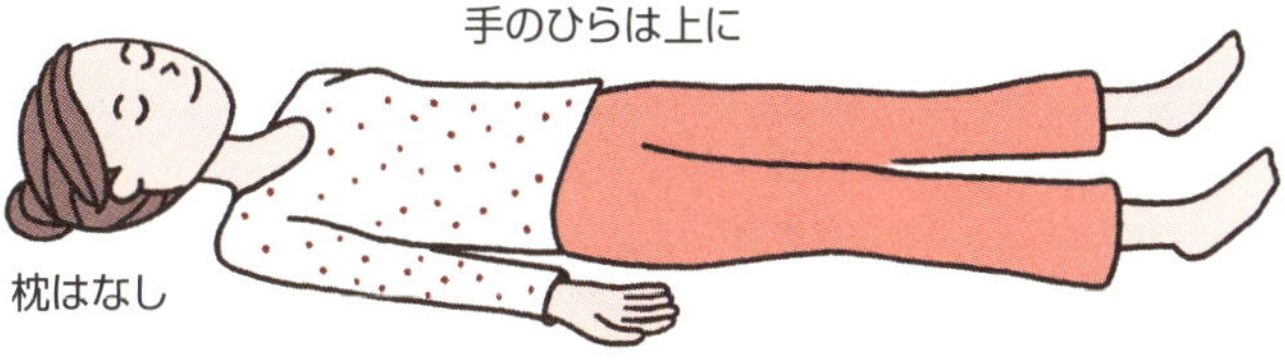

手のひらは上に

枕はなし

● **仰向けになって**

楽な服装で、腕は体から少し離して足はやや開きぎみにする

があった日に夜中に突然起きあがって歩きまわるといったことはめずらしくない。大人でもその傾向の強い人では頻繁に起こる。

森田療法

森田正馬氏が作り出した治療法。1週間ほどベッドで寝ている「絶対臥褥」の時期に自分の悩みと向き合い、「動きたい」という自然で健康的な活動欲求に気づくようにする。その後、庭掃除や散歩などをする軽作業期では自己理解を深めていく。不安やうつをあるがままに受け止めて、それらの症状をもちつつも生きられる、という態勢をつくることが治療の主眼になる。

や

薬物療法

精神科の薬には大きく分けて、抗精神病薬、抗不安薬、抗うつ薬、抗てんかん薬の4つがある。

遊戯療法（プレイセラピー）

文字どおり、遊ぶことを通じて治療する方法で、子どもを対象にすることが多い。子どもは大人のように言葉で自分の内面を表現することはできないので、遊びを通じて子どもの心の揺れ動きを知ろうとするのがねらい。また、そうした心の揺れを治療者が見守ったり、一緒に遊んだりすることでイメージが成長したり修正されたり、感情が癒されたりする。

抑圧

本人が意識していたくない考えや記憶を無意識の中に押しやり、閉じ込めておこうとする心の働き。この抑圧を解くことを目標とした古典的な精神分析は、今ではほとんど用いられない。

ら

力動精神療法

フロイトが始めた古典的精神分析をより現実的に、より社会心理学的な方向に変えたもの。過去の幼児体験のみを重視することはなく、それよりはむしろ、今現在の悩みや問題を中心に分析する立場をとる。

離人症状

「自分が存在すると感じられない」「自分の手足が自分のもののように感じられない」「親しいはずの人や物を疎遠に感じる」など、自分の内面や体、外部に関して生じる意識障害。

リハビリテーション

治療を通して社会に出ていくために必要な対人関係の能力、仕事に就く能力、仕事を持続させる能力などを学び、社会に出ていく準備をする。「社会技能訓練」のほか、「集団療法」や料理のような「作業療法」など、グループワークを行うプログラムもある。

レクリエーション療法

精神科リハビリテーションの一つ。プログラムには絵画、音楽、舞踊など、さまざまなものがある。

ロールプレイ

社会生活に必要な技能を身につける「社会技能訓練」の一環として行われる。日常生活で実際にしばしば遭遇する場面を設定し、実際にやってみることで、多くのハンディキャップをもたらしている技能不足（自分の考えや感情を上手に伝えられない、会話ができない、余暇の使い方が下手など）を学習する。

質。大脳の脳幹部にある「青斑核」と呼ばれる部分が「不安の中枢」と言われており、そこが障害を受けると、過度にノルアドレナリンが分泌されると考えられている。不安とうつ気分に関係している。

は

暴露療法

行動療法の一つで、あえて患者が苦痛や恐怖を感じる状況や対象に暴露する(さらす)ことで、症状の改善を目指す。

発達障害

乳幼児期から幼児期にかけて現れることの多い心身の障害を包括する概念。自閉症、アスペルガー症候群、ADHD、学習障害などが含まれる。

病識

自分は心に変調をきたしているという自覚。本人に病識があるものは、不安障害や身体表現性障害などの神経症、うつ病や躁うつ病、過食症など。病識がない代表的なものは統合失調症。

不安障害

不安が原因で起きる精神障害。根拠のない強い不安感に絶えず苦しめられる全般性不安障害(GAD)、激しい不安のために発作が起きるパニック障害、ある特定の対象を異常にこわがる恐怖症、心の底の不安や葛藤が、何十分も手を洗い続けるような強迫行動や強迫観念にすりかわってしまう強迫性障害(OCD)などがある。

不眠症

もっとも一般的な睡眠障害。寝つきが悪いという「入眠困難」と、「眠り続けるのが困難」(夜中に何度も目が覚める、3時、4時といった朝早い時間に目が覚めて、もう眠れない)という2種類がある。うつ病では、重症な人ほど朝早く目が覚めて、その後眠れないということが多く見られる。

分離不安障害

子どもが母親など非常に依存している相手から離れると、強い恐怖と悲嘆を感じるために、学校に行けなくなったり、そのほか支障をきたすという障害。

閉鎖病棟

入院患者が行動を制限されている病棟のこと。患者を閉じ込めるだけ、あるいは収容するだけという方針の病院では、まったく意味がなく、いずれは閉鎖病棟から開放病棟へ移り、開放病棟から外来へ移るという流れを十分にもっているかどうかが重要。

保健所

都道府県や政令指定都市の機関で、心の健康についてさまざまな相談に応じてくれる。一般に保健センターよりも緊急性が高く、深刻な問題に対応してくれる傾向がある。「家族に激しい暴力をふるう」といった緊急事態には、保健センターよりもすばやく対応してくれる。

保健センター

市町村にあり、看護師と同等の知識と技術を持った保健師が相談にのってくれる。妊産婦や子どもの健康管理や指導を行っているほか、心の問題も含めて地域住民の幅広い健康相談に応じている。「よく眠れない」「身体がだるい日が続いていて心配だ」「子どもが学校に行こうとしない」など、病院に行くべきかどうか判断に迷うようなことでも相談にのってくれる。

ま

夢遊病

眠っているときにまったく意識がないまま歩きまわり、朝起きたときにはそのときのことを覚えていない。洋服を着る、お風呂に入ろうとするといった複雑な動作を行う場合もある。とくに病気というわけではなくても、子どもが、たとえば学校で嫌なこと

セロトニン
うつ気分や攻撃性と関係している神経伝達物質。

前頭葉
手足を動かしたり、言葉を話したり、考えたり、さまざまな行動をするための中枢がある。

側頭葉
言語や記憶、感情を司る。また音や音楽を知覚したり、言葉を理解したりする聴覚の中枢がある。

措置入院
自分や他人を傷つけるおそれがある場合に本人の意思にかかわらず、強制的に入院させる形態。警察沙汰になることも多く、2人の精神保健指定医が「入院の必要がある」と判断し、都道府県知事がそれを認めたときにとれる方法。

た

対人関係療法
現在の対人関係に焦点を当て、とくに「誰かを亡くしたあとの悲哀や仕事の失敗」「対人関係上の役割をめぐる不和」「役割の変化」「対人関係の欠如」という4つの問題に注目して治療を行う。

チック
まばたき、口をゆがめる、首や肩、手足をピクピクと動かすような運動を本人の意思とは別に頻繁に繰り返す症状。

DSM-Ⅳ-TR
アメリカ精神医学会が発行している診断マニュアル『精神疾患の診断と統計の手引き』の最新版。現在、精神医学の世界でもっとも影響力を持った診断基準。

転移
過去に患者が親に抱いていた感情を治療者に向けてぶつけてくるという現象。よく起こるのは、治療者に恋愛感情を抱く「恋愛転移」や、敵意や憎しみといった否定的な感情をぶつける「陰性転移」。力動精神療法では、この転移を解釈するのが重要な治療方法の一つでもある。

てんかん
脳細胞が異常放電を起こして発作が起きる。突然倒れて激しくけいれんする発作もあれば、わずか数秒意識が消えるだけの場合もある。精神障害というよりは、「体の病気」としてとらえる考え方もあり、アメリカでは神経内科で診るが、日本では精神科でも診察する。

ドーパミン
脳を覚せいさせ、興奮を促す神経伝達物質。

な

ナルコレプシー
昼間、突然睡魔に襲われるという睡眠発作を繰り返す睡眠障害。睡眠発作が起こるときには、同時に脱力発作を起こしてゆったりと倒れていき、多くは入眠時に幻覚を見る。

入院の形態
自分の意思で入院する「任意入院」のほか、本人の意思に反して強制的に入院させる「医療保護入院」「措置入院」などの形態がある。

認知行動理論
同じものを見たり聞いたりしても、それを「どうとらえるか」は人それぞれなので、違った感情や行動などを引き起こすとする理論。認知とは「自分のまわりの世界をどう見るか」という、いわば“ものの見方”のこと。幼児期から今までの間にいつの間にか身につけていることが多い。この認知のゆがみを正そうというのが認知療法であり、認知行動療法である。

ノルアドレナリン
興奮を促進する神経伝達物

を学習し、新しい行動レパートリーを増やすことを目指す。生活技能訓練とも呼ばれる。

集団療法

患者同士が集まってディスカッションするなかで人間関係のあり方を学んだり、自分に対する洞察を深めていくことを目的とする治療法。一般に、治療者1人に対して10人前後が参加する。

自律訓練法

自己暗示によって全身の緊張を解き、心身の状態が自然にととのうようにするリラクゼーションの方法。心身症、神経症、ストレス解消などに効果が高い(346ページ)。

神経科

精神科と同じ。「神経科」という看板を掲げている病院やクリニックも、「精神科」と同じ医療サービスを提供している。

神経症

現在は不安障害、身体表現性障害、解離性障害と呼ばれている精神障害。

神経伝達物質

脳内で神経から神経へ、情報が伝えられるときに働くドーパミンやアドレナリン、セロトニンなどを含む脳内物質。精神疾患との関係では躁うつ病のカテコールアミン仮説やセロトニン仮説、統合失調症のドーパミン仮説などが論じられている。

神経内科

脊髄や脳などに関係する病気、つまり「神経の病気」を専門に調べるところであって、精神科とは異なるもの。

心的外傷

トラウマとも言う。フロイトによって用いられた概念で、精神的な病理現象を引き起こすほどに強い衝撃となった体験、あるいはその体験によって負った心の傷を指す。

心療内科

精神障害の中でも、本来は内科で診てもらうような体の病気でありながら、原因にはストレスなど精神的なものが大きく関係している「心身症」のような病気を主に扱う科。

心理療法

患者が今現在抱えている問題を分析する「力動精神療法」や、ゆがんだ思考パターンを見つけ出して修正していく「認知行動療法」、相手に共感しながら助言や指導を行う「支持療法」が主なもの。

睡眠障害

不眠および過眠が主な症状。うつ病などの精神障害の2次的な症状として生じる場合が多い。薬などで症状の改善をはかる一方で、そうした心理的な問題を解決していくことが大切。

精神遅滞

同じ年齢の子どもにくらべて知的な発達が明らかに遅れており、日常生活や社会生活にうまく適応できない。遺伝や妊娠中の障害など、先天的なハンディキャップが原因の場合も多い。精神遅滞をきたす代表的な病気には、ダウン症候群、フェニルケトン尿症、先天性甲状腺ホルモン低下症などがある。

精神保健指定医

精神科医の中でも、この資格を持っている医師が「入院する必要がある」と正式に認め、保護者も入院に同意した場合に、本人の意思に反して強制的に「医療保護入院」させることができる。

精神保健福祉センター

各都道府県や政令指定都市にあり、精神保健福祉について総合的に管理する心の健康管理の専門機関。スタッフも充実しており、医師、看護師、臨床心理士、ソーシャルワーカー、保健師、作業療法士などが所属している。

交感神経

自律神経は交感神経と副交感神経に分けられ、生体の安定性を保つために協調して働いている。交感神経はとくに心臓や消化器、血管などを支配しており、交感神経が刺激されると、息がはずみ、胸が高鳴り、のどが渇くというような興奮状態になる。

抗精神病薬

主に統合失調症に使われる薬で、幻覚・妄想をやわらげたり、興奮を鎮めたり、気分を穏やかにする作用がある。副作用には眠気、ふらつきといった一般的なものもあれば、手や足がふるえるといったパーキンソン病に似た症状が出ることもある。

公的な相談機関

心の健康について相談できる公的な機関には市町村の保健センター、都道府県や政令指定都市の保健所や精神保健福祉センターがある。

抗てんかん薬

てんかん以外にも、衝動性を抑える場合や、躁うつ病に使うこともある。ふらつき、めまいが主な副作用。

抗不安薬

マイナートランキライザーとも呼ばれ、不安や緊張、恐怖などを鎮める働きがある。副作用のほとんどは眠気、ふらつき。

個人(心理)療法

グループで行う集団療法や、家族が一緒にカウンセリングを受ける家族療法に対する言葉で、治療者と患者が1対1で行う対話による心理療法のこと。非常に多くのやり方と理論がある。

古典的精神分析

「抑圧された欲望」を発見し、抑圧を解くことを目標とした、フロイトが創始した精神分析。アメリカでは1970年代でほぼ役割を終え、今ではほとんど用いられない。

さ

催眠療法

現在では時々行われることがある程度。表面的な症状をとるのには向いているが、問題の根が深い場合はいささか無理がある。向いているのは、解離性健忘や多重人格、対人恐怖、特定の恐怖症など。ただし、催眠療法で治すと再発することが多いのが弱点。

作業療法

木工や農作業、料理、粘土細工、習字、絵画、英会話の練習など、さまざまな「作業」を通して、自分の感情を外に出すとともに技術の向上をはかる治療法。

自傷行為

自分で自分の身体を傷つける行為。たとえば、手首を切る「リストカット」など。

支持療法

患者の自尊心を守り、徹底して相手と同じ立場に立って共感する治療法で、客観的に分析したり、相手の感情を掘り下げるようなことはしない。そのうえで精神医学的な知識や臨床心理学的な知識にもとづいて、助言や指導を行う。

児童相談所

児童の福祉を目的として、子どもに関するあらゆる相談を受けつける機関。都道府県と政令指定都市には必ず設置されている。

社会技能訓練(SST)

社会生活に必要な技能を少しずつ身につけていくための訓練法で、ロールプレイとモデリング(観察学習)から成る。日常生活で実際にしばしば遭遇する場面をほかの人に演じてもらって観察したり、実際に自分もやってみることで、多くのハンディキャップをもたらしている技能不足(自分の考えや感情を上手に伝えられない、会話ができないなど)

精神科の用語集

精神科の治療に関連する用語とその簡単な説明を、五十音順に配列しています。

あ

IQ
知能指数のこと。知能年齢を生活年齢で割り、100を掛けて算出する。一般に100を中心として80〜120くらいが正常域と言われている。70〜80は正常値の最下位とされ、境界線知能と呼ばれる。

医療保護入院
暴力をふるう、幻覚のために大声で騒ぐなど、周囲が困ったり被害を受けることになり、本人の意思に反して、強制的に入院させる場合の入院形態。「精神保健指定医」の資格を持っている医師が「入院する必要がある」と正式に認め、保護者も入院に同意した場合にのみとることができる。

SSRI
正式な名称は、選択的セロトニン再取り込み阻害薬。新しく開発された抗うつ薬で、うつ病の原因となるセロトニンに作用してその量を調節する働きがある。

エンドルフィン
モルヒネのような作用をもつ神経伝達物質。鎮痛、ストレス反応などに関係すると言われている。

か

解離性障害
心のまとまりがストレスのために解離してしまう精神障害。記憶をなくす解離性健忘、すべてが現実感を失う離人症、いくつもの人格が生まれる多重人格などがある。

カウンセラー(臨床心理士)
通常、精神科の病院では最低1名はおり、多くの精神科医は臨床心理士と組んで外来治療を行う。また、臨床心理士が単独で開業し、治療にあたっているところも増えている。ただし医師ではないので、行うのはあくまで心理療法のみで、抗うつ剤などの薬を処方することはない。

家族療法
家族を一つの単位として治療の対象とする心理療法。患者が抱える問題は患者個人だけでなく、家族全体が関わって起こるとする家族精神医学に基づく。

カテコールアミン
インドールアミン(セロトニン、メラトニン)やイミダゾールアミン(ヒスタミン)と並び脳内アミンの一つで、ドーパミン、ノルアドレナリン、アドレナリンなどを含む。

過眠症
文字どおり、眠りすぎるというもの。ストレスが原因で過眠症になることも少なくなく、不登校や出社拒否の人にはよく見られる。

気分障害
気分に混乱が生じる精神障害。うつ病や躁うつ病などがある。

クリニック
入院設備がないか、あったとしても限られたベッド数しかなく、外来が中心の診療所。

研究所
臨床心理士が開業した場合にはクリニックではなく、研究所や相談所という名称になる。通常は投薬などの薬物療法は行わず、患者の話を聞く心理療法のみを行う。

抗うつ薬
うつ状態を改善する薬で、副作用としてよく見られるのは、のどの渇きや便秘、眠気やふらつきなど。最近はSSRIが主流。

ま

や

ら

さくいん

さ

さくいん

その他の異常

子どもの異常

症状から引くINDEX

参考文献

■『人格障害』
福島章／町沢静夫／大野裕編（金剛出版）
■『今日の治療薬　解説と便覧　2008』
編著　水島裕／宮本昭正（南江堂）
■『Shorter Oxford Textbook of Psychiatry 5th Edition』
M.Gelder／P.Harrison and P.Cowen
(Oxford University Press) 2006
■『Kaplan and Sadock's Synopsis of Psychiatry 10th Edition』
B.J.Sadock and V.A.Sadock (Lippincott Williams & Wilkins) 2007
■『DSM-IV-TR』
(American Psychiatric Association) 2000

町沢静夫（まちざわ・しずお）

精神科医、医学博士。1945年生まれ。

東京大学文学部心理学科卒業後、同大学大学院中退、横浜市立大学医学部を卒業。東京大学付属病院分院神経科に勤務後、国立精神・神経センター精神保健研究所室長、立教大学コミュニティ福祉学部教授を経て、現在、町沢メンタルクリニック院長。

最新の精神医療に精通し、人間に対して常に温かいまなざしをもって行われる治療には定評がある。

著書に『ボーダーラインの心の病理』（創元社）、『生きる力がつく「孤独力」』（角川春樹事務所）、『いじめ・虐待そして犯罪の心理』（丸善）、『人格障害』（共著、金剛出版）など多数。ボーダーラインや心理療法についての論文も多い。

図解
大切な人の心を守るための　こころの健康事典
2008年7月15日　初版第1刷発行

著　者　町沢静夫

発行者　原雅久
発行所　株式会社朝日出版社
〒101-0065　東京都千代田区西神田3-3-5
電話　03-3263-3321（代表）
http://www.asahipress.com
印刷・製本　凸版印刷株式会社

乱丁本、落丁本はお取り替えいたします。

定価はカバーに表示してあります。


ISBN978-4-255-00438-9